산약초 법제와 효능

천 병 수 박사
유 진 형 박사 공저

(사단법인 고령화대책 암 약초 식물연구회 감수)

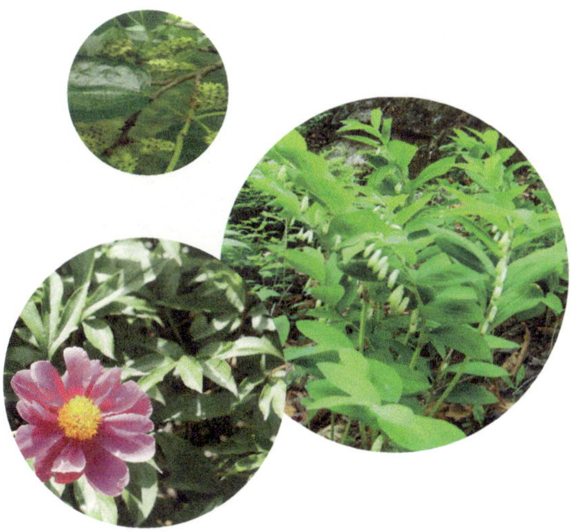

유한문화사

머리말

본 저서는 일반적으로 한방에서 쓰이는 동의보감 기틀을 벗어난 약재를 통상적인 처방과 다르게 처방할 수 있다는 새로운 방향을 제시한다.

우리가 식용으로 섭취하는 영양소는 식물이 빛을 받아 자기 몸에 맞도록 이로움만을 만들고, 인간은 기존 질서를 어기면서 주변 별별 세포들의 신음하며 만들어진 생화학적 반응을 이용하여 영양소를 만들기도 하고, 다른 개체로부터 빼앗아 섭취하며 생존경쟁에서 살아남을 수 있었다.

현재 인류가 극복하지 못한 불치병은 우리들의 생활구조의 불균형과 모순에서 불균형에 의해 만들어 지기도 하기에 식물의 돌연변이에 의해 인간에게 혹시라도 불치병들에 걸맞는 식물들이 지구상 어디에는 존재할 것이라고 생각한다. 인간이 필요한 불치병에 쓰일 수 있는 모른 새로운 약제가 어떻게 변이체로라도 숨어 있을 줄 안다. 인간이 세상을 지배하기에 지구 위 존재 생물은 인간의 속성에 맞춤을 주기 위해 똑같은 존재성으로 존재 할 것이다.

오늘날은 일반적으로 동의보감에 의존한 전래 전통 약제를 토대로 그 기본적인 효능에만 치우쳐 한약제의 처방은 일조일단의 한가지로 쓰려고 하는 딱딱한 구조가 머릿속에 너무 고정되어 있다. 이러한 관점에서 필자 등은 몇 십 년 사단법인 연구회를 운영하며 직접 산에 들어가 약초들을 기존의 책에서 그 쓰임이 국한된 쓰임세가 틀렸다는 사실을 인지하게 되어 산사람들과 약초꾼들에게서 새로운 쓰임에 대한 활로를 찾으려 노력한 결과 새로운 구성법을 터득하게 되어 이 산약초들의 견해를 새롭게 깨뜨리기 위해 그 초안을 잡아보기에 이르러 이 저서를 쓰게 되었다.

끝으로 이 저서를 펴내는데 도움을 주신 유한문화사 천승배 사장님께도 깊은 감사를 표한다.

저자 대표 천병수 박사

차 례

《산약초와 법제에 의한 효능》

전래 약초는 산사람들에 의해 조제된다.

Ⅰ. 질환별 약제와 법제

1. 명반(광물질)(영사 : 명반을 9번 법제한 것)

(1) 법제의 과정

명반을 후라이팬에 넓게 펴서 뜨겁게 달구면, 명반이 녹아 액체가 되었다. 시간이 지나면 다시 응결된다. 기포가 없어지고 완전히 식었을 때 나무로 두드리면 조각조각 부서진다. 이러한 과정을 9번 되풀이한다. 분쇄한 후 다시 후라이팬에서 익히기를 2번 한다. 분쇄한 가루를 약제로 사용한다.

(2) 효 능

비염, 축농증, 편도선, 목감기, 갑상선 치료, 몸속의 독을 배출, 소독효과, 수분흡수에 효능이 있다.

(3) 치료법

① 코피 치료 : 명반가루를 면봉으로 물에 적신 후 명반가루를 찍어서 코 안쪽, 코피 나는 곳에 묻혀준다.

② 중이염 : 귓속에 명반가루를 불어넣어 준다.

③ 비염, 축농증 : 명반가루를 스트롱으로 찍어서 목에 훅 불어넣어주는 방법이 좋다.

④ 목감기, 편도선, 갑상선 : 법제한 명반 덩어리를 입에 넣고 침으로 녹여서 먹으면 된다. 복제하지 아니한 명반은 독이 있으므로 복용을 하면 위험하니 반드시 법제해서 사용해야 한다.

2. 흰머리를 검게 만든다.

(1) 담그는 방법

술 5리터에 오디 3kg을 녹두껍질 2홉과 하수오 2홉을 혼합하여 숙성시킨다(오디술). 술이 썩지 않게 하려면(오디에서 물이 나오므로) 오디를 많이 넣을수록 좋다.

(2) 효 능

흰머리가 검게 된다(검은콩, 흑임자 사용 타당).

(3) 음용법

100일 정도 지난 오디주를 꾸준히 마신다. 하수오 또한 똑같은 방

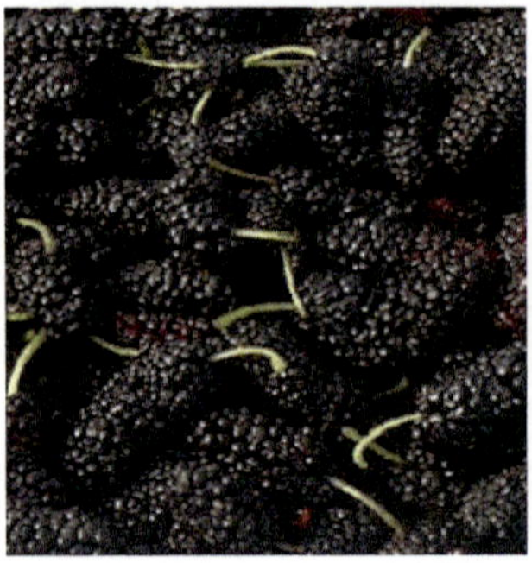
오 디

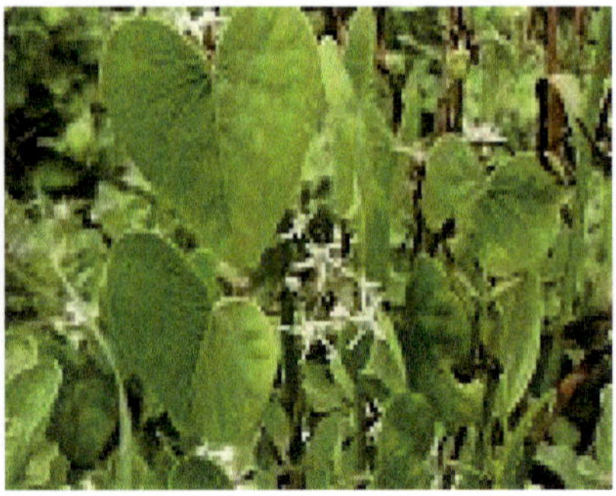
하수오

법으로 숙성시켜 사용한다. 색이 연하고 뿌리가 굵고 색이 진하다(하수오의 효능에 대해서는 뒤에 소개한다).

3. 위장질환, 가래(창출 뿌리)

(1) 법 제

창출을 막걸리(쌀뜨물로 하기도 한다)에 24시간 담그고 음건하여 사용한다. 이 방법은 창출의 독성을 제거하기 위함이다.

(2) 효 능

위장병 급체, 중풍, 가래를 삭이는 데 좋다. 창출뿌리는 가루를 내거나 1수픈 환으로 만들어 20알 정도씩 먹으면 좋다.

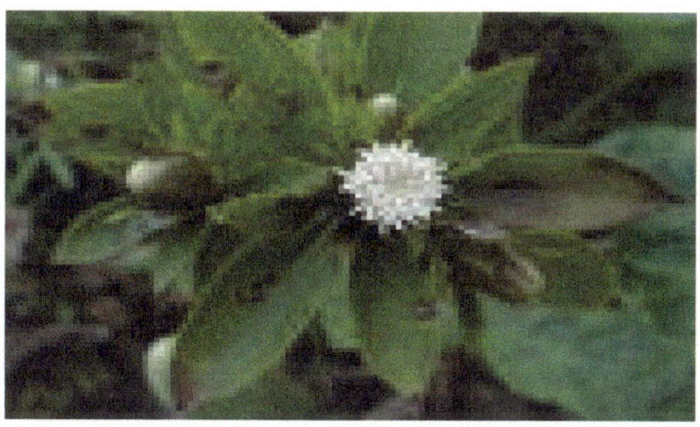

창 출

4. 폐질환(와송)

(1) 효 능

와송은 소화기와 폐, 기관지의 치료는 물론 각종 암의 치료에 효과가 있다.

(2) 음용법

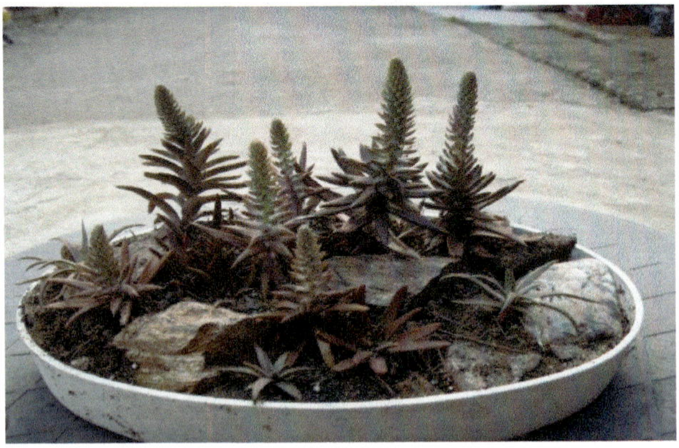

와 송

와송을 잘 씻어서(너무 씻지 말 것) 생으로 씹어 먹거나 말려서(급속냉동) 가루를 내서 물에 타서 먹거나 환으로 먹는다. 녹즙으로 갈아서 먹기도 한다(녹즙은 곧바로 먹어야 한다). 와송은 주로 오래된 기와집 지붕 위에 서식하며, '바위 솔'이라고 한다.

5. 머리 빠지는 데(청량고추술)

(1) 효 능

청량고추술은 머리가 빠지는 것을 막아주는 효과가 있다.

(2) 담그는 방법

25도 소주 3.6리터에 청량고추 60개 정도를 넣고 100일 정도 숙성시킨다.

(3) 사용법

머리를 깨끗하게 감은 후에 머리가 어느 정도 마르면 고추술을 소주 반 컵에 담아서 솜으로 찍어서 머리에 촉촉하게 발라주면 되는데, 약 5분 정도 지나면 머리가 와락 열이 나는데, 이때 머리를 살짝 물로 헹구어 주면 효과가 있다.

(4) 원 리

머리가 빠지는 현상은 영양공급이나 스트레스와 유전적인 요인 등이 있으며, 머리가 뿌리를 내리는 표피가 속피와 떨어져서 머리의 뿌리가 글 뜨게 되어 영양분을 공급받지 못하는데서 오는 현상이다. 그러므로 고추술을 발라서 표피와 속피를 붙여주면 머리 뿌리가 영양공급을 잘 받게 되어 머리가 튼실하게 되므로 빠지지 않는 것이다.

6. 통증(박하)

집에서 만든 물엿과 박하잎을 으깨 섞은 후 몸에 붙인 후 창호지로 감싸고 잠을 자면 된다. 관절, 류마티스, 요통의 통증을 제거하는 데 좋고, 타박상에도 좋다. 또한 박하를 밀가루 반죽해서 살짝 쪄서 환부에 붙이면 통증 완화에 도움이 된다.

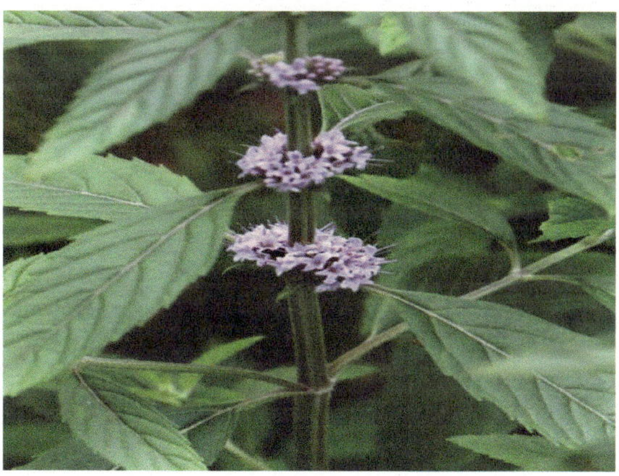

박 하

7. 관절치료(말오줌나무)

(1) 말오줌나무 6되와 마늘 30통과 약쑥 6주먹을 함께 다려 먹는다. 뼈 부러진 곳, 부기를 완화하고 통증을 완화시킨다. 마늘과 약쑥은 항암효과가 있다. 성장 호르몬을 촉진시켜 키 성장에도 도움이 된다. 류마티스 관절염에 효과적이다.

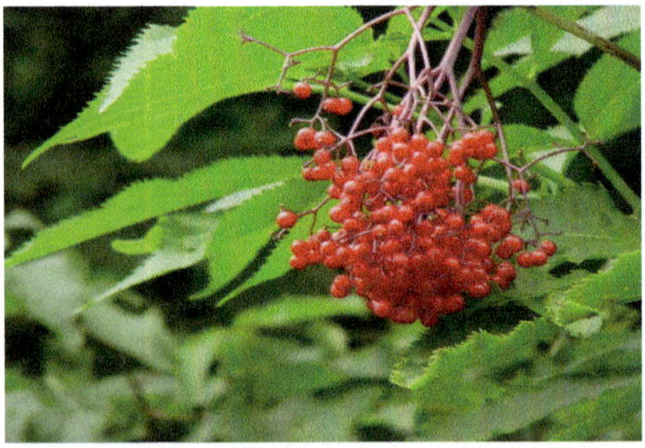

말오줌나무

(2) 찔레꽃 뿌리 1되와 오리 1마리를 물에 중탕하여 잘 다려 마신다. 관절 통증과 부기를 완화한다.

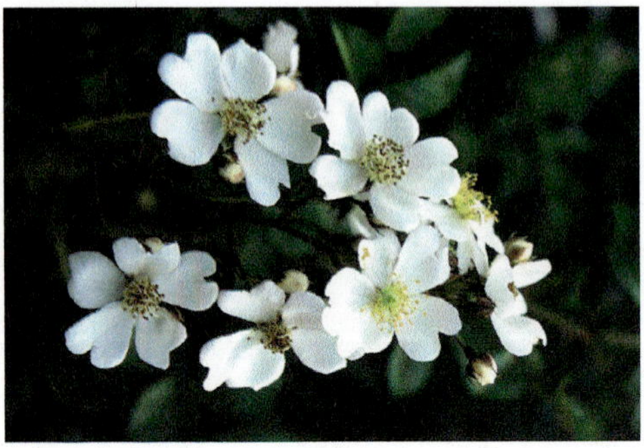

찔레꽃

(3) 삼(대마)씨 가루 3수저와 닭 삶은 물 1그릇을 넣어 중탕한다. 물렁뼈를 생성시키며, 류마티스 관절염에 좋다.

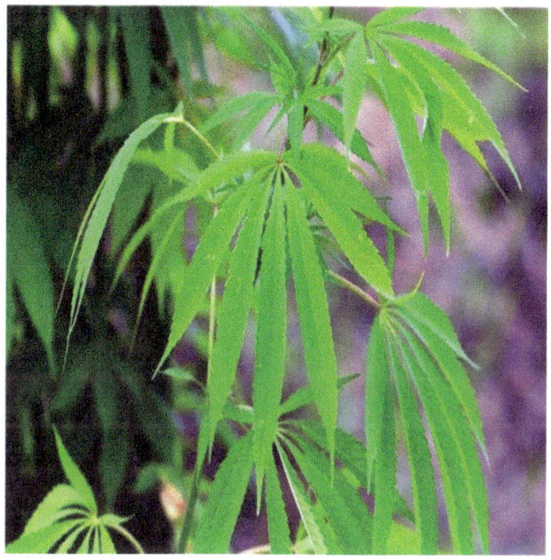

삼(대마)

(4) 자귀나무와 백련초(손바닥 선인장)를 중탕하여 다린 물을 마시면 류마티스, 통증 완화에 도움이 된다.

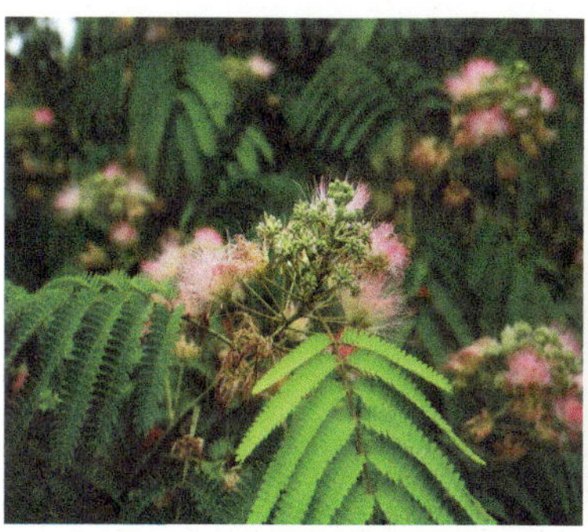

자귀나무

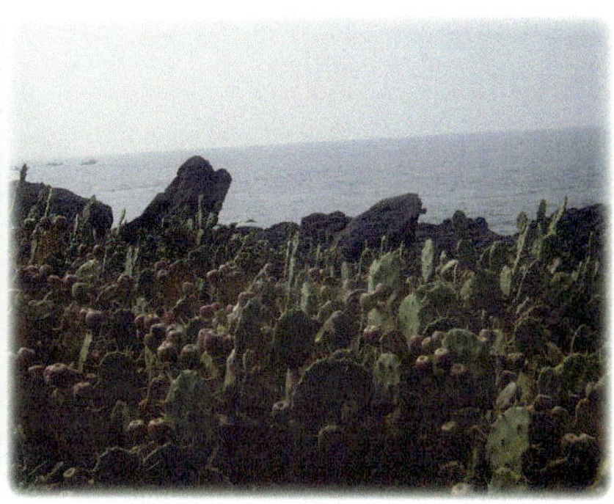

백련초

(5) 노나무(독이 없으며, 오동나무와 비슷하나 속이 노랗다)를 다려 먹는다. 관절과 어혈에 좋으며, 뇌에서 발생하는 호르몬을 여러 가지로 융화시킨다. 또한 뼈를 강하게 해주고 뼈아픈 데, 골다공증 예방, 여자들 갱년기 등에도 좋다.

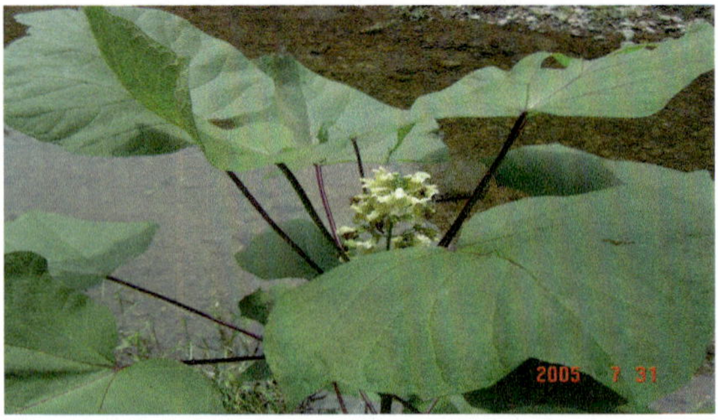

노나무

(6) 개머루에 돼지족발을 넣고 5시간 정도 푹 삶아 고기만 먹는다. 신경통에 좋고, 연골 생성을 도우며 통증 완화에 도움이 된다.

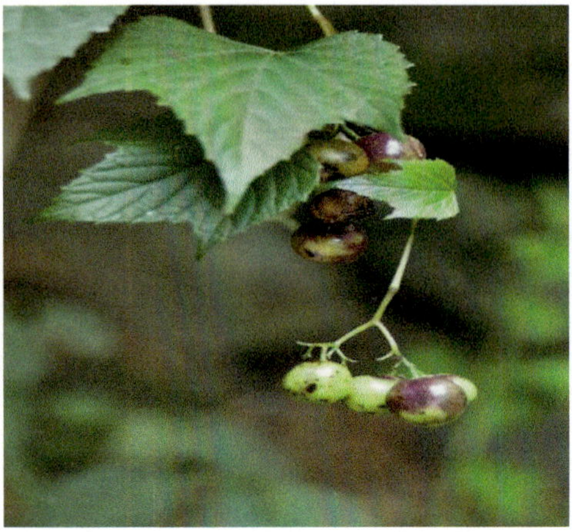

개머루

(7) 참두릅 뿌리를 장기 복용(같은 약이나 음식을 오랫동안 계속 해서 먹음)하면 골다공증에 좋다. 또한 참두릅은 번식력이 왕성하듯 뿌리를 환으로 만들 정도만큼 잘 다려 복용한다. 연골을 생성하며 뼈의 완충작용을 돕는다.

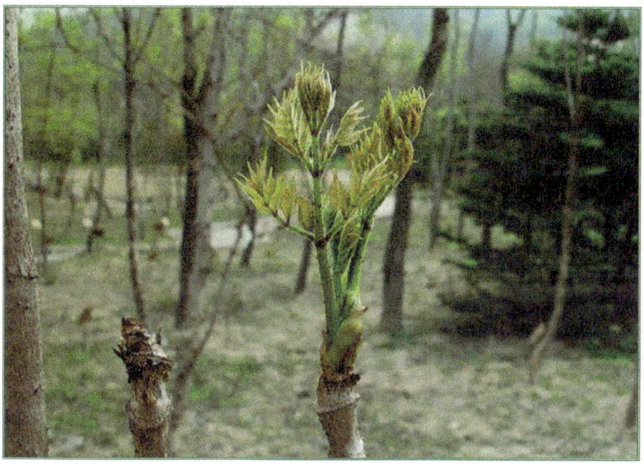

참두릅

(8) 소태나무나 주목을 다려먹는다. 관절통과 항암효과가 있어 골수암 등에 효험이 있다.

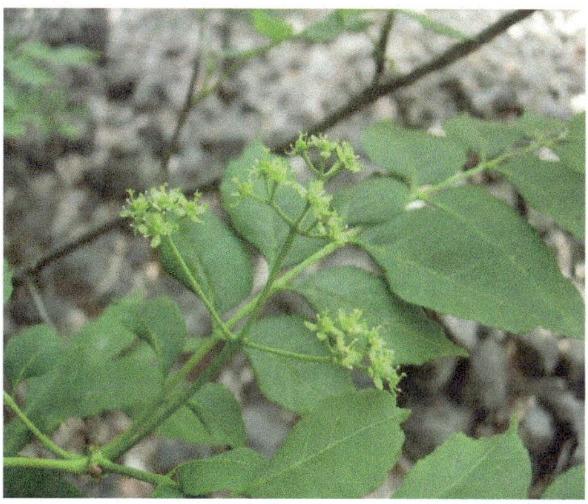

소태나무

8. 청혈, 위장질환, 통증 완화(쑥)

피를 맑게 하고, 몸을 덥게 해준다. 쑥은 이른 봄에 채취하여 떡과 즙을 내어 먹고 다려 먹기도 한다. 가을 쑥은 줄기와 잎을 잘 말려 다려 먹는다. 위장에 좋으며 소화가 잘 되도록 돕는다. 위액 분비 촉진에 효과적이며 통증을 완화시킨다. 항암효과가 있으며, 인절미로 먹으면 체온 유지에도 효과적이다.

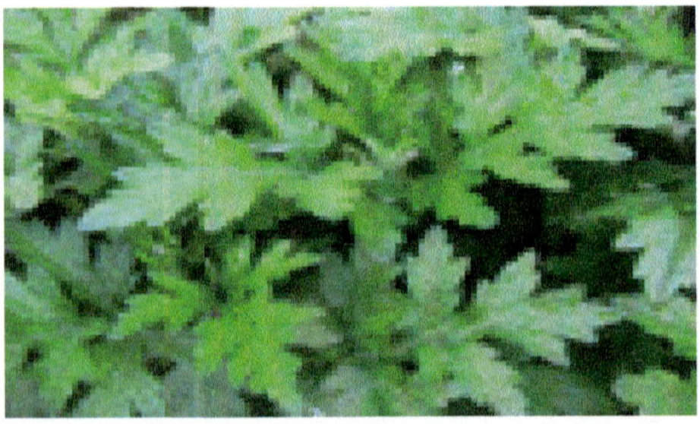

쑥

9. 청혈, 기생충, 관절통(재피나무)

(1) 잎과 열매 조리방법

조선간장을 물과 함께 끓여서 식힌 후에 재피(산초) 잎이 노랗게 변할 때까지 침척시켜 복용한다.

(2) 복 용

1주일 정도 먹으면 효험이 나타난다.

(3) 효 능

① 피가 맑아지고 몸에 병균과 기생충 예방에 효과적이다.

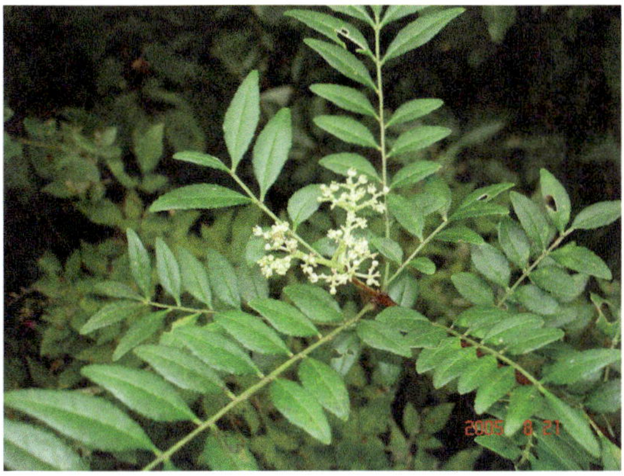

재피나무(산초나무)

② 관절, 중풍예방 치료에 효과가 있으며, 혈 막힌 것도 뚫어준다.
③ 여성에게는 효험이 뛰어나지만, 남성에게는 별 효험이 없다.
④ 피가 맑아지고 막힌 혈이 풀린다. 몸속 살균이 되고, 특히 구충 효과가 있다.
⑤ 재피나무에 돼지족발을 넣고 삶아 먹으면 관절, 중풍에도 좋다.

10. 치질(흰제비꽃, 무화과)

(1) 흰제비꽃의 잎과 뿌리 삶은 물의 김을 치질(암/수)에 훈중하면 통증을 완화시키며, 치질이 현저하게 줄어든다.

(2) 무화과나무를 꺾으면 하얀 진액이 나오는데 그 엑기스에 꿀을 소량 넣고 섞어서 치질 부위에 바르면 치질이 적어진다. 무화과 열매는 섬유질도 풍부하여 변비에 아주 좋다(그냥 먹거나 다려 먹는다).

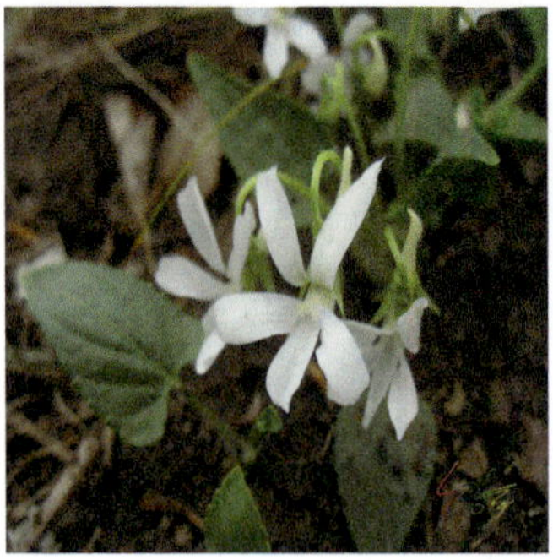

흰제비꽃

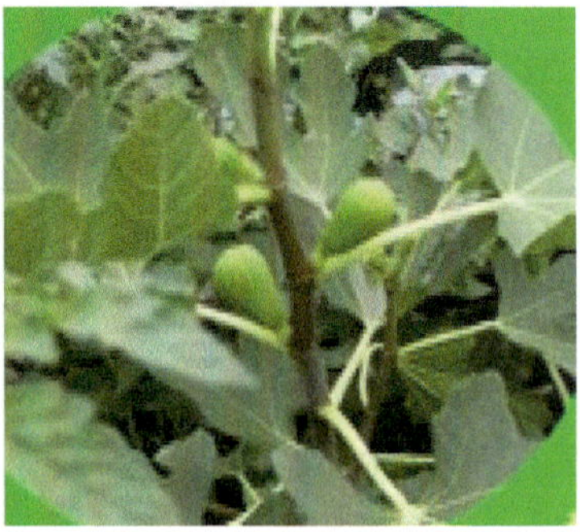

무화과

11. 비후선, 소화기, 해소, 천식(향나무, 배, 모과, 감)

향나무, 배, 모과, 감나무를 함께 심어 놓으면 서로의 나무에 해를 끼친다. 나무들은 서로 광합성을 많이 받기 위한 위치에 유리하도록 자라기 때문에 심신 정향으로 잘 맞지 않기 때문이다. 향나무는 비후선염과 신경전달에 좋다. 감나무 잎 다린 것은 마음을 청정하게 하고, 감은 비타민의 옥고이다. 배는 소화기를 완화시키고, 감기 예방에 좋다. 배나무 꽃향기는 심신을 완화시킨다. 모과나무 잎이 넓어 해 가리기 쉬우나, 모과를 발효시켜 마시면 기침, 해소, 천식에 좋다.

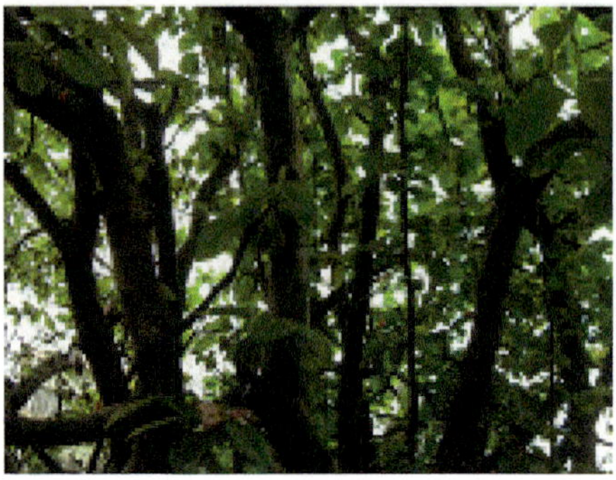

모과나무

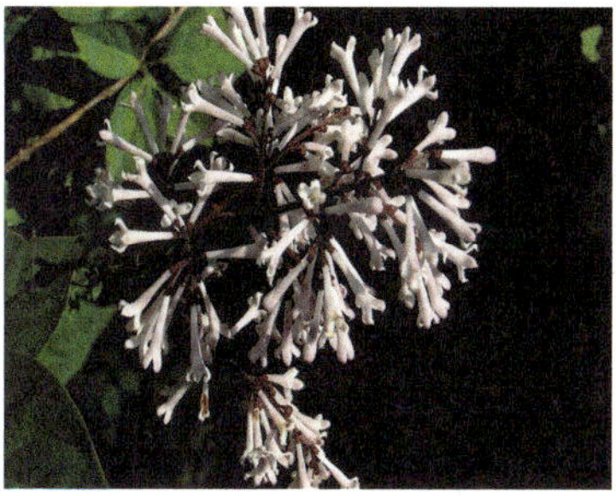

향나무

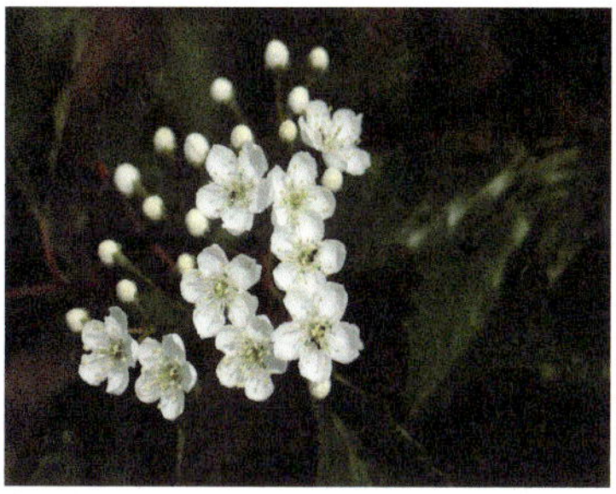

배나무

12. 당뇨치료

(1) 토끼 한 마리(내장과 가죽을 제거)와 수삼 2냥(2뿌리 정도)을 물 1말(20리터)에 넣어서 약한 불에 끓이기를 24시간 정도하면 1되 정도로 줄어든다. 이 국물을 한 컵씩 공복에 먹는다. 국물을 먹었을 때 배가 뒤틀리고 시커먼 물을 설사하듯이 배설하는 사람도 있으나 절대로 탈진되지 않으니 계속 먹어도 무방하다.

(2) 5~7마리를 먹어도 낫지 않으면 씀바귀와 함께 다려 먹으면 완화된다.

(3) 찰벼를 모판에 싹 튀어서 찰벼를 베고 난 다음 솟아나는 순(15cm 되는 것)을 잘라서 음건(응달에 건조시킨다는 의미)해서 계속 끓여 먹거나, 환을 지어 먹으면 당뇨나 혈압에 아주 좋다. 따뜻한 방안에 놓으면 순이 잘 자란다.

(4) 백당뇨란 단백질이 나오는 것으로, 오줌이 탁하며 허옇게 거품이 발생한다. 원추리뿌리를 진하게 다려 먹으면 낫는다. 2포대(원추리뿌리) 정도 계속해서 진하게 다려 먹으면 효험이 나타난다.

(5) 당뇨 예방에는 고들빼기김치를 담궈 먹으면 좋다. 이때 고들빼기의 쓴맛을 제거하면 안 된다(고들빼기의 쓴맛이 당뇨 예방).

(6) 당뇨에 좋지 않은(흰 것) 것을 먹으면 매우 해롭다(조미료, 설탕, 소금, 밀가루, 쌀 등).

(7) 위가 안 좋아서 당뇨가 생기면 홑잎나무(화살촉 나무)에 설탕을 넣어서 끓여 마신다.

(8) 간이 나빠서 당뇨가 오면 느릅나무(비듬나물)와 어성초를 다려 먹는다.

♣ 당 뇨

- 흰 것(흰 설탕, 조미료, 흰 소금 등)을 먹으면 신장에 매우 해롭다.
- 튀긴 음식도 좋지 않으므로 가급적 먹는 것을 삼가한다.

♣ 신장이 튼튼하면 병이 없어진다.

- 신장이 2개인 이유는 모든 것을 다 걸러주기 때문이다.
- 신장이 양쪽에서 걸러주는 물의 양은 1일 5드럼 정도이다.
- 그래서 이뇨를 잘 시키는 약초는 신장에도 좋다

13. 냉체질(간), 폐질환(옻나무)

(1) 옻닭(오리)은 속이 냉하거나 간에 좋다. 1년 건강에 좋다. 일반적으로 옻은 간에 해롭다고 알려져 있으나 잘못된 지식이다. 옻나무를 정월 대보름 이전에 채취해서 먹으면 폐(폐결핵)에도 좋다.

(2) 옻닭은 음력 1월 1일에서 15일 사이에 먹으면 옻이 타지 않고,

몸에 특히 좋다.

(3) 몸을 따뜻하게 해서 웬만한 균의 접근을 차단시킨다. 몸이 따뜻하면 기운이 생하고, 병이 없어진다.

(4) 옻에 올랐을 때는 머위, 쇠뜨기풀을 찧어서 바르거나, 녹차를 마시고 바르면 증세가 호전된다.

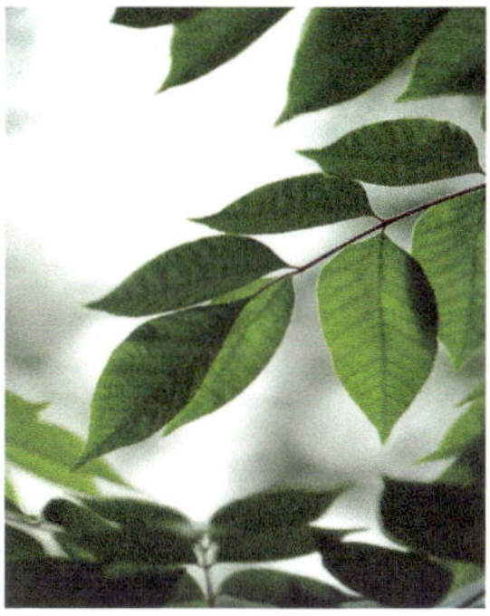
옻나무

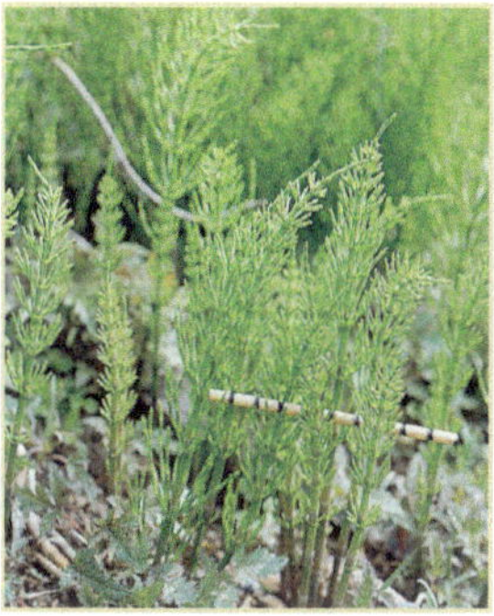
쇠뜨기풀

14. 동맥경화, 청혈(산동백나무)

(1) 피를 맑게 하고 동맥경화에 좋다.

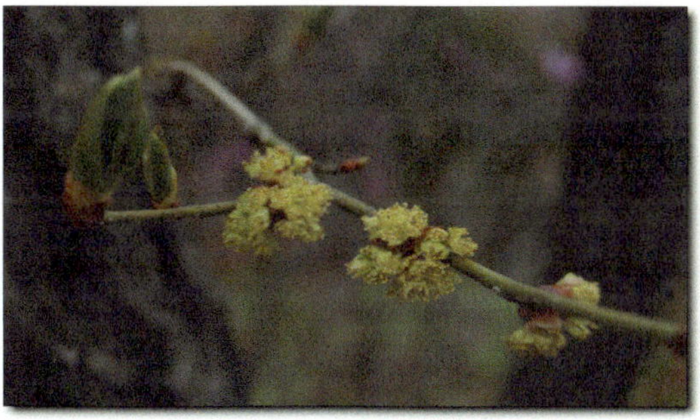
산동백(생강나무)

(2) 산동백(생강나무)잎을 찹쌀 풀로 입혀서 튀겨 먹거나 나물로 무쳐 먹으면 혈액을 청혈하게 한다.

(3) 산동백나무 잎에 돼지고기를 싸서 먹으면 지방을 분해하는 효과가 있다.

(4) 산동백나무 잎을 말렸다 차를 끓여 먹으면 감기에도 좋다.

(5) 보리차 끓여 먹듯이 하면 산후풍과 남자 정력에 좋다.

15. 감기예방(머위, 감잎, 애기꽃나무, 곰보배추, 돼지파, 황태, 지오, 와송, 대추)

(1) 머위(멍이)

① 감기, 기관지, 해소, 천식, 가래에 좋고 당뇨, 중풍, 피부병, 가려움증에도 좋다.

② 머위(멍이)뿌리를 살짝 데쳐서 말려 잘게 썬 것을 끓여 먹는다.

③ 7~8월경에 감잎을 채취해서 머위 뿌리와 같이 끓여 먹으면 더욱 좋다.

④ 머위 꽃 봉우리(피기 전에 흰 포 씌어졌을 때)를 채취해서 말렸다 끓여 먹으면 감기가 잘 낫는다.

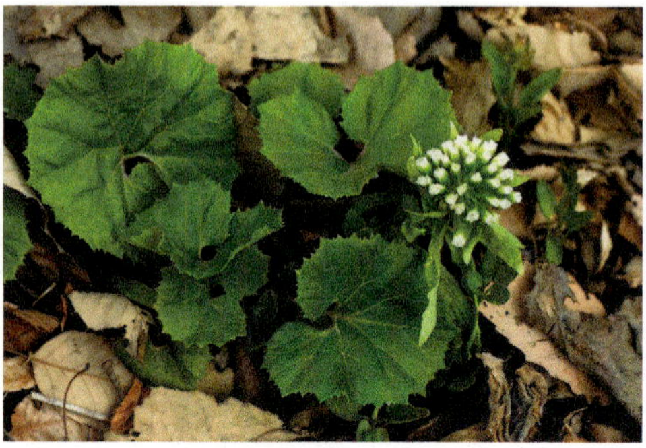

머 위

⑤ 머위 뿌리는 겨울 초입이나 한 겨울에 캐는 것이 좋다.

⑥ 머위대 껍질을 벗겨서 나물로 먹으면 기관지에 좋고, 가래도 삭여준다. 이뇨작용, 중풍, 암, 당뇨에도 좋다.

⑦ 평소에 차를 끓여 먹어도 좋다.

⑧ 어린잎을 쌈으로 먹어도 기침, 기관지에 좋다.

(2) 감 잎

① 감잎은 7~8월경에 채취해서 실에 매어 놓으면 잘 마른다. 수증기로 쪄서 말린 후 보관하여 차로 달여 마신다(감잎을 말린 후, 물에 씻은 다음 끓여서 먹는다).

② 술을 해독하는 성분이 있으며 감기, 오래된 당뇨병, 고혈압, 중풍에 좋다.

③ 감잎과 지오 뿌리를 끓여 먹으면 감기 면역에 효과적이다.

④ 와송가루를 감잎차에 넣어 마시거나 와송을 녹즙해 먹으면 면역력 증강 및 감기에 효과적이다.

⑤ 경락의 대추혈을 드라이기로 발가락 사이를 덥혀 주거나 주물러 주면 혈의 길이 원활하게 되어 감기에 좋다.

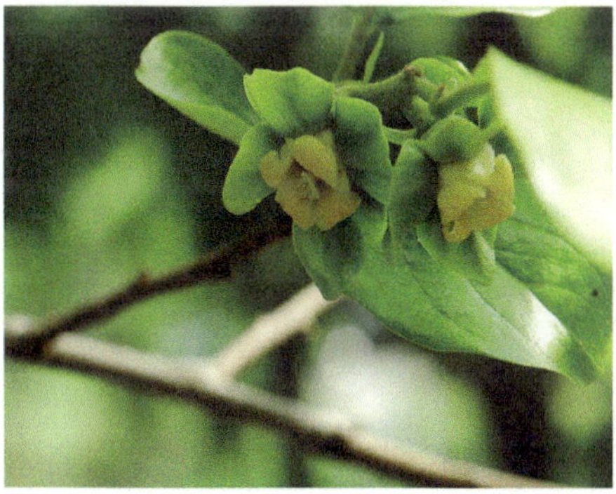

감나무

(3) 애기꽃나무, 곰보배추, 은행나무, 돼지파

① 애기꽃나무 열매를 잘 씻어 소주를 부어 숙성시킨 후 마시면 감기에 좋다.

② 곰보(구렁이)배추는 5~6월에 꽃대가 올라왔을 때 채취한 것을 소주로 숙성시킨후 3개월 후에 그 엑기스를 마신다. 또한 술을 담아서 먹으면 기관지 기침 감기에 좋다. 혈액순환이 잘 되어 혈류를 윤활하게 하고, 몸을 뜨겁게 하여 감기에 효험이 있다.

③ 은행나무 잎을 가을에 채취하여 쪄서 건조한 후 다려 마시면 은행잎이 바이러스를 공격하는 성분에 의해 감기를 완화시킨다. 은행 알은 익혀서 먹어야 독성을 없앨 수 있다.

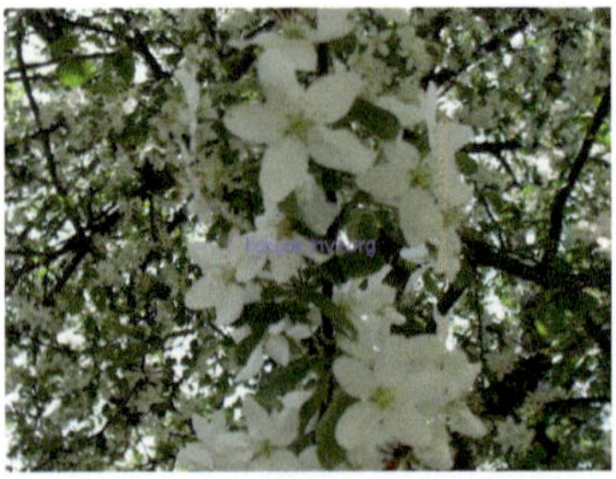

애기꽃나무

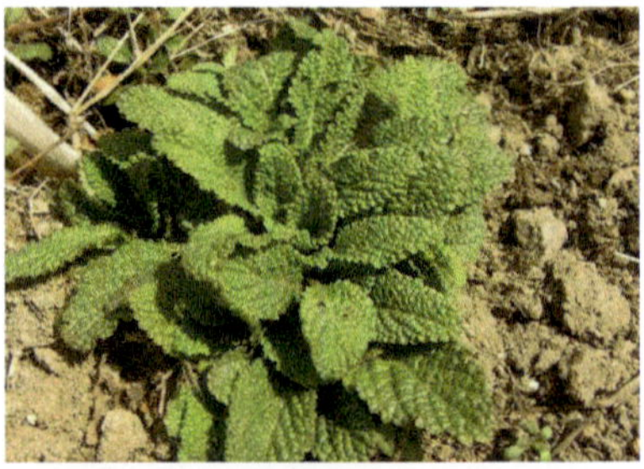

곰보배추

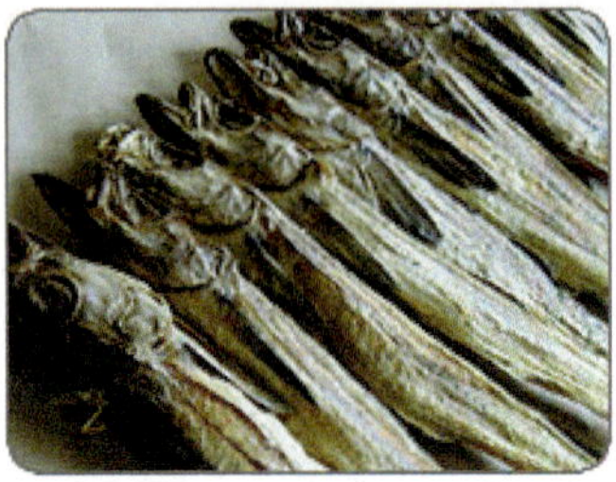

황태

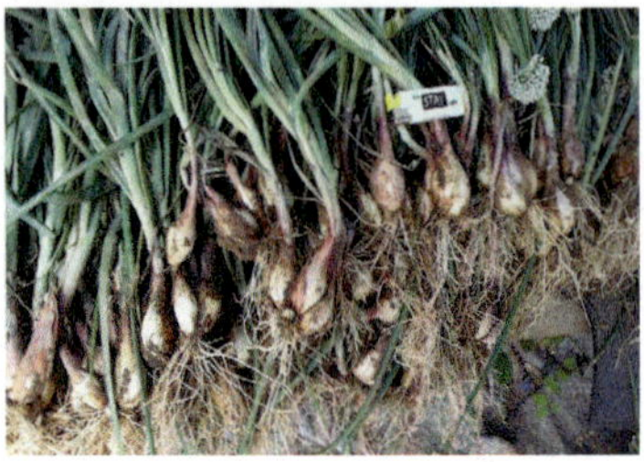

돼지파

④ 황태와 돼지파를 함께 다진 물을 마시면 바이러스 예방에 효험이 있다.

⑤ 해소 천식 기침에는 소나무 뿌리 1년 된 것을 파서 잘게 썰어 머위 뿌리와 곰보배추를 함께 다린 물을 마시면 바이러스에 의한 기침 예방에 효과가 있다.

⑥ 곰보배추와 머위뿌리와 와송과 물푸레나무 얇게 깍은 것을 함께 다린 물을 마시면 가래를 삭이고 바이러스에 의한 면역력을 향상시켜 감기에 의한 기침, 천식, 가래에 효과적이다.

16. 해소, 천식(수세미)

덜 익은 파란 수세미를 썰어서 후라이팬의 뚜껑을 덮고 구운 다음 그 재 가루를 참기름에 타서 티스푼으로 조금씩 목구멍에 머무르게 한 후 삼키면 가래가 삭는다.

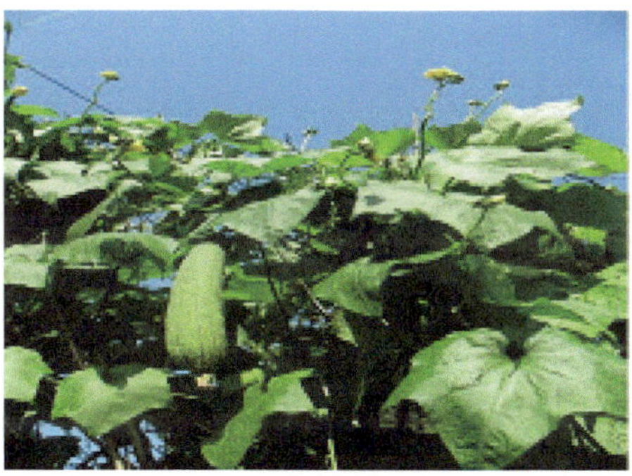

수세미호박

17. 중독 해독법(대마씨, 숯, 개복숭아 잎)

(1) 제초제 중독에 대한 해독법은 대마 씨를 기름으로 짜서 티스

푼으로 3스푼씩 먹으면 제초제 중독환자는 노란 물을 토해낸다. 만일 노란 물을 토해내지 않으면 그 물을 삼키게 하면 제초제를 해독시킬 수 있다.

(2) 농약을 먹은 사람의 해독은 소나무 숯을 갈아서 물에 진하게 타서 1대접씩 마신다. 또한 고구마를 싹 내고 남은 뿌리를 생즙을 내서 먹으면 농약 중독에 효과적이다.

(3) 쥐약을 먹은 사람은 개복숭아 잎(없으면 가지껍질)과 대나무 잎을 믹서에 갈아서 즙을 내어 그 즙을 1대접씩 수시로 복용하기를 2~3회 정도 하면 쥐약을 해독시킬 수 있다.

(4) 일반 농약 중독자는 소나무 혹은 참나무 숯을 갈아서 물 1대접에 타서 먹으면 해독이 된다.

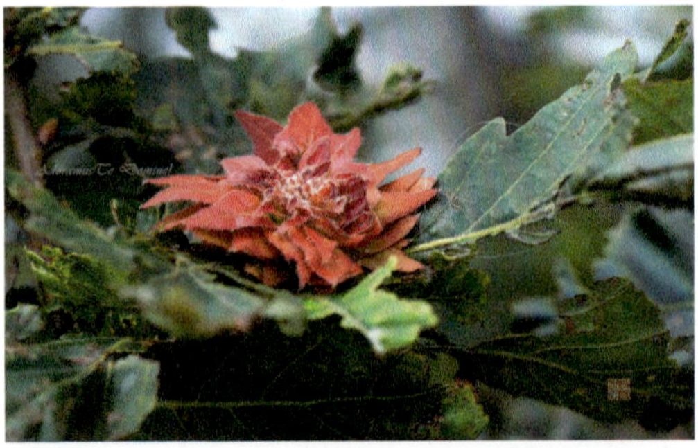

참나무

18. 위장(느릅나무)

(1) 느릅나무 껍질(유근피) 5근과 등나무와 꼬리뼈를 함께 푹 삶아서 아침, 저녁으로 1그릇씩 음용한다. 위장을 보호하고 인체 보온효과가 있다.

(2) 껍질이 질기고, 아래 껍질을 벗겨 당기면 벗겨지는데, 느릅나

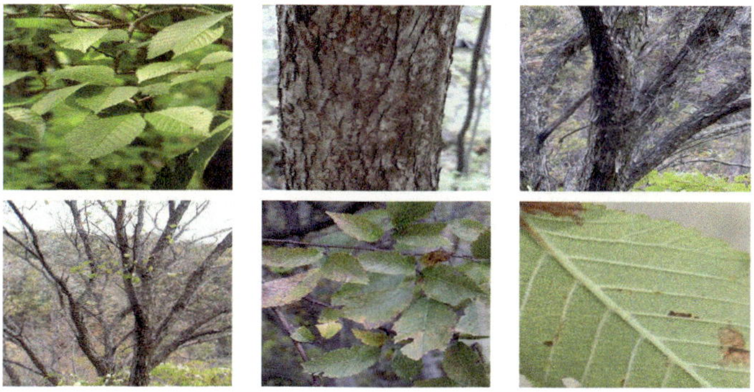

느릅나무

무 껍질 다린 물로 무좀균에 바르면 손톱, 발톱 무좀균을 치료한다.

19. 아토피, 피부질환 (인삼, 삼백초, 싸리나무, 만병초, 산호두)

(1) 인삼 뇌두 부분을 7~8개 정도 넣고 물 한 그릇을 붓고 달여서 하루에 한 컵씩 마신다(일반인은 열이 몹시 오르나, 아토피 환자는 오히려 열을 안정시키는 효과를 보인다).

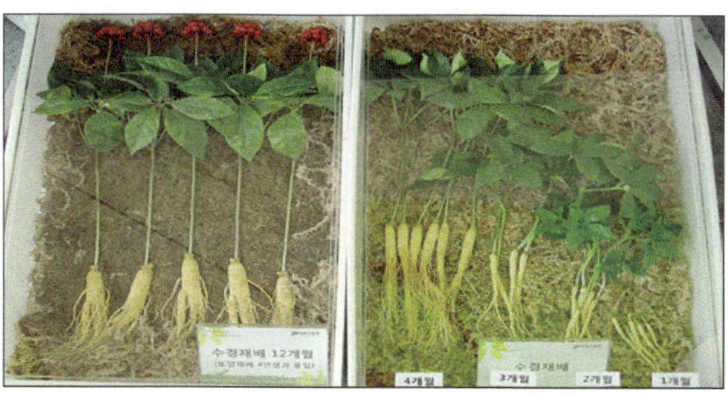

인 삼

(2) 삼백초 잎을 잘게 썰어서 다린 물 한 주전자 정도를 따뜻한 목욕물에 타서 목욕한다. 특히 삼백초 다린 물은 성질이 차므로 1 주일에 2번 정도 하면 피부병에 효과가 있다.

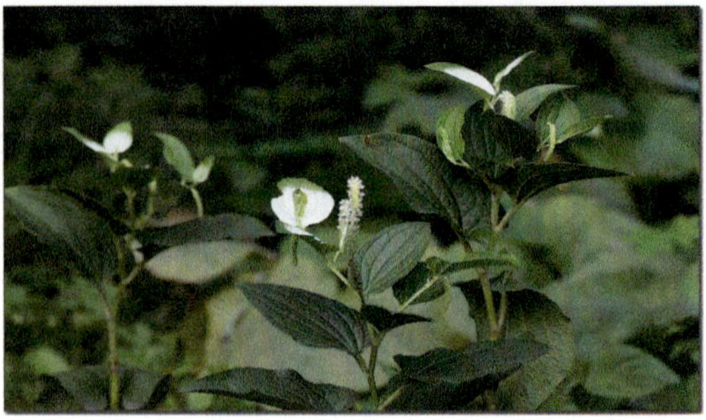

삼백초

(3) 고리싸리나무 기름을 내어 자주 바른다. 싸리나무 기름은 아토피, 백납과 같이 고치기 어려운 피부병과 바이러스 피부염에도 효과적이다. 싸리나무 다린 물을 음용하게 되면 신장에도 좋고, 신부전증 치료에도 효험이 있다. 특히 싸리나무는 결이 수직으로 길게 나 있고, 잎이 뾰족하고 갸름한 것을 사용한다.

(4) 만병초 잎을 다려서 아토피염 환자는 물론 백납 등의 환자에

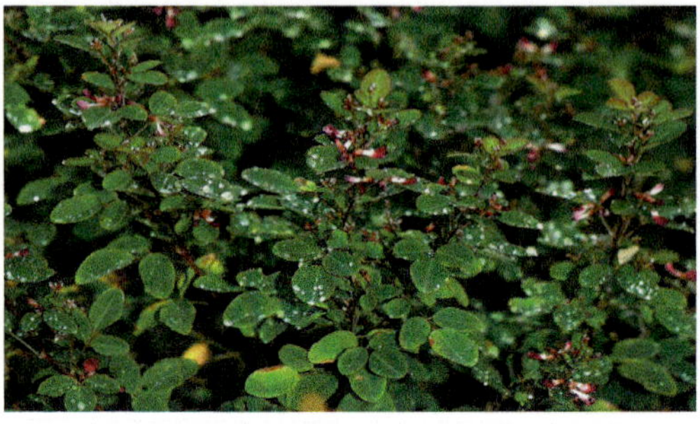

싸리나무

게 바르면 좋다. 음용을 할 경우에는 만병초 잎을 동동주 7말에 넣고 다려 먹으면 만병통치약으로 효험이 있다. 또한 만병초는 높은 산에 서식하는 자연산 만병초를 사용해야 한다. 특히 울릉도에 많다

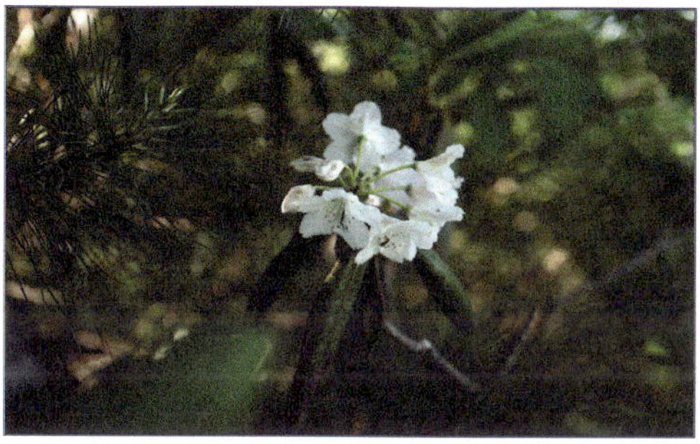

만병초

(5) 백람(백남)은 호두(산호두는 더욱 좋다)를 싸고 있는 겉껍질을 돌로 문질러서 나오는 진액을 백납이라 하는데, 이 진액을 환부에 발라준다. 이 진액을 사용하면 일단 허물을 벗기고 하얗게 되면서 서서히 피부색으로 돌아온다. 특히 건선 피부에 효과적이다. 옻 타는 사람에게 효험이 있다. 이 백남은 6월에 채취하는데, 파란색으로 덜 익은 물오른 산호두가 좋다.

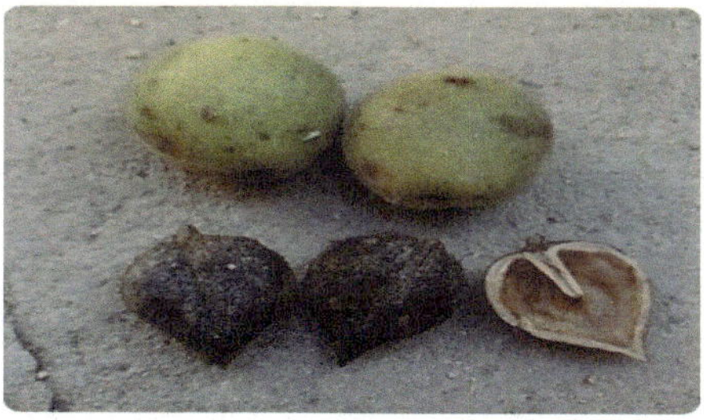

산호두

(6) 넝쿨 뻗은 뱀딸기를 줄기를 찧어서 환부에 바르면 건선과 아토피에 효과가 있다. 특히 뱀딸기 줄기는 피부의 열을 식혀 주기 때문에 대상포진 황색포도당구균에도 약효가 뛰어나다.

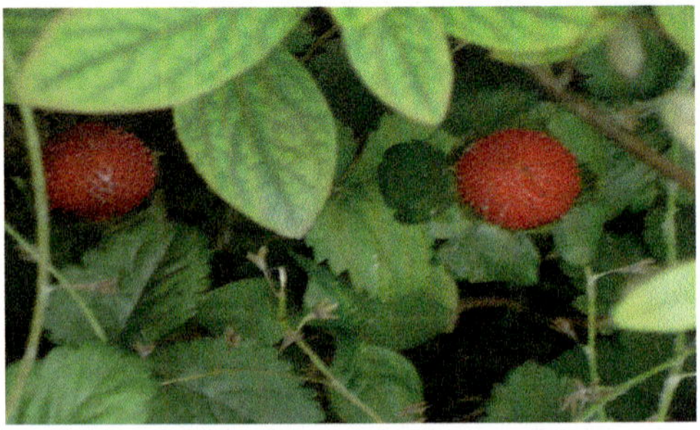

뱀딸기

(7) 대마(삼)씨 1홉에 물 4～5홉을 넣어 다린 물에 담그고 목욕하면 피부병에 좋다.

(8) 소리쟁이 1홉과 생지황을 넣고 잘 쪄서 식초를 조금 넣고 1일 정도 재어놓은 물을 약한 불로 고아서 연고를 만들어 바르면 피부병과 무좀에 효과가 있다.

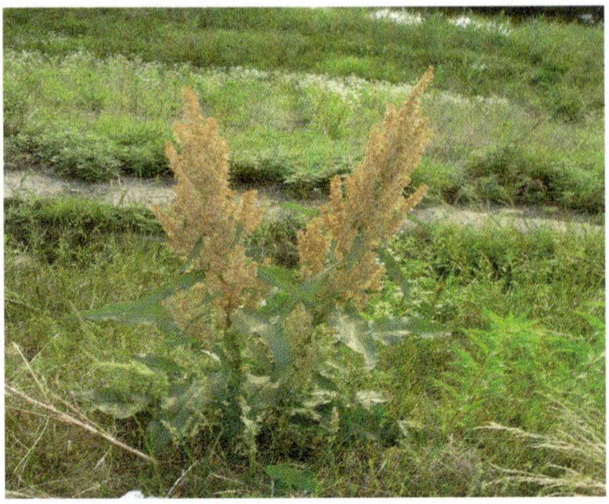

소리쟁이

(9) 조선솔잎과 버드나무 잎을 적당량 1대1 정도의 양으로 함께 다려서 발을 담그면 무좀에 효과가 있으며, 피부병에도 좋다.

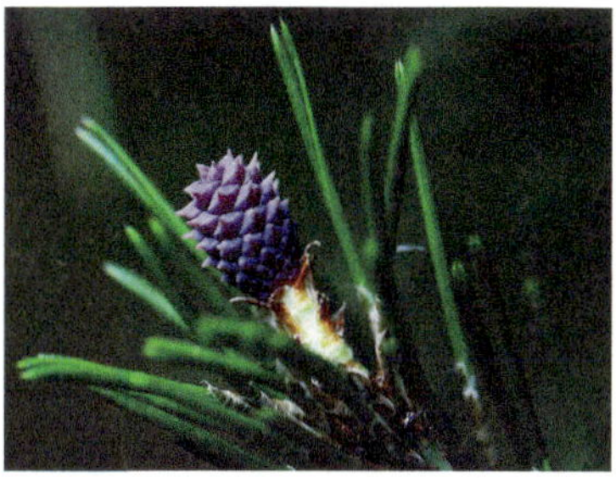
조선솔잎

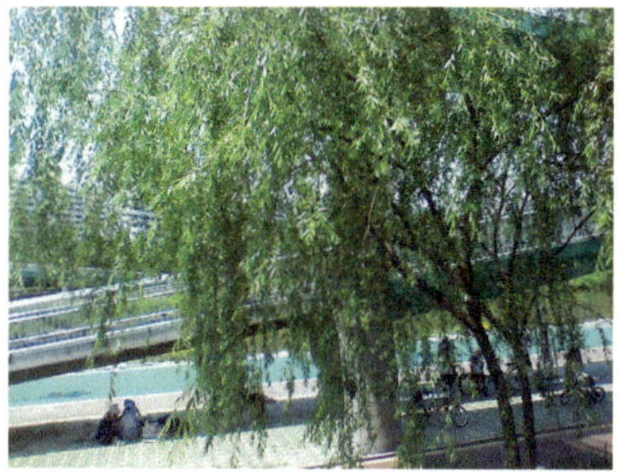
버드나무

(10) 고질적인 무좀과 습진은 두꺼비 등을 나무로 긁으면 하얀 진액이 나오는 것을 발라주면 무좀과 습진에 효과적이다. 교도소 등에서 백고약이라고 사용하는 피부병 약이 이 두꺼비 기름을 사용한다.

(11) 두꺼비 껍질에는 독성이 있으므로 벗기고 내장을 꺼낸 다음 완전히 잘 익혀서 마시면 여름철에 노약자 등의 기력회복에 효과적이다. 또한 이때 음용 시 이빨에 닿으면 이빨이 전부 빠지게 되므로 이빨에 닿지 않게 잘 삼켜야 된다.

20. 상처(골파, 대황)

(1) 대파와 골파(양파와 비슷하게 생김)를 으깨서 상처 부분에 붙이면 흉터가 남지 않고 잘 치료된다.

(2) 대황 말린 것을 으깨어 약간의 물과 혼합하여 상처에 바르면 빨리 상처가 아문다.

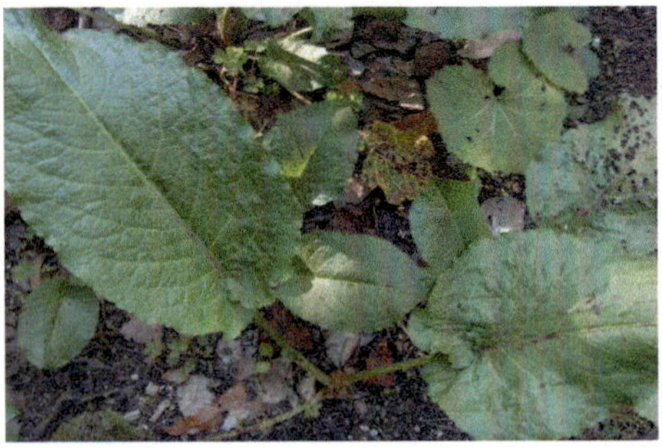

대 황

21. 암, 간질환(선학초)

(1) 선학초 다린 엑기스는 간, 황달, 변비, 위, 장 청소에 효험이 있다.

(2) 특히 암세포만을 선택적으로 공격하는 성질이 있어 옛부터 선학초는 신이 준 약초로 난치성 질환자에게 많이 사용하여 왔다.

(3) 선학초는 단오 때 채취하는 것을 사용하는 것이 좋다.

(4) 선학초는 독이 없으면서 벌레가 먹지 않는 풀로서 바이러스성 질환에 효과적이다.

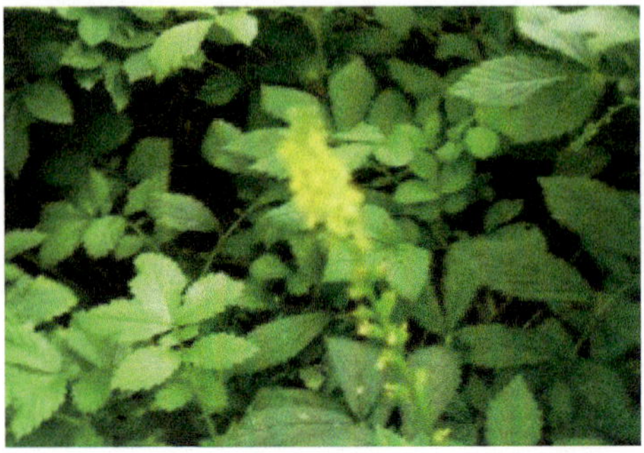

선학초

22. 청혈, 정력(천마)

(1) 천마를 말려서 가루로 만들어 꿀과 혼합하여 마시면 중풍에 효험이 있다.

(2) 머리가 아프고 열이 나는 환자에게 효험이 있다.

(3) 특히 천마는 피를 맑게 하고 정혈에 효과적으로 혈액성 질환과 중풍 예방에 좋다.

(4) 피의 흐름을 좋게 만들어 정력과 발기부전에 효과적이다.

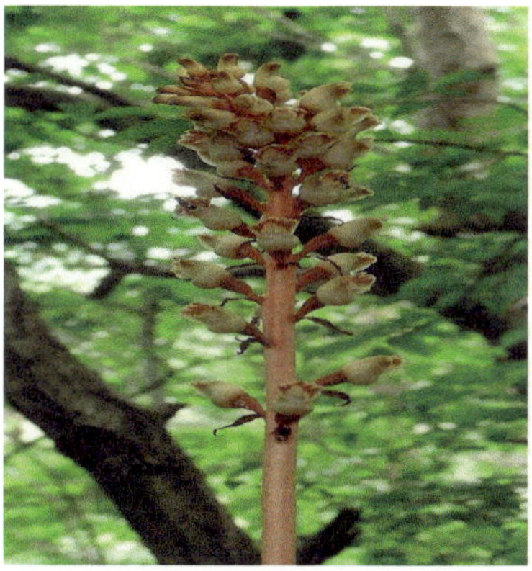

천 마

23. 어혈(한울타리 뿌리)

(1) 한울타리 뿌리를 술(25도 소주)에 담아서 1～2잔씩 마시면 체온을 높일 수 있어 바이러스 질환, 특히 암 환자에게 좋다.

(2) 한울타리 뿌리는 수직으로 깊이 들어가고, 덩어리가 끝나는듯 하다가 다시 덩어리가 뭉쳐 내려간다. 또한 끝부분에는 잔뿌리가 서너 가닥 나오는 것이 특징이다.

(3) 어혈과 타박성 질환과 관절에 효능이 있고, 피를 맑게 하며,

수족에 열이 나고 찌르듯 아플 때 좋다. 특히 대상포진의 아픔을 완화시킬 수 있다.

(4) 한울타리 뿌리와 금상초를 효소로 만들어 마시면 혈액순환에 좋다.

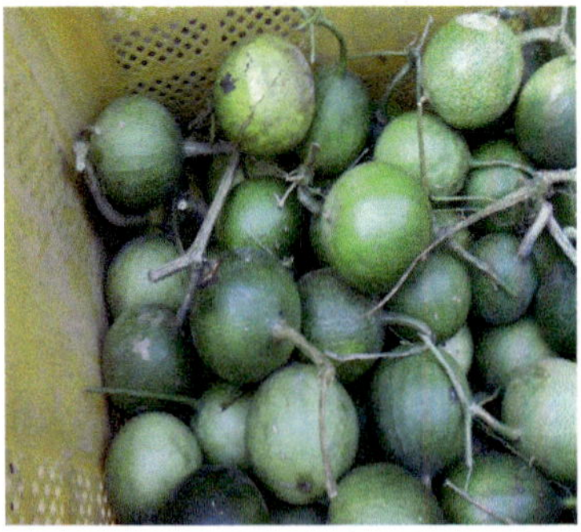

한울타리

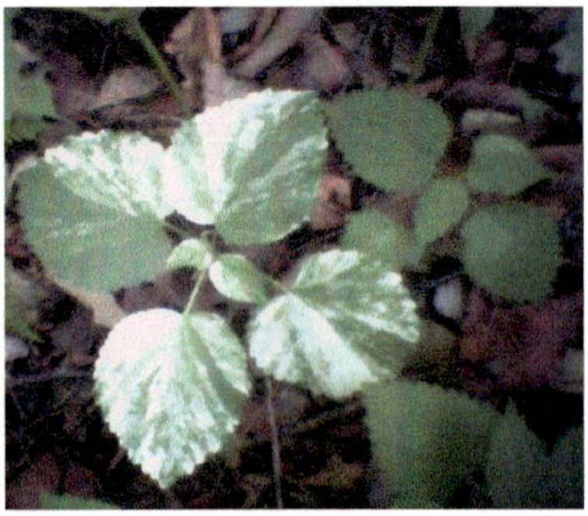

금상초

24. 소화기질환(엄나무, 오가피)

(1) 옻닭에 엄나무와 오가피를 넣고 달여 먹으면 몸을 따뜻하게 해준다.

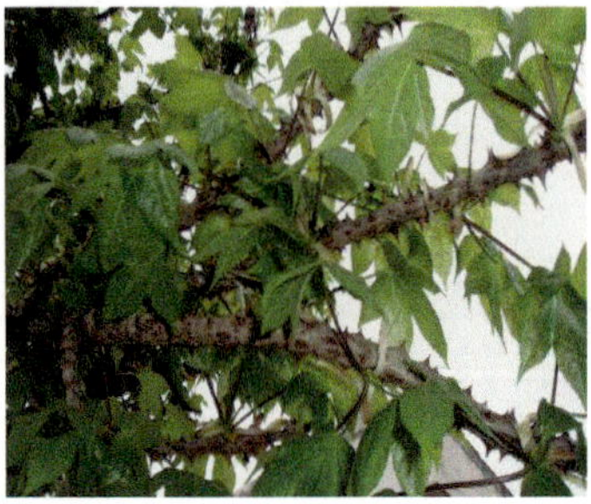

엄나무

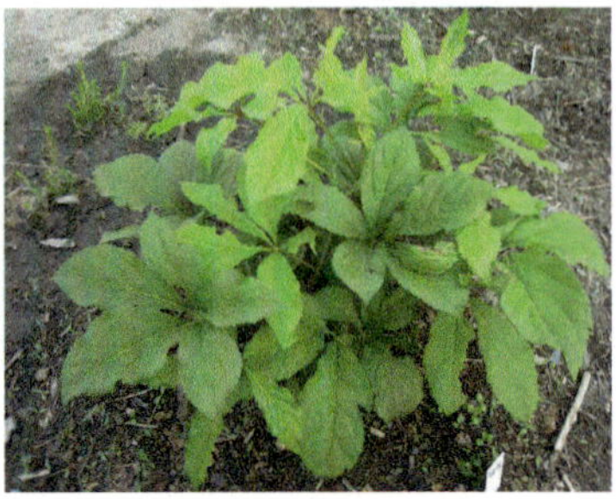

오가피

(2) 엄나무는 관절에, 오가피는 중풍에 효험이 있다. 속이 냉한 사람은 과민성 대장 증상이 생기며, 반드시 숙변이 생기게 되는데 엄나무와 오가피 다린 물을 마시면 숙변을 제거해 준다. 숙변은 장에서 수분을 흡수해주지 못해서 발생하는 병인데, 엄나무와 오가피는 장에서 수분흡수를 돕고 변비에 효능이 있다.

25. 냉한 소화기질환(구절초, 익모초, 인동초, 딸기)

(1) 차게 태어난 체질과 음식을 잘못 먹거나 충격(놀래서)을 받아 일시적인 충격, 스트레스(갈등)를 받아도 체질이 냉하고 소화기가 튼튼하지 못하다.

(2) 쑥, 구절초, 익모초, 인동초는 엿을 고아서 조청으로 또는 환을 지어서 6~7개월 이상 먹으면 냉한 체질을 개선할 수 있다.

(3) 참외는 성질은 냉하나 먹으면 냉해지지 않고 체온유지가 된다.

(4) 딸기는 냉한 식품이지만 7개 정도 먹으면 냉해지지 않으나 어느 정도 양을 초과하여 더 먹으면 체질이 냉해지기 때문에 몸이 찬 사람은 딸기를 피하는 것이 좋다.

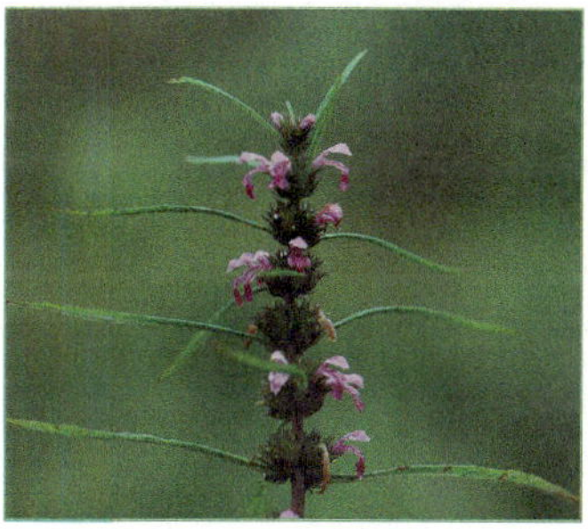

구절초

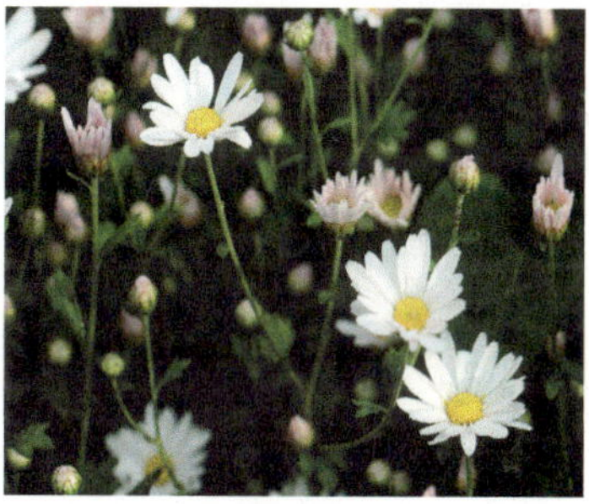

익모초

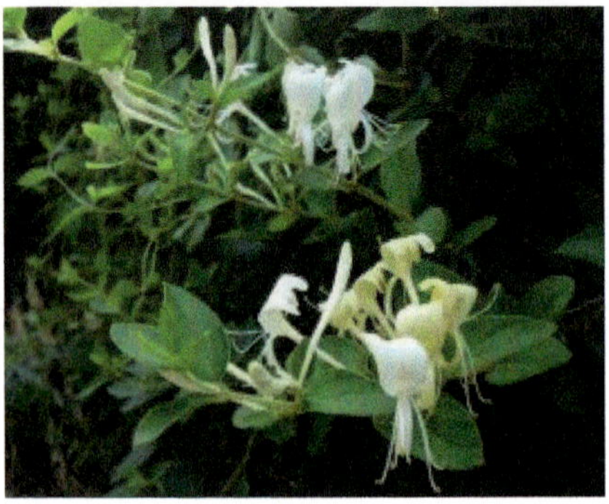

인동초

(5) 돼지고기는 냉한 것으로, 삶으면 냉하지 않고 체온유지를 하기 때문에 수육을 만들어 먹으면 냉한 체질을 개선하는 물질로 변한다. 돼지고기는 여름에 설익은 것을 먹으면 설사하고 배탈을 일으키나 잘 구우고 완숙시켜 먹으면 문제가 없다.

(6) 개고기, 녹차는 성질이 냉한 음식이지만, 잘 끓이고 익혀 먹으면 냉한 체질의 사람도 먹어도 된다.

26. 하혈, 해독(뱀독), 위장[오이풀(지유)]

(1) 하혈에 좋다. 지유를 뿌리째 캐서 3일 정도 진하게 다려 먹으면 일시적으로 하혈은 멈추고, 보름 이상 먹으면 하혈 하던 것이 멈춘다. 특히 여자가 하혈하고 기운이 없을 때 좋다. 오이풀은 들깨 잎과 비슷하고 붉은 색이다. 크기는 2cm 정도이며, 소자와 방아는 생선 비린 맛을 없애준다.

(2) 오이풀 잎과 뿌리를 으깨서 붙이면 독충, 독사의 독을 제독한다.

(3) 차를 끓여 먹어도 좋다.

(4) 최대한 잘게 썰어서 먹으면 낫는다.

(5) 지유 뿌리를 다려 먹으면 폐병, 위장병, 하혈에 좋다.

(6) 오이풀 삶은 물에 김을 쏘이면 치질에도 좋다.

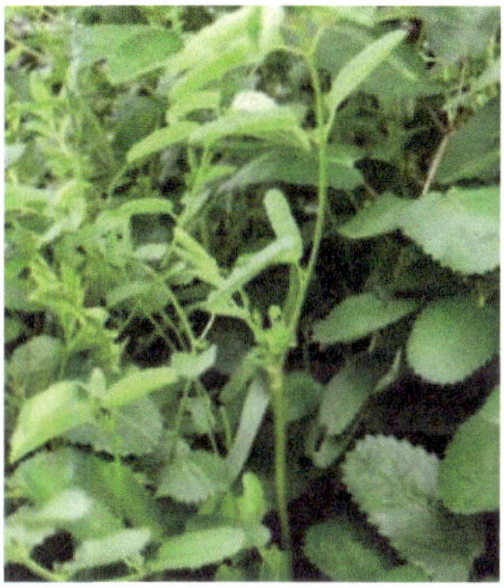

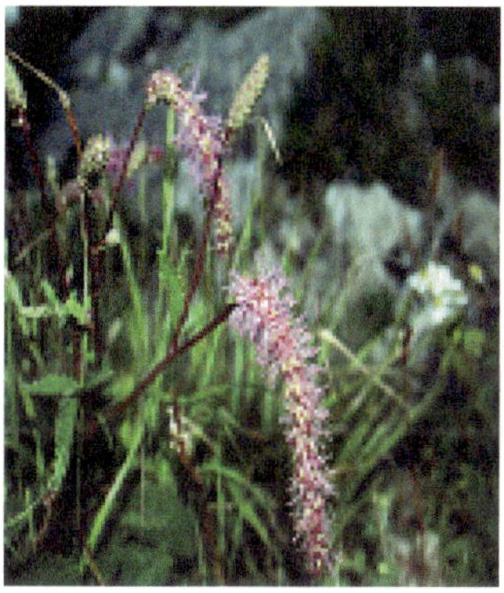

오이풀(지유)

27. 폐질환(지구자, 헛개나무)

(1) 헛개나무 껍질을 다려 마시면 폐 질환에 효과적이다.

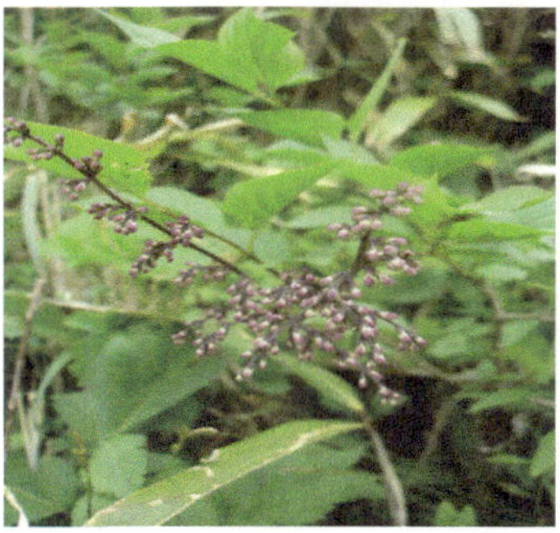

향나무

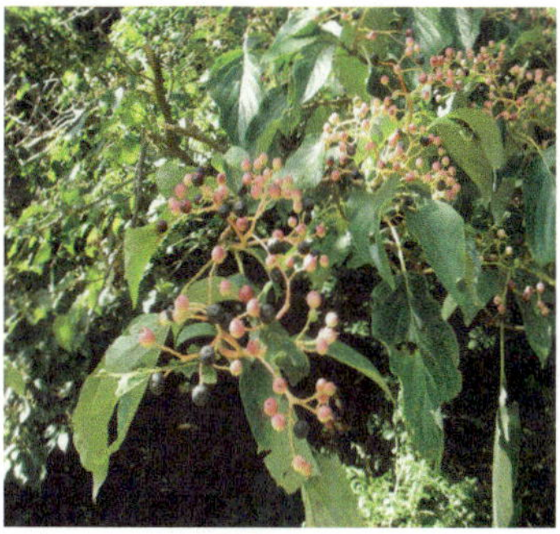

헛개나무

(2) 헛개나무 열매를 다려 마시면 간에 좋다. 특히 지방간에 특효가 있다.

(3) 숙취 해독에 좋고 간을 다스린다.

(4) 갈증 해소에 좋다.

28. 해독, 유방암(해삼가루)

(1) 볏짚 삶은 물과 해삼 삶은 물은 어떠한 독성도 해독시킬 수 있다.

(2) 유방암에 좋고, 큰 해삼을 갈라서 내장을 빼내고 유두에 붙이면 흡착되어 떨어지지 않고 나쁜 기운을 빨아내고 떨어진다. 즉 유방암, 유방염 등에 효과적이다.

(3) 멍게, 전복과 해삼을 함께 먹으면 암 해독 효과가 있다.

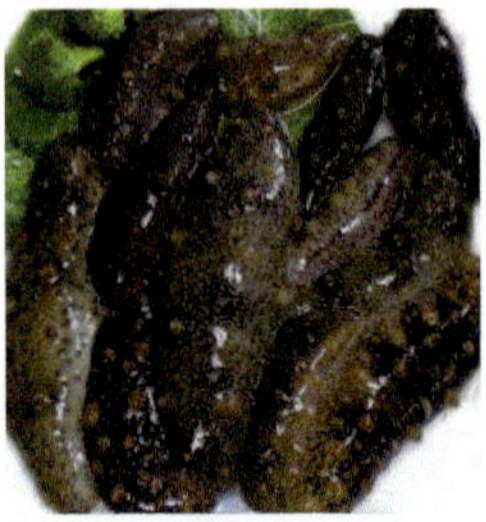

해 삼

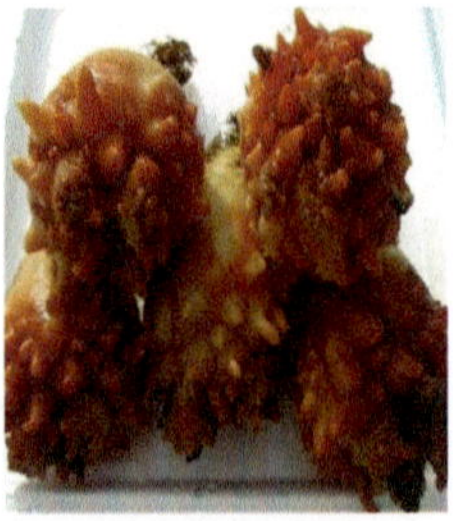

멍 게

29. 옻 오른 때(쇠뜨기, 머위)

(1) 머위 뿌리와 쇠뜨기를 삶아 생즙을 내서 먹는다. 또한 머위 뿌리는 겨울에 채집하는 것이 좋다. 머위는 봄에 연한 잎은 나물

을 해서 먹으면 암 질환에 효과적이다.

(2) 옻 순을 따서 살짝 데쳐서 찹쌀풀을 입혀서 들기름에 튀겨 먹기를 몇 번 반복하면 옻에 대한 면역력이 생겨 옻을 타지 않는다. 특히 쇠뜨기와 머위 뿌리를 다려 먹으면 바이러스성 질환에도 효과적이다. 대상포진 예방에도 도움이 된다.

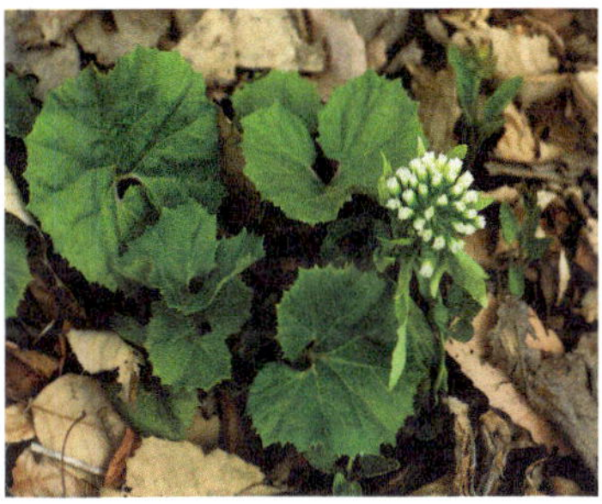
머 위

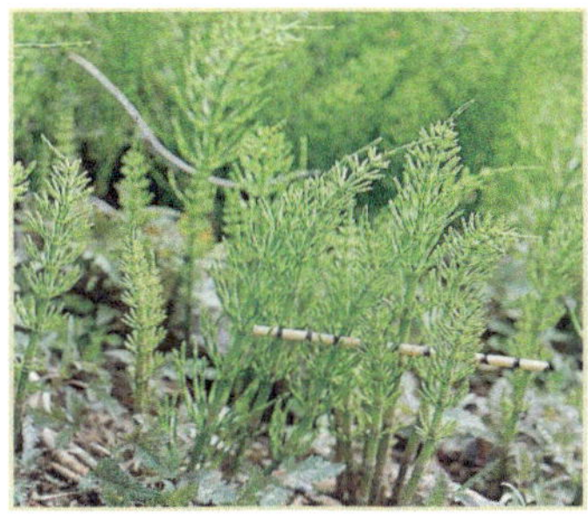
쇠뜨기풀

30. 농 질환(삼백초)

(1) 빻아서 고름 나는데 붙이면 피고름, 부스럼에 좋다.

(2) 삼백초 넣고 다린 물을 피부병에 발라도 좋다.

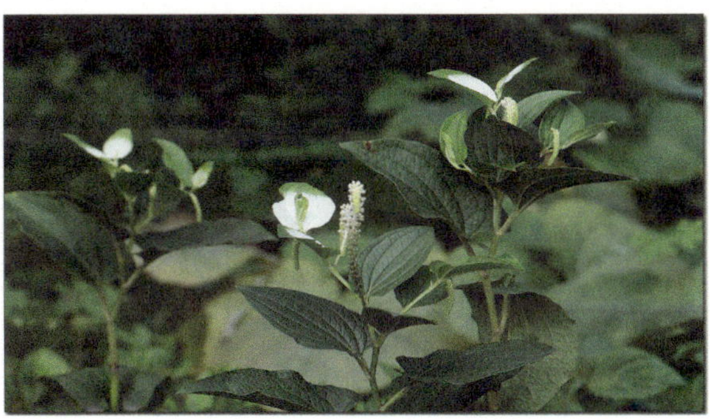
삼백초

31. 관절, 류마티스(대마씨, 오골계)

(1) 대마씨를 바싹 말려서 곱게 빻아서 닭(오골계)과 함께 푹 고아서 먹으면 특히 관절에 좋다.

(2) 닭을 푹 고아서 그 물 한 사발에 대마씨 가루를 큰 스푼 1개 타서 마시면 온몸이 쑤시고 아픈 류마티스 관절염에 효과적이고 통증 완화에 좋다.

(3) 닭과 대마씨가 어우러져 통증을 완화하고 연골을 재생시킨다.

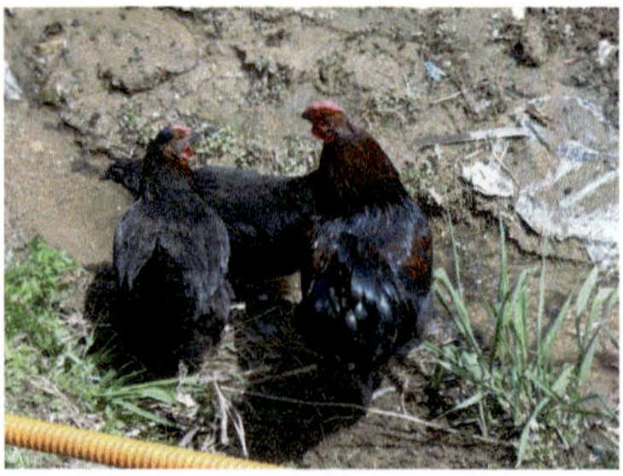

오골계

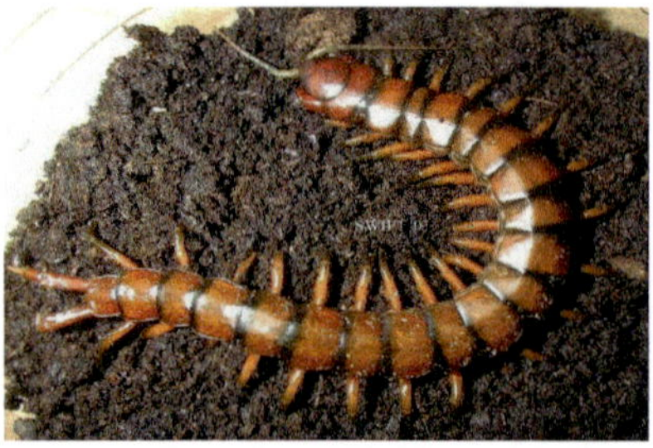

지 네

32. 냉습과 식은 땀(지네)

(1) 지네(머리와 발을 떼고) 5마리와 경첩 10마리와 생강과 마늘을 등나무뿌리 한 주걱을 고추장을 사용하여 음식으로 만들어 먹으면 여름에 식은땀 흐르는 사람에게는 특히 효과가 있다.

(2) 지네는 가루를 내어 벌꿀과 같이 섭취하면 관절과 허리 통증을 완화 시키고, 특히 척추질환과 통증을 완화시킨다.

33. 우울증, 정신분열증, 화병치료(통밀, 자귀나무)

(1) 토종 통밀(껍질만 벗긴 것) 1홉과 물 1.5리터를 넣고 다려서

수시로 마시면 우울증에 효과가 있다. 쌀눈을 먹으면, 즉 현미를 먹으면 현미눈은 뇌를 건강하게 해준다. 치매 예방에도 도움이 된다.

(2) 우울증을 치료하는 호르몬이 뇌에서 생성된다. 우울증 환자는 갑상선, 임파선에도 문제가 있다. 우울증은 철분이 부족하여 생긴 성인병 질환이다.

(3) 자귀나무를 막걸리에 24시간 담아서 잘 씻어서 말린 다음 다려 먹으면 좋다. 자귀나무와 대극은 독성이 강하여 꼭 법제하여 음용하고, 자귀나무는 정신을 안정시키는 효과가 있다. 대극을 같은 방법으로 법제하여 함께 넣어서 먹으면 더욱 좋다.

(4) 자귀나무 잎은 뇌의 기억을 관장한다. 세포가 죽으면 호르몬이 못 들어가서 우울증에 걸릴 확률이 높다. 갑상선에 걸리면 뇌세포가 죽을 가능성이 높아서 우울증에 걸릴 확률이 높다. 우울증 예방과 뇌세포 재생에 좋다.

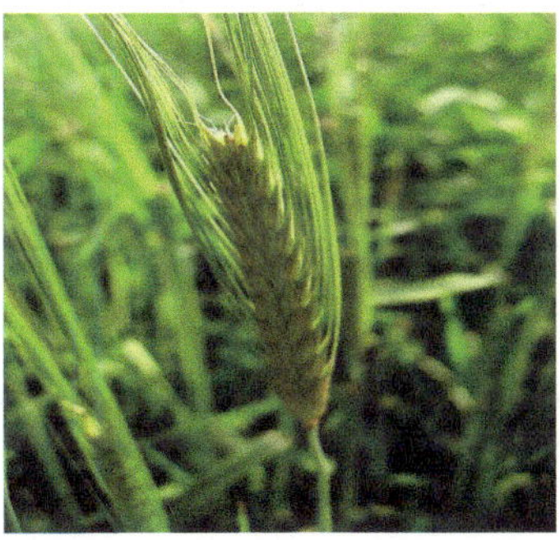

밀

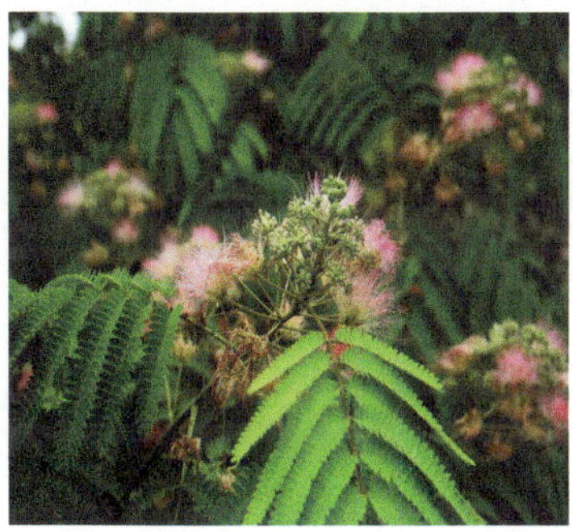

자귀나무

Ⅱ. 약초별 효능과 법제를 이용한 효과

1. 도라지

(1) 폐(폐결핵)에 산도라지(오래 묵은 것일수록 좋다)를 다려서 장기간 복용하면 좋다.
(2) 해소 천식, 기침 감기에 좋고 목을 다스린다.
(3) 기력 강장제로도 좋다.
(4) 감기 바이러스에 대한 면역력을 길러준다.

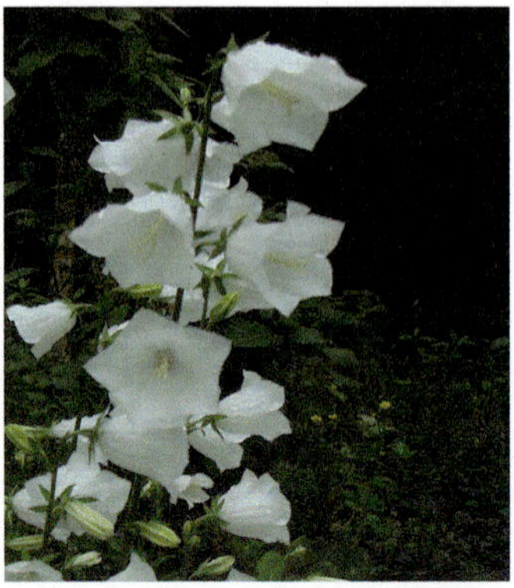
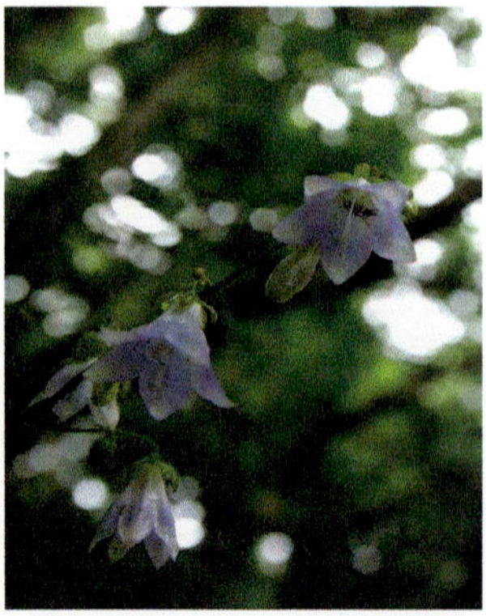

도라지

2. 재피나무

(1) 향신료로 음식에서 냄새를 제거한다.
(2) 배탈, 설사에도 좋다. 소화제로 중화작용도 한다.

3. 박하향이 나는 허브(어혈, 살균)

(1) 어혈을 풀고, 살균작용을 하며 가래를 삭인다.

(2) 물고기, 토끼에게는 마취제와 같은 역할을 하기 때문에 박하에 치명적이다.

(3) 타박상에 박하향 허브를 으깨서 붙이고, 다려서 먹으면 멍도 쉽게 풀린다.

4. 붉은꽃 엉겅퀴(기관지)

(1) 엉겅퀴 뿌리와 줄기를 즙을 내어 마시거나 다려 먹으면 기관지에 좋다.

(2) 꽃의 색깔이 붉은색 나는 것을 약재로 사용한다(푸른색 꽃 엉겅퀴는 독이 있다). 독은 쌀 뜨물에 담궈 둔 후 독을 해독시킨 다음 사용한다.

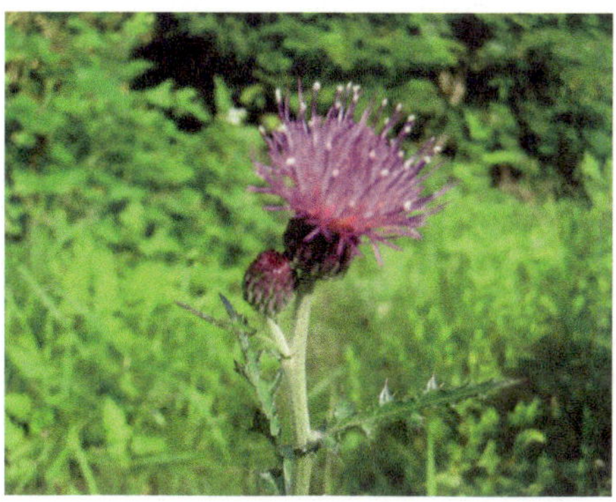

붉은꽃 엉겅퀴

5. 당귀(피부, 피맑음)

(1) 몸을 덥게 하고, 피를 맑게 해줘서 머리를 맑게 한다.

(2) 당귀를 끓여서 세수하면 세안은 물론 여자 피부에 좋다.

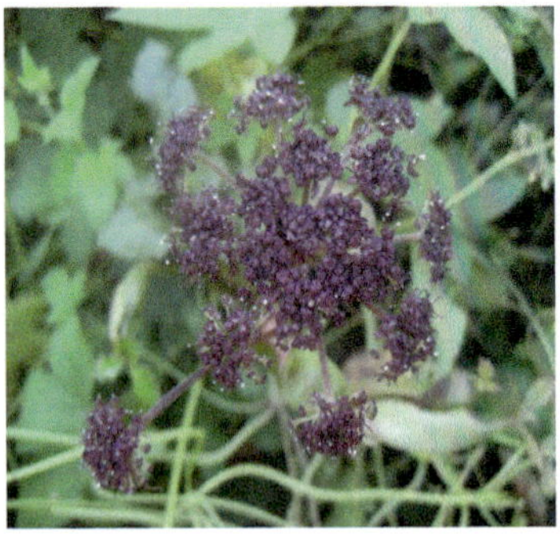

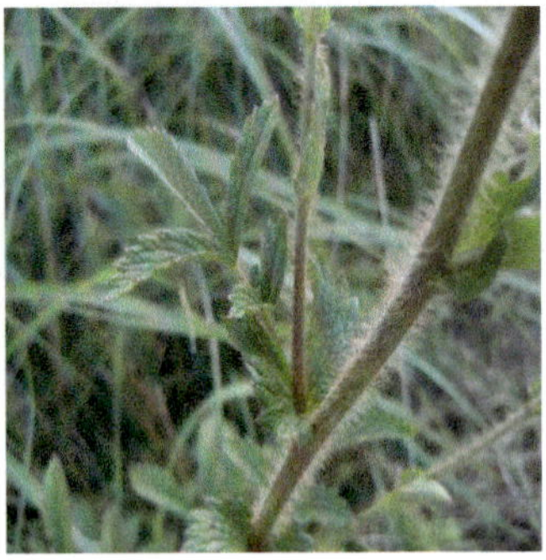

참당귀

6. 천 궁

(1) 쌈으로 연한 잎을 먹고, 뿌리와 잎은 말려 다려 마신다.

(2) 신장을 보호한다.

(3) 쌈을 삼겹살과 먹으면 정혈에 좋다.

(4) 해독작용이 있으며, 숙취해소에도 좋다.

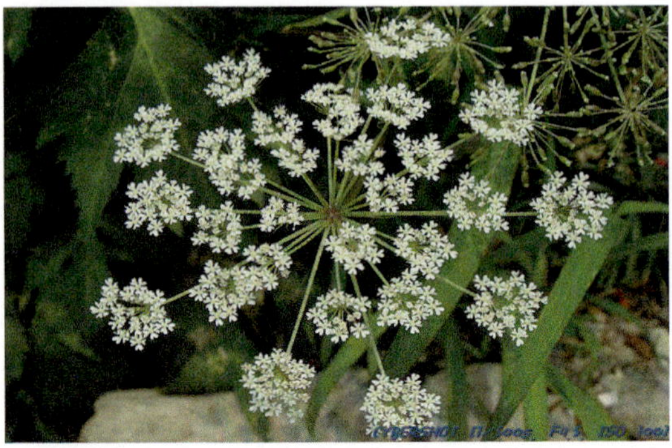

천 궁

7. 동충하초

(1) 중풍, 혈압, 골다공증, 당뇨에 좋다.
(2) 뽕잎 말린 것과 함께 말려 사용하면 특히 당뇨병에 좋다.
(3) 노화방지에 좋다.
(4) 항암효과가 있다.

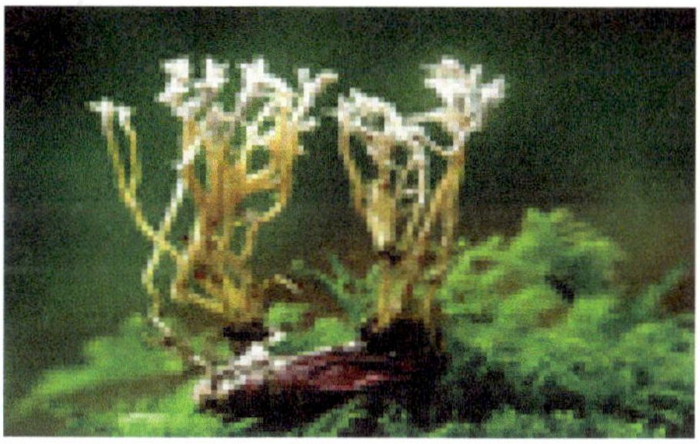

동충하초

8. 칼슘 분해 다이어트(소라, 진피)

1) 소 라

(1) 칼슘이 많아서 단백질을 분해시키므로 살 빼는 데 좋다.
(2) 내장 속의 부분이 몸에 더욱 좋다.

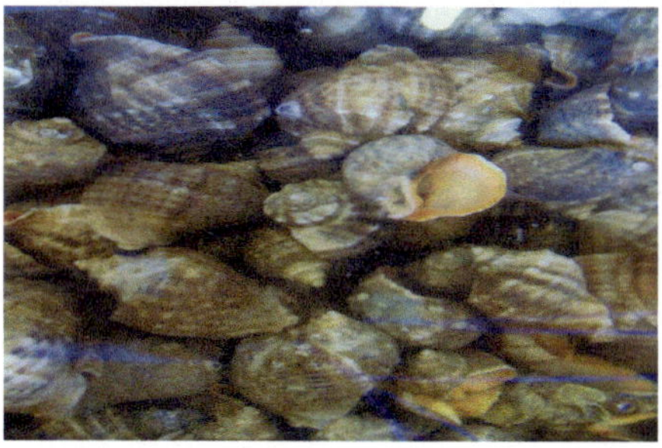

소 라

2) 귤(진피)

(1) 귤껍질을 1,200도로 태워서 가루를 내어 김치에 넣으면 맛도 좋고, 비타민 섭취로 귤껍질(진피)은 뼈를 튼튼하게 한다.

9. 물푸레나무

(1) 눈병(백내장/녹내장/전염성 병 등)이 없어지고, 눈이 맑고 건강해진다.
(2) 잘게 썰어서 약한 불에 오래 다려, 식힌 물(곧 바로 사용 가능)을 24시간 담궈 두고 냉장 보관하면서 2~3일 동안 눈을 씻어낸다. 처음에는 눈이 빨개지고 길 다란 눈곱 같은 것이 나오는데, 그 후에 눈이 좋아진다.
(3) 꼭 냉장고에 보관한다.

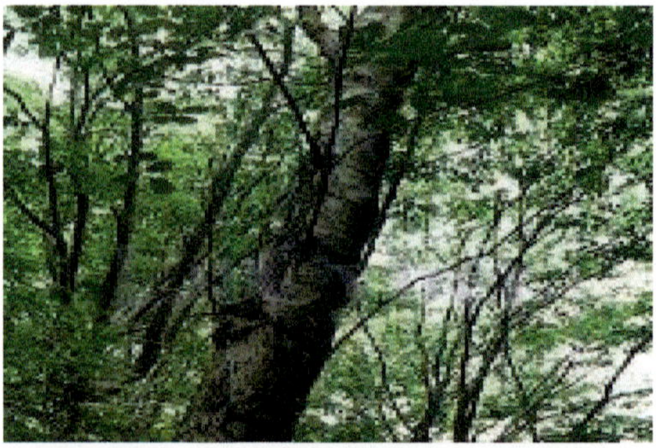

물푸레나무

10. 몸의 독소제거(파, 부추, 달래)

(1) 골파, 돼지파, 달래, 부추 등은 독소 제거에 효과적이다.
(2) 골파와 돼지파는 비타민 A에서 F까지 다량 함유하고 있다.

(3) 골파 1개와 검은콩 7개를 감초에 섞어서 사용하면 독소 제거에 효과가 있다(독소 제거).

1) 파

(1) 해열, 해독, 청혈 효과가 있다.
(2) 대파의 하얀 부분은 상처에 찧어서 붙이면 잘 낫는다.
(3) 대파의 뿌리는 감기에 효과가 있다.

2) 부 추

(1) 간 해독과 정력을 강화시키는 데 효과가 있다.
(2) 부추는 잎과 줄기를 가급적 생으로 먹는 게 좋다.
(3) 피를 맑게 하고, 정신 정항에 좋다.

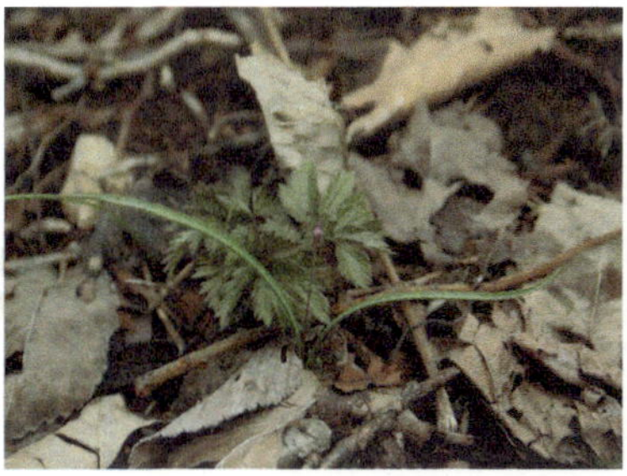

달 래

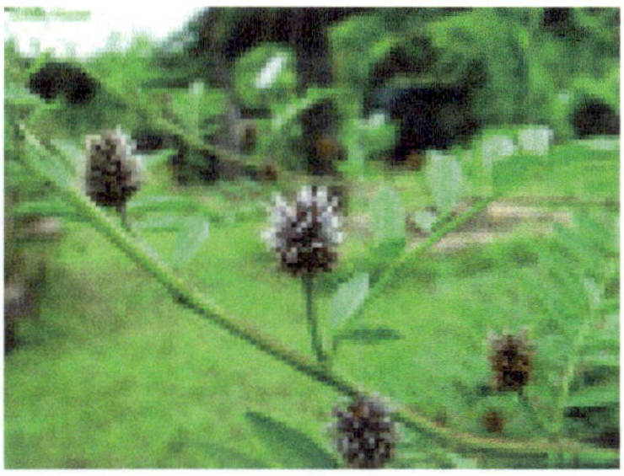

감 초

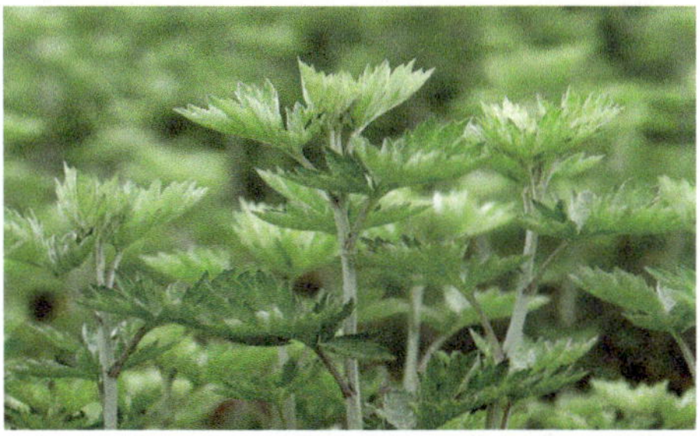

약 쑥

3) 약 쑥

(1) 약쑥을 태운 연기를 맡으면 호흡이 깊어지고 차분해진다.
(2) 몸이 더워지고 살균, 방취, 방충, 항균효과가 있다.
(3) 위장을 튼튼하게 한다.
(4) 항암효과가 있다.
(5) 삶아서 말려 다려 먹기도 한다.

11. 불나무(젊음의 피가 끓는다)

(1) 불나무로 술을 담는다.
(2) 만병통치약으로 모든 질환에 효과적이다. 천년을 산다하여 천궁주라고도 부른다.
(3) 심혈관 계통의 건강이 안 좋은 이들에게 도움을 준다.
(4) 심장의 운동을 활발하게 하고, 혈전이 생기는 것을 방지한다. 특히 불나무는 소금기가 있어서 두부 만들 때 간수로 이용하기도 한다.

※ 천궁주 만드는 법

(1) 천궁 뿌리를 깨끗한 물에 담궈 놓은 뒤 껍질을 갈아낸다.
(2) 끓는 물에 한 시간 정도 담가 두었다가 음지에서 이틀 동안 말린다.
(3) 얇게 썰어 소주에 담가 둔다(얇게 썰어진 약재를 구입해 사용할 수도 있다).
(4) 2～3일에 한 번 병을 흔들어 약재가 잘 녹아들도록 한다.
(5) 10일이 지난 후 찌꺼기를 걸러낸 후 음용한다.

◎ 음용법 : 매일 한 차례 15～20mL를 음용한다.

12. 국화(고혈압, 숙취)

(1) 빠진 이가 나고, 노화가 방지된다.

(2) 야생 국화꽃으로 술을 담근다.

(3) 국화의 원종에 대해서는 여러 설이 있어서 정확하지는 않지만 우리나라에는 오랜 옛날 중국에서 들어온 것만은 사실이다.

(4) 관상용의 국화라도 백색, 황색 같은 담색계의 국화는 이용할 수 있으나, 농색계(濃色系)의 국화는 떫은맛과 쓴맛이 강하기 때문에 쓸 수가 없다.

(5) 이용 부위는 국화의 꽃이나 잎을 사용한다.

1) 담그는 방법 : 국화는 황색, 백색의 담색종을 쓰고, 작은 꽃은 송이째, 큰 것은 꽃잎을 따서 가제 주머니에 넣도록 한다. 꽃을 씻으면 수분이 들어가 곰팡이가 생기므로 젖은 천으로 가볍게 먼지를 닦아낸 후 용기에 넣고 재료의 2~3배가량 독한 술을 붓고 밀봉하여 냉암소에 2개월 정도 보관한다. 2개월 후 국화꽃은 꺼낸 후 다시 밀봉하여 1~2개월 동안 숙성시킨 후 음용한다.

2) 마시는 법 : 탐스러운 황금색으로 은은한 국화의 향기가 나는 술

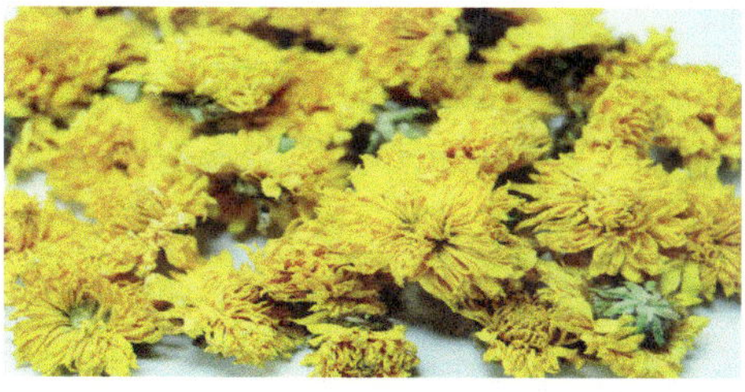

국화 꽃

이 된다. 쓴맛이 있기 때문에 마시기가 어려울 때는 물을 타고 꿀을 가미토록 한다. 연한 과실주와의 칵테일도 좋다. 1일 작은 잔에 12잔이 알맞다.

3) 효 과 : 국화주는 옛부터 강장주로서 중히 이용되어 왔다. 고혈압증에도 좋고, 숙취로 머리가 무거울 때 효과가 있다.

13. 민들레 뿌리

(1) 당뇨와 위장에 좋다.

(2) 꽃 피기 전에 민들레 뿌리를 2돈중을 물을 넣고 다려서 절반으로 줄어든 물을 다려서 마신다.

(3) 항암효과가 있으며, 면역력 증강에도 도움이 된다.

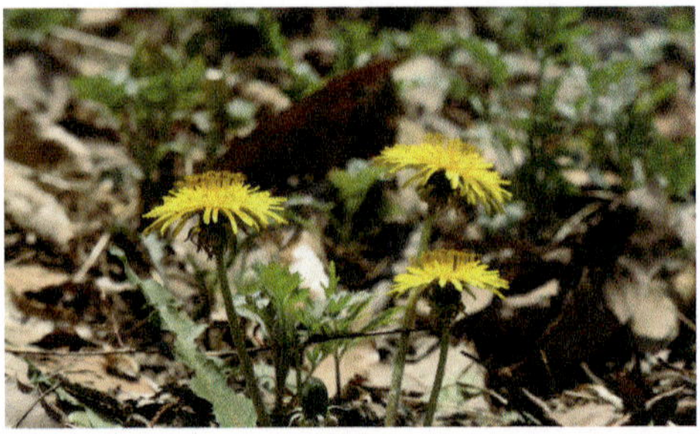

민들레

14. 창이자[피부질환(비염, 축농증, 알레르기, 천식)]

(1) 신의(목련꽃 봉우리, 자목련이 더욱 좋다)와 유근피(느릅나무)를 도꼬마리 씨(창이자)와 다려 마시면 축농증 알레르기 천식에 좋다. 창이자를 볶아서 다린 물을 마시면 본래는 텁텁한 맛이 나지만 꼬스람하게 마실 수 있다.

(2) 도꼬마리 다린 물을 코 속에 흡입하여 뱉어내면 축농증과 비염에 좋다.

(3) 도꼬마리 다린 물로 세안이나 목욕을 하면 알레르성 피부질환에 효과적이다.

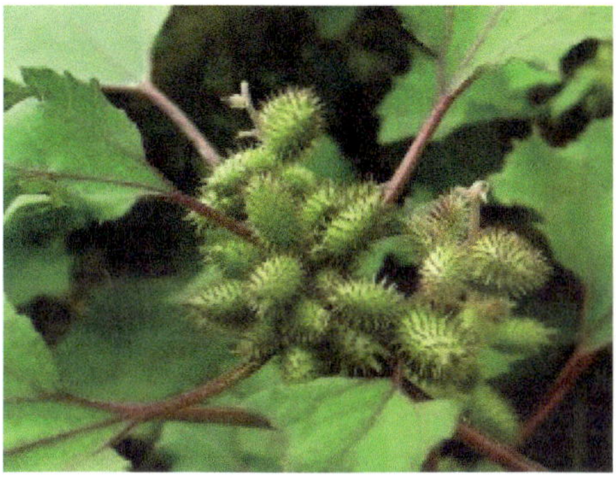

도꼬마리(창이자)

15. 느릅나무 껍질(유근피)

(1) 간, 폐, 당뇨, 중풍, 혈압, 종기 등에 좋다.

(2) 종창, 욕창에는 느릅나무 껍질과 뿌리를 찧어서 붙이면 종창과 욕창 완화에 도움이 된다.

1) 피부미용 : 피부에 이용하면 흡수가 빠르기 때문에 피부의 보습이나 촉촉하고 탄력 있는 피부미용에 좋다.

2) 불면증 : 느릅나무 끓인 물은 심신을 안정시키고, 스트레스와 긴장을 풀어 불면증 해소에 도움이 된다.

3) 기관지 : 오늘날 미세먼지로 잦은 흡연으로 인해 평소에 기관지가 약한 사람에게도 효과가 있다.

4) 이뇨작용 : 잔뇨감 증상에 차로 마시면 이뇨작용에 효과가 있다.

5) 비 염 : 항균과 살균작용이 탁월하고, 비염이나 축농증 치료에도 효능이 뛰어나다.

6) 염증제거 : 느릅나무는 위와 장의 염증을 완화시켜 위궤양 예방에 효능이 있다.

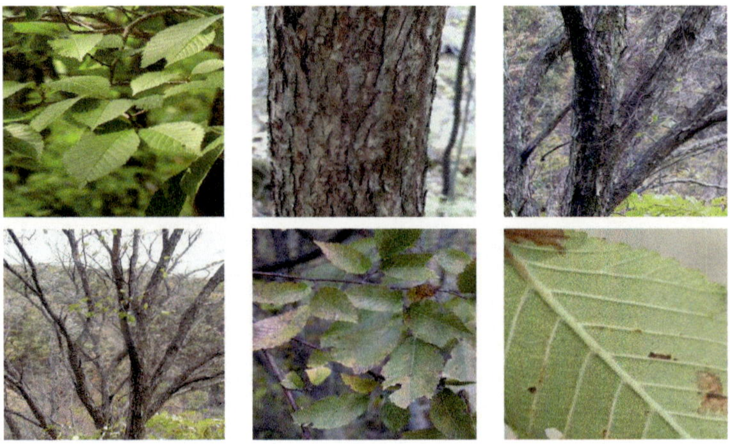

느릅나무

16. 하고초, 원추리, 산수유(신장염에 좋다)

(1) 느릅나무, 원추리 뿌리, 산수유 나무를 차로 다려 먹으면 좋다.

(2) 하고초(광주리 나물, 익모초)와 으름넝쿨뿌리는 이뇨작용, 기관지에 좋으며, 살균작용을 한다.

(3) 하고초, 원추리, 산수유를 끓여서 과하게 마시면 오히려 신장에 해로울 수도 있다.

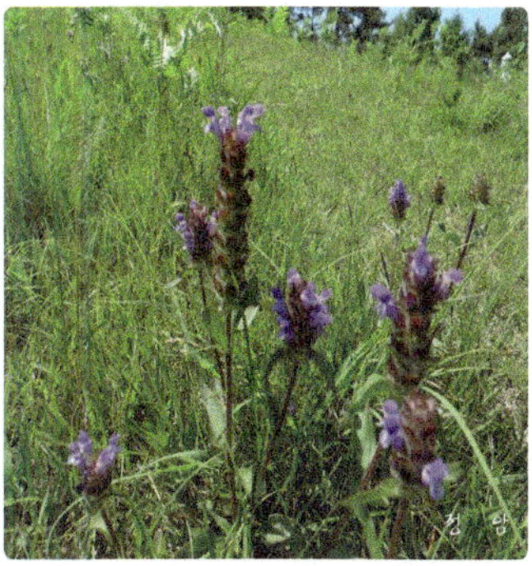

원추리

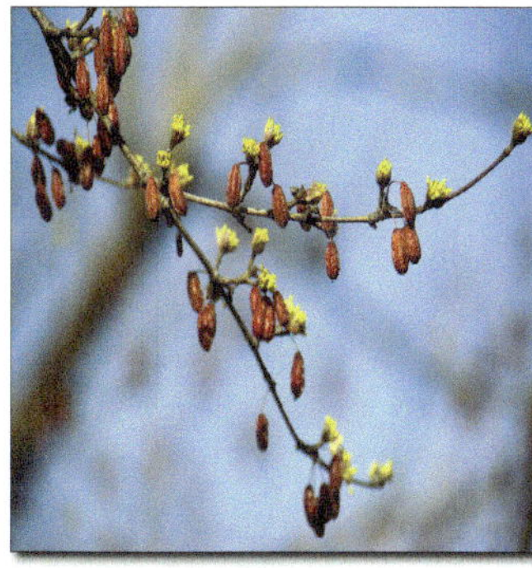

산수유

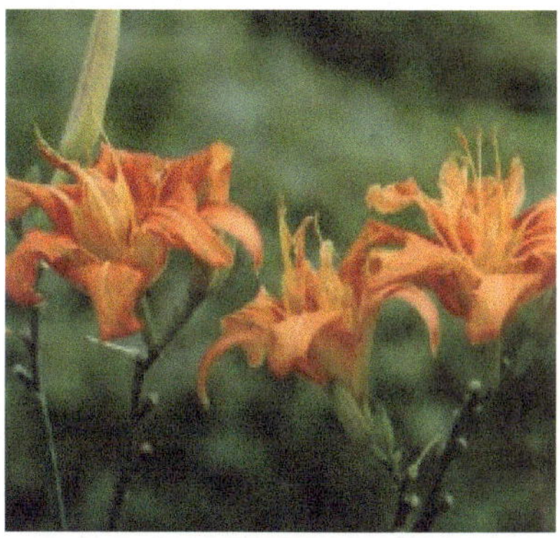

하고초

17. 맨드라미

(1) 씨는 해열제로 쓰인다.

(2) 여자들이 힘이 없거나 몸이 쇠약할 때 잎을 된장국에 넣어 끓여 먹으면 식욕을 일으켜 준다.

(3) 씨는 독이 강해서 오래 먹으면 머리를 나쁘게 한다.

(4) 안구 질환에 좋다.

(5) 결막염과 눈병에 좋다.

(6) 야맹증, 녹내장, 만성 포도막염에도 좋다.
(7) 피부 습진에 좋다.

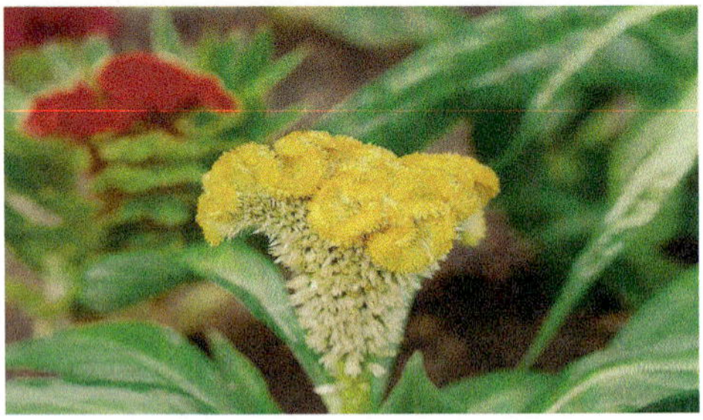

맨드라미

18. 돌미나리(간 해독)

(1) 매끄러운 것보다 빨간 것이 좋다.
(2) 간에 좋다. 붉은 색 미나리는 독이 있다.
(3) 해독에 효과가 있으며 숙취에 좋다.
(4) 장기간 복용하면 간에 해독력이 있고, 암에도 효험이 있다.
(5) 돌미나리와 조청과 함께 다려서 먹으면 요도염을 안정시킨다.

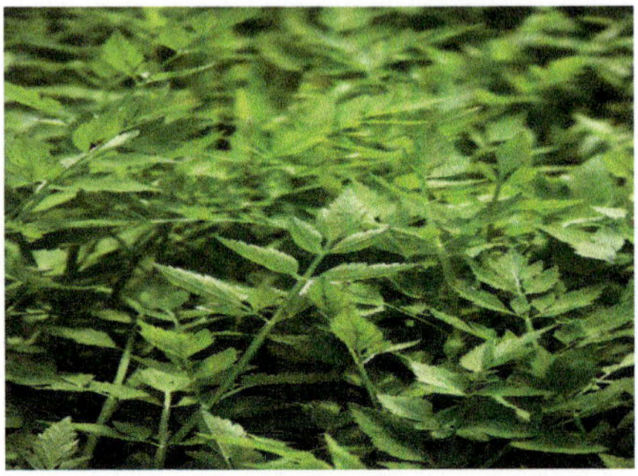

돌미나리

19. 싸리나무(요도염)

(1) 싸리나무를 다려 먹는다.

(2) 싸리나무와 매실을 다려서 수시로 마신다.

(3) 사포닌, 플라보노이드, 알칼로이드, 아스코르빈산(싸리나무) 등이 있어 동맥경화, 노화방지에 효과적이다.

(4) 동맥경화 예방, 해열작용, 노화방지, 피부개선 등에 좋다.

(5) 기침에는 싸리나무 차가 좋다.

20. 취나물, 쑥갓

(1) 살짝 데쳐서 익혀 먹는 것이 좋다(생것은 독이 있다).

(2) 간에 좋다.

(3) 위장에 좋으며 소화에 도움이 된다.

(4) 구충작용이 있다.

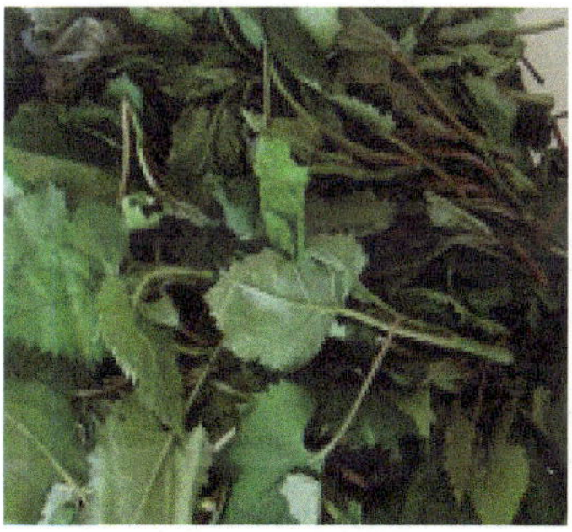

취나물

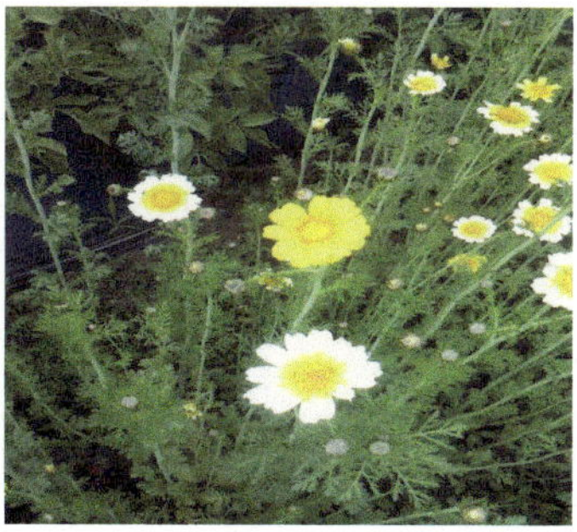

쑥 갓

21. 등나무(맹장)

(1) 발뒤꿈치(발바닥 부분) 끝에서 1cm 볼록 나온 곳을 톡톡 치면

맹장에 걸린 이물질이 빠져나올 수도 있다.

(2) 봄에 등나무 순을 따서 말렸다가 10개 정도 넣고 끓여 먹으면 효과가 있다(수술을 안 해도 된다).

22. 솔 순(잎)차

(1) 솔 순을 송화가루 피기 전에 따서 절구에 찧어서 백설탕과 함께 한 층씩 쌓는다.

(2) 100일 동안 숙성시키면 된다.

(3) 허리 아프고, 담 걸린 데 효과가 있으며, 혈압에도 좋으며 정신도 맑아진다.

(4) 따뜻한 곳에 두면 술이 되며, 서늘한 곳에 두면 차가 된다.

23. 매실주(위장 해독)

(1) 식중독의 독을 풀어주고, 배가 아플 때 먹는다.

(2) 매실 씨가 딱딱하기 전에 채취해서 술에 넣고 숙성시킨다(딱딱해지면 독이 생긴다).

〈매실주 담그는 법〉

(1) 매실주를 담그려면 노랗게 익은 매실(황매)를 깨끗이 씻어서 술을 담을 용기에 담아 두고, 먼저 소주에 설탕을 녹인 후 황매가 담긴 용기에 부어서 밀봉한 후에 서늘하고 그늘진 곳에서 90~100일 1차 숙성된 매실을 잘 저어주고, 다음날 매실만 건져낸다.

(2) 매실주만 적당한 용기에 담아서 1년간 숙성시켜 생기는 침전물만 건져내면 환상의 금매주가 된다.

(3) 또 한 가지 달콤한 매실주를 찾지 않는다면 잘 익은 매실은

꼭지를 제거하고 물기를 잘 말려서 준비한 뒤 용기에 매실을 넣고 소주(25도)를 부어 잘 밀봉하여 그늘에 두고 2~3개월이 지나면 매실은 건져내고 매실주만 담아서 1년 정도 숙성하는데, 매실 원액도 오래 될수록 깊은 맛을 내듯 술도 맛있게 담게 된다.

〈매실차 만드는 법〉

(1) 절구에 넣고 매실을 잘 찧어서 설탕과 함께 한 층씩 잰다.
(2) 매실 1, 흑설탕 1/5, 백설탕 1의 비율로 담근다.
(3) 100일 후에 그 액기스를 마시면 맛이 시큼한 매실차를 마실 수 있다.

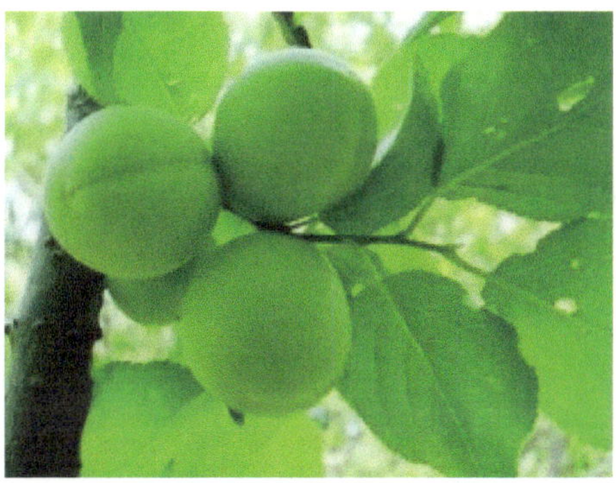

매 실

24. 세 신

(1) 마비, 구토, 설사, 위산과다, 근육통, 혈압, 중풍, 해소, 천식, 가래, 식중독균 제거에 효과가 있으며, 스테미너에도 좋다.
(2) 술을 담아 2~3개월 후에 먹으면 피가 맑아져서 정력과 피부에도 좋다.

(3) 막힌 혈도를 푸는 데에도 좋다.

(4) 갈증 해소에 좋다.

(5) 화한 성분이 강한데, 이는 혈액을 활성화시키고 위의 균, 비염, 바이러스에 특효가 있다

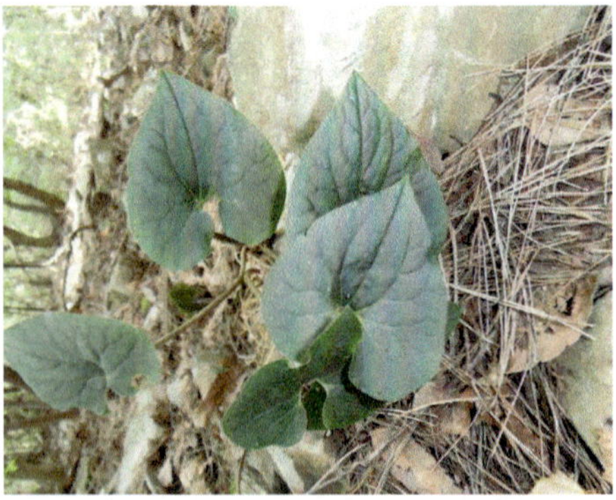

세 신

25. 뱀

(1) 뱀은 유량이라는 식량 저장고가 아랫배에 있다. 개구리는 내장에 있다.

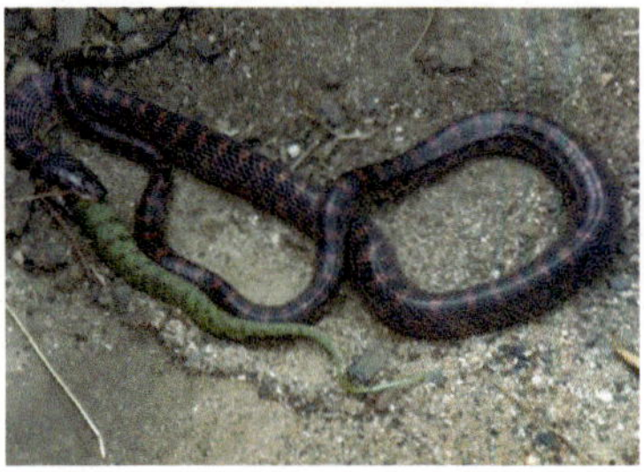

능 사

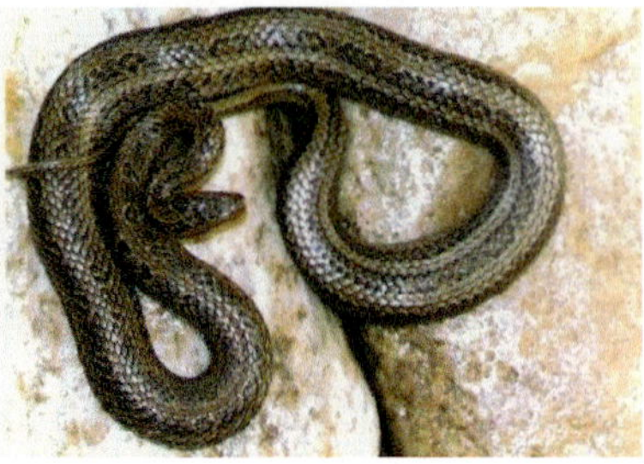

물 뱀

(2) 뱀을 먹으면 처음에는 효과가 있지만 약이 듣지 않는다. 약한 사람에게는 즉효는 있으나, 건강한 사람에게는 별 효과가 없다.

(3) 능사는 허리, 결핵에 좋다. 물뱀과 비슷하고 쥐 잡아먹는 뱀으로 스테미너에 좋다. 여러 마리를 수회 다려 먹으면 결핵과 간에 좋다.

(4) 율맥(꽃뱀)은 폐에 좋다(끓여서도 마시고 구워서도 먹는다).

26. 쪽나무 열매

(1) 쪽나무를 말려서 비비면 솜처럼 된다. 돋보기로 불을 붙여 그 연기를 흡입하면 뇌가 상쾌해진다.

(2) 공기를 청정하게 만든다.

(3) 연기 질식 등의 해독이 어느 정도 누그러진다.

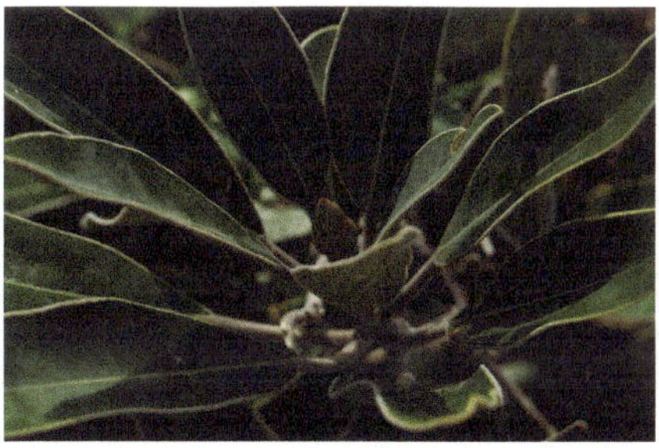

쪽나무

27. 오리나무(췌장암)

(1) 지라(췌장)는 간과 비슷하고 창자와 다르다.

(2) 췌장은 재생이 어려우나 재생하는 방법은 운동이 가장 좋다. 평상시에 꾸준히 운동하면 췌장에 활력을 준다.

(3) 술 먹고 복수가 차서 배가 볼록할 때는 오리(봉)나무를 진하게 삶아서 공복에 한 대접씩 먹으면 복수를 어느 정도 다스릴 수 있다.

(4) 오리나무는 췌장암에 특효가 있다.

(5) 술 안 먹고도 복수가 생긴 사람은 유근피(느릅나무)를 다려서 수시로 음용한다.

(6) 췌장은 인슐린과 같은 성분을 배출하는 약 창고이며, 간과 비슷한 작용을 하지만 췌장을 활성화시키기 위해서는 운동이 매우 좋다.

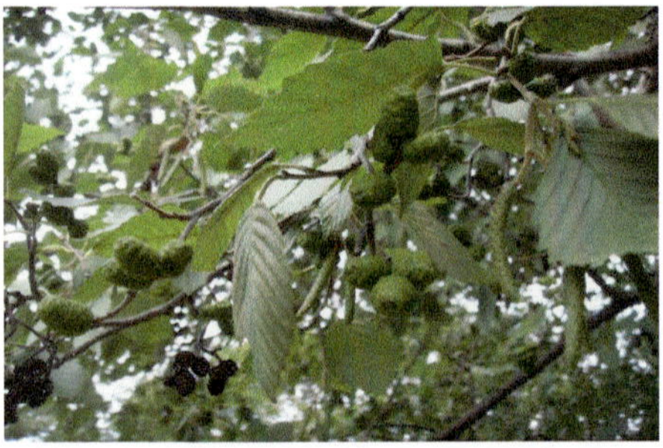

오리(봉)나무

28. 마가목(중풍, 신경통)

(1) 마가목은 심신마비를 푸는데, 중풍, 혈압, 관절, 신경통, 성인병에도 좋다.

(2) 잘게 썰어서 다려 먹는다. 음용을 하면 변비가 생길 수 있으나 생강을 조금 넣으면 변비가 안 생긴다.

(3) 술을 담글 때는 양은 진할수록 좋다.

(4) 마가목은 해발 1,200고지에 서식한다.

(5) 피부를 좋게 하고, 막힌 혈도 뚫는다. 관절, 뼈 접골에도 좋으

며 중풍 예방은 물론 신경통에 효험이 있으며, 만병통치약이라 할만하다.

(6) 항암효과가 있어 최근 주요 연구 중에 있다.

(7) 마가목은 마르면 매우 단단하다. 잘게 썰어 차로 먹어도 좋다.

(8) 곡식 씨앗은 싹이 잘 나지만, 마가목 등의 야생초는 1년 묵혀야 발아가 된다.

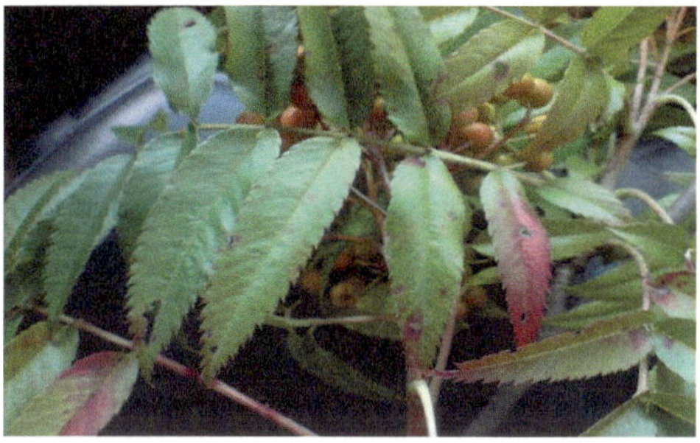

마가목

29. 수염풀(신장)

(1) 늑막염, 신장에 좋다.

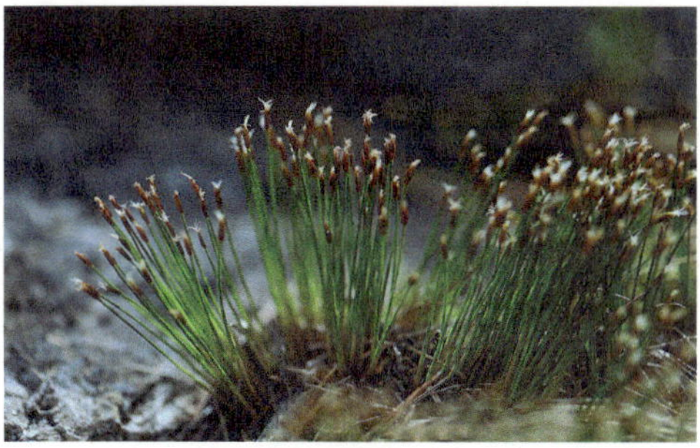

수염풀

(2) 줄기는 신맛이 난다.

(3) 수염풀은 뿌리째 건조하여 진하게 다려 마시면 오줌이 잘 나온다.

(4) 중장년 남성들의 전립선 보강제로도 좋다.

30. 골파, 쪽파(먹은 약을 해독할 때)

(1) 약을 잘못 먹은 것을 해독할 때, 먹은 약 기운을 없앨 때

(2) 골파와 쪽파 한 움큼, 검은콩 한 움큼, 감초 3~4개를 푹 다려서 꾸준히 먹는다.

(3) 골파와 쪽파에 들어있는 프롤린은 관절과 연골을 보호하면서 상처 치유와 피부보호 기능을 한다.

(4) 항고혈압, 체중증가 억제, 고지혈증 완화, 신장의 사구체 여과를 개선시키는 효과가 있다.

(5) 섬유질이 풍부하고 항산화 성분이 풍부하여 혈관 속 콜레스테롤을 없애는 데 도움을 준다.

(6) 섬유질이 장운동을 활발하게 하여 변비를 예방한다.

(7) 비타민 C와 황화아리릴 성분은 피로회복에 도움을 준다.

(8) 체내의 비타민 B_1의 채내 흡수를 도와 피로를 해소한다.

31. 치자나무 열매(해열)

(1) 치자나무 다린 물을 마시면 해열작용이 있으며, 간의 해열, 열나는 데는 물론 식중독에 좋다. 치자를 물 1컵에 3개 정도 넣어 다려 먹는다. 냇가의 버드나무 껍질과 함께 다려서 복용한다.

(2) 치자나무를 끓인 물에 담그면 삔 데(접질리거나 인대가 늘어

난 것)에 좋다.

(3) 입술에 열이 치받아서 입술이 붉고 자고 나면 입술이 부은 현상에는 일시적으로 몸을 냉하게 할 필요가 있으므로 경과를 보기 위해 한동안 치자물을 먹는다.

(4) 감기 들었을 때 따뜻한 물 한 컵에 치자를 넣어 차로 마시면 몸의 독소를 제거시키고 몸의 열을 어느 정도 내려준다.

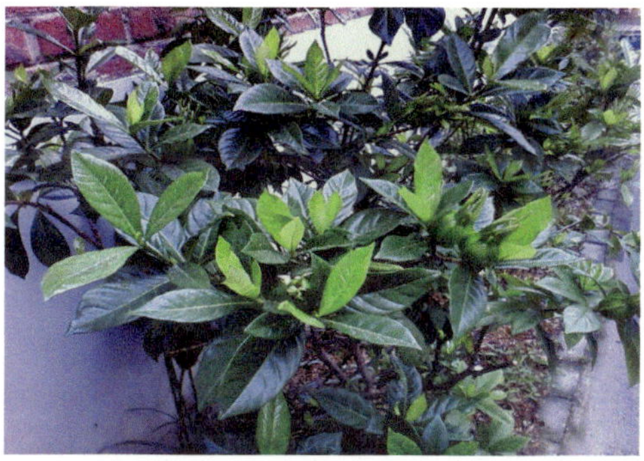

치자나무

32. 금상초

(1) 어혈, 관절, 타박상과, 뼈에 좋다.

(2) 일반 깻잎과 혼동하기 쉽다.

(3) 잎과 줄기를 말려 다려 먹는다.

(4) 두통, 복통, 설사, 오한, 감기 등의 치료에 효능이 있다.

33. 사상자(갑상선과 맹장)

(1) 몸의 저항력을 높여주는 역할을 한다.

(2) 맹장을 다스려 몸의 균형을 잡아주는 역할을 한다.

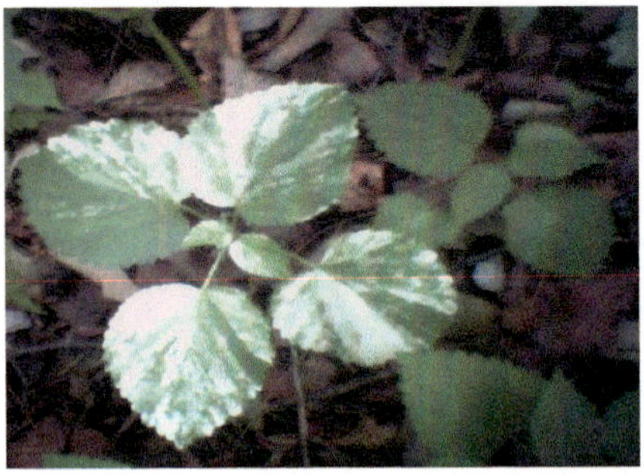

금상초

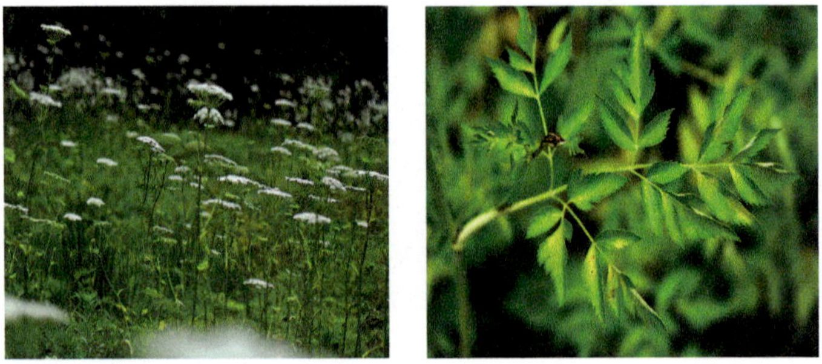

사상자

(3) 여자는 사상자를 차나 죽으로 끓여 먹으면 좋다.

(4) 사상자의 효능 : ① 신장의 양기를 돋우어 남성들의 신허 음위증, 여성의 불임, 자궁냉증, 트르코모나스성 질염에 의한 심한 가려움증, 백대하, 피 부소양증에 효과가 있다. ② 또한 피부에 종기가 생기고 매우 가려운 괴질을 치료하는데 사상자의 씨앗이 효과가 있어 습진, 알레르기성 피부염, 진물과 같은 피부질환에 사용한다. ③ 사상자는 양기를 돋우는 성질이 있어 정력제나 보약의 재료로 사용한다.

34. 겨우살이 열매(검은색 항암)

(1) 겨우살이 열매는 술을 담아서 1잔씩 먹으면 좋다.
(2) 고기 먹고 체한데 매우 좋다.
(3) 항암효과가 강하고, 자궁암, 식중독 등에 좋다.
(4) 가을에 채취해서 그늘에 말려서 25도 소주에 담근다.

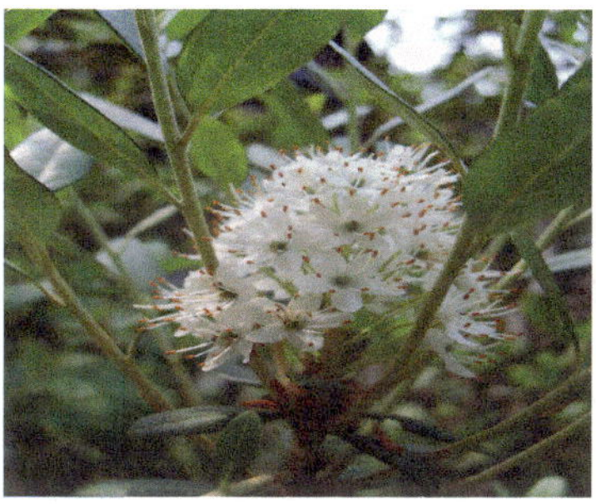
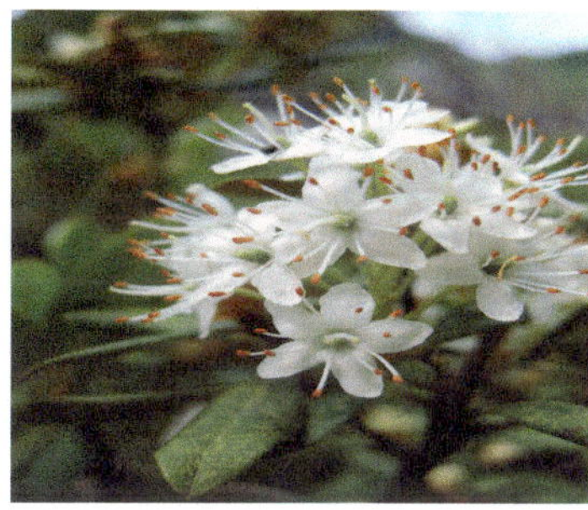

겨우살이

35. 뽕나무(불면증, 탈모)

(1) 불면증의 재래 상식은 마늘을 쪼개서 이마 측면 관자놀이에 거즈에 싸서 붙이고 반창고로 고정시킨 후에 잔다.
(2) 불면증의 재래요법은 양파를 쪼개서 머리맡에 두고 자면 더 좋다.
(3) 상백피(뽕나무 부리 껍질)을 한 번에 3근 정도 넣고 다려 수시로 마신다.
(4) 상백피를 끓여낸 물에 모발을 헹구면 탈모 관리에 좋다.
(5) 두피와 모발을 모두 케어(머리 빠짐, 모근 튼튼)한다.
(6) 탈모와 노화모발 등에 효험이 있다.

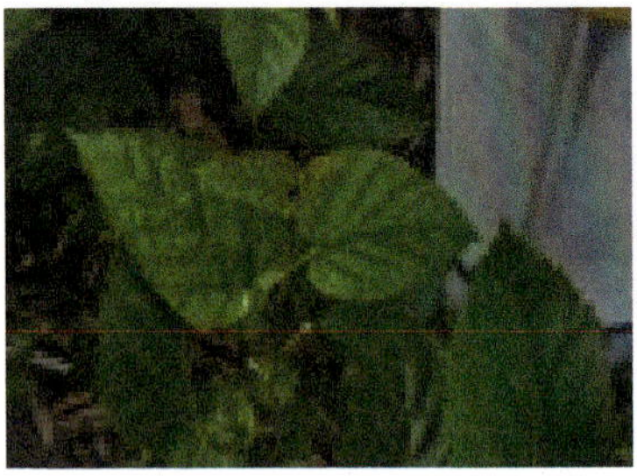

뽕나무

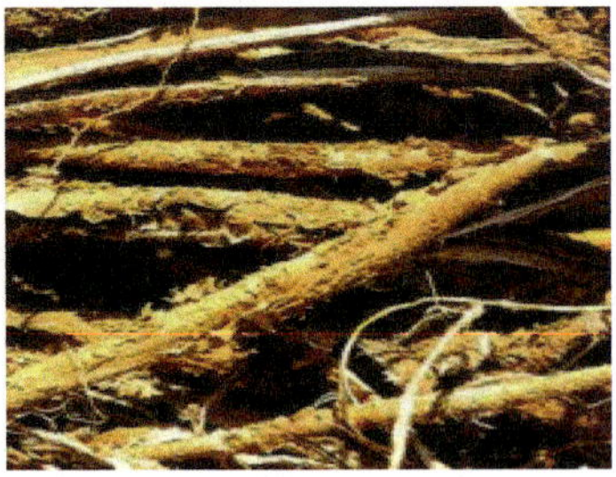

상백피뽕나무

36. 양 파

(1) 주독을 빼주고, 간을 살리며, 호르몬도 많아지고, 피를 맑게 해 주며 눈도 좋아진다.

(2) 노화를 방지하고, 혈압에도 좋다. 정자수도 늘려주고, 호르몬도 만들어 준다.

(3) 그냥 먹어도 되고, 술을 담아 먹어도 좋다.

(4) 심장 건강에 좋다.

(5) 노화를 늦춰주고 면역력을 강화(케르세틴 성분)해 준다.

(6) 다이어트에 도움이 된다.

(7) 해독작용이 있다.

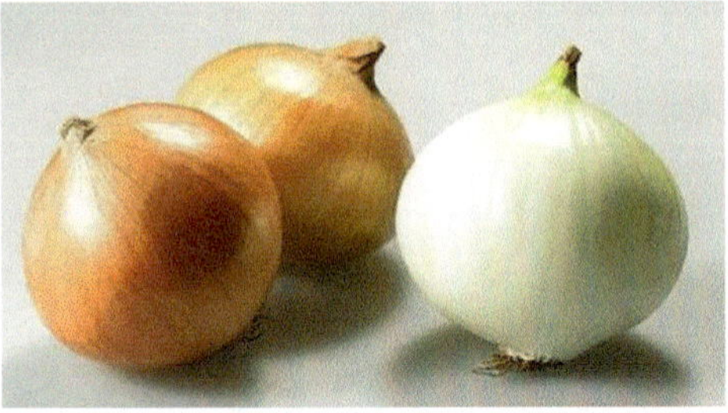

양 파

(8) 기분을 좋게 할 수 있다.
(9) 건강한 미네랄이 풍부(칼슘)하다.
(10) 효과적인 항암작용이 있다(알리신).
(11) 항생제 효과가 있다.
(12) 빈혈치료에 도움이 된다.

37. 고리싸리나무

(1) 나뭇결이 줄기를 따라 형성된 것이라야 한다.
(2) 고리싸리를 낙엽지고 난 후 베어서 기름을 내어 아토피 같은 피부병이나 무좀에 사용하면 효과가 좋다.
(3) 나무 속대를 다려 먹으면 신장, 신부전증, 혈압에 좋다.
(4) 댓싸리 씨(지부자)를 삶아 먹으면 부기가 빠지고, 이뇨작용을 돕는다.

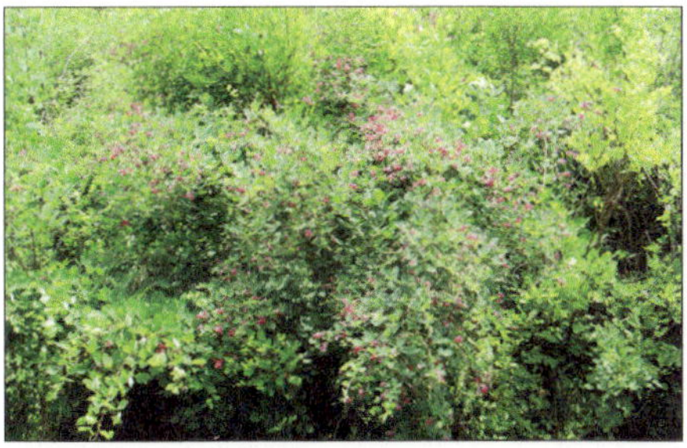

고리싸리

38. 곰취(암)

(1) 곰이 좋아해서 붙여진 이름이다.
(2) 비타민이 풍부하고 향기가 좋다.
(3) 건조한 고산지대의 것이 약효가 강하다.

(4) 암 예방(항산화작용을 하는 비타민 C와 베타-카로틴 성분)

(5) 다이어트(섬유질이 풍부하여 변비 해소)에 좋다.

(6) 노화예방(비타민 C와 베타-카로틴 성분이 항산화 작용)에 좋다.

(7) 기관지 질환과 변비를 개선한다.

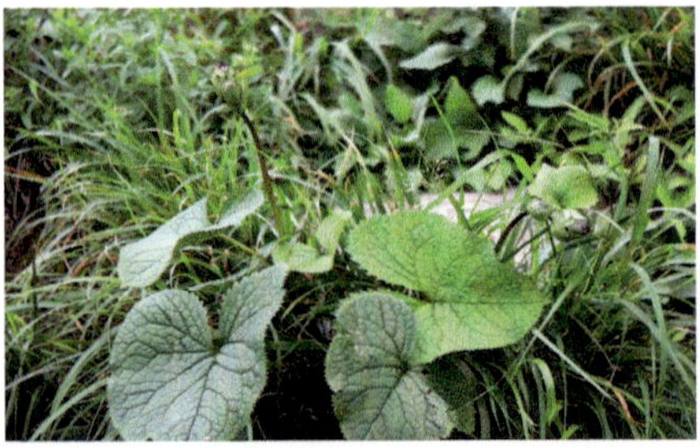

곰 취

39. 쇠비름(항암)

(1) 위장병, 위암에 좋다.

(2) 법제법으로는 하루 물에 담그고 사용한다.

(3) 잎이 작은 것을 다려 먹어야 한다. 잎이 큰 것은 독이 있다.

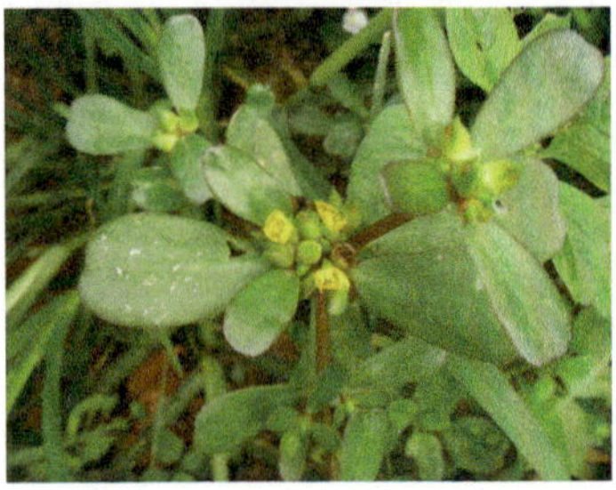

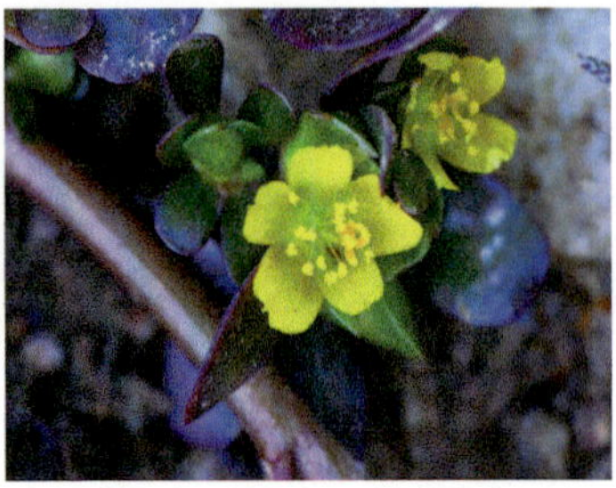

쇠비름

(4) 진하게 다려서 엿처럼 되었을 때 환으로 만들어서 먹으면 피부병에 좋다.

(5) 쇠비름 효소는 위장은 물론 항암효과가 있다.

40. 무궁화(속병)

(1) 토종 무궁화 흰 꽃 하나에 물 한 대접 넣고 반으로 다려서 5회 정도 마시면 신경 안정제로 효험이 있다.

(2) 회충이 원인일 경우 배가 고프면 배가 뒤틀리는 현상이 있는데, 이때 무궁화 꽃 다린 물을 마신다.

(3) 기생충 구충제로 무궁화 끓인 물을 주기적으로(30회 이상) 년 2회 정도 복용한다.

(4) 신장병, 위장병, 박사제거, 세균 작용에도 좋다.

(5) 하얀 꽃이 피는 무궁화나무 가지를 썰어서 다려 먹는다.

(6) 무궁화는 독이 없다.

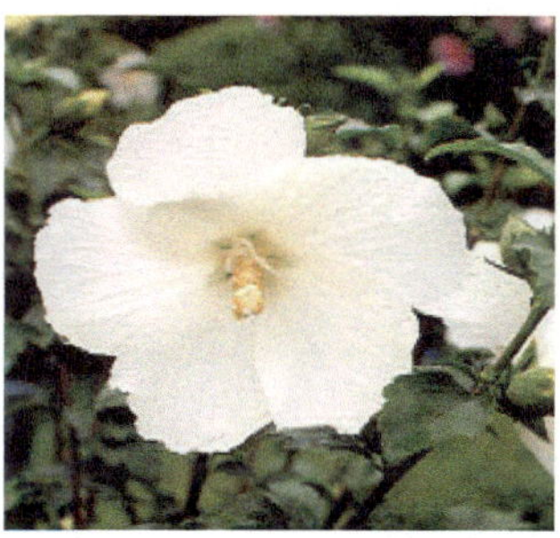

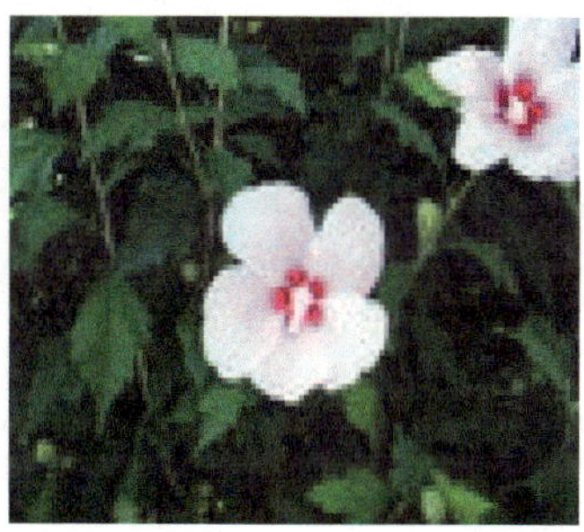

무궁화

41. 씀바귀

(1) 물 사마귀에는 토끼가 잘 먹는 씀바귀 대를 잘라서 하얀 진을 3~4회 발라주면 치료된다.

(2) 간, 항암에 매우 강하다.
(3) 위장에 좋다.
(4) 당뇨, 간, 피부병에 좋다.
(5) 암 예방(항산화작용을 하는 비타민 C와 베타-카로틴 성분)
(6) 다이어트(섬유질이 풍부하여서 변비를 해소)에 효과적이다.
(7) 노화예방(비타민 C와 베타카로틴성분이 항산화 작용)에 좋다.
(8) 기관지 질환과 변비 개선에 효과가 있다.

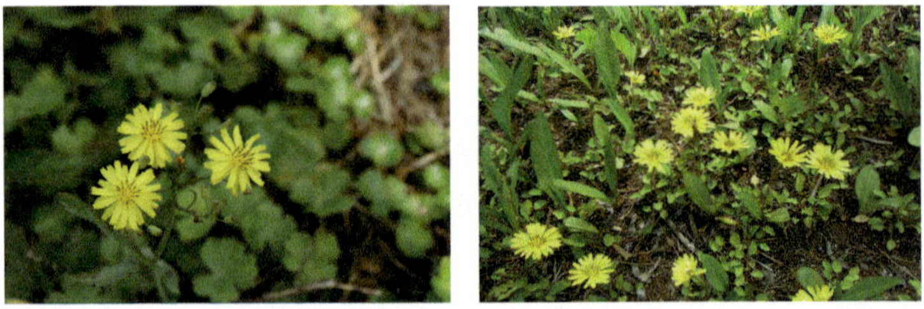

씀바귀

42. 목화(위암의 치료)

(1) 목화의 가지꼭지를 다려서 먹으면 위장병, 위암, 위염, 위궤양에도 좋다. 위를 편하게 해준다.
(2) 목화 뿌리(면화근)를 다려 먹으면 위암에 좋다.
항균력이 뛰어나고 특히 목화 뿌리는 다른 균의 감염도 잡는 항균력이 있다. 목화 뿌리는 먹으면 위가 뜨끔거린다.
목화나무와 북어국은 성질이 상반되어 사용하면 안된다.

43. 승마, 양금(위하수 해독, 항염)

(1) 위가 아래로 늘어지면서 숙변과 같은 것이 고이는 현상에 승마가 좋다.

(2) 몸이 무기력 해지고 약해졌을 때 양금을 다려 마시면 효험이 있다.

(3) 승마 와 지각 과 양금을 비슷한 양으로 다려 토종꿀을 섞어 먹기 좋게 마신다.

(4) 승마는 자궁탈수, 소화기 질환, 입 냄새 제거, 해독작용, 항염 효과가 있다.

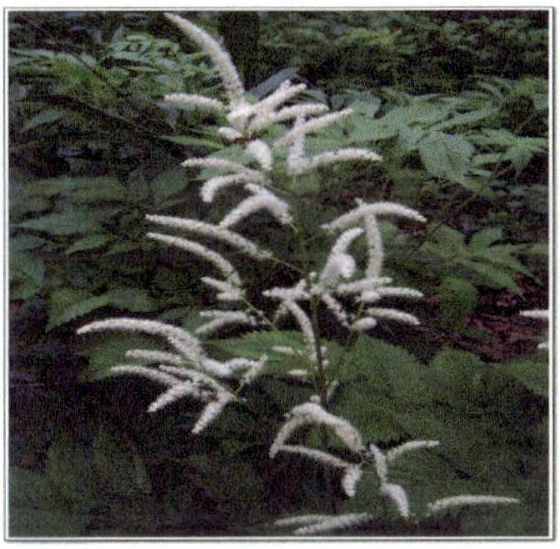

승 마

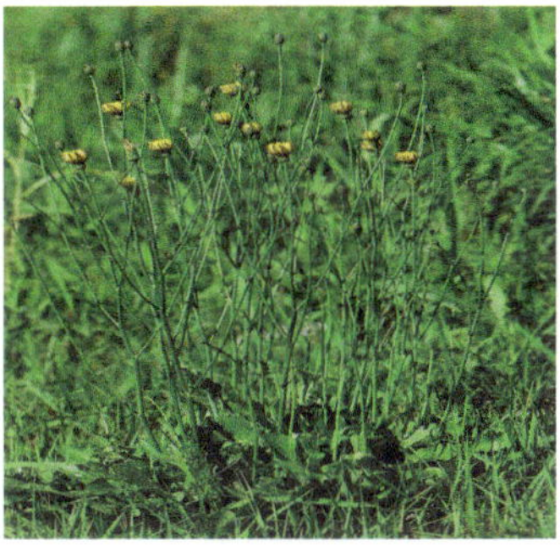

양 금

44. 도깨비바늘

(1) 중풍, 당뇨, 이뇨, 변비, 고혈압, 저혈압, 복잡한 당뇨에 좋다.

(2) 도깨비바늘(전초)의 윗부분을 잘라서 그늘에 말리고 2g씩 차로 다려 먹으면 좋다.

(3) 염증을 치료하는 데 효능이 있다.

(4) 간염 급성, 콩팥염, 위통, 장염, 맹장염에 효능이 있다.

(5) 인후염, 기관지염 등 각종 염증을 완화시킨다.

(6) 만성 장염으로 인하여 설사 증상, 이질, 학질, 황달 등의 치료에 효능이 있다.

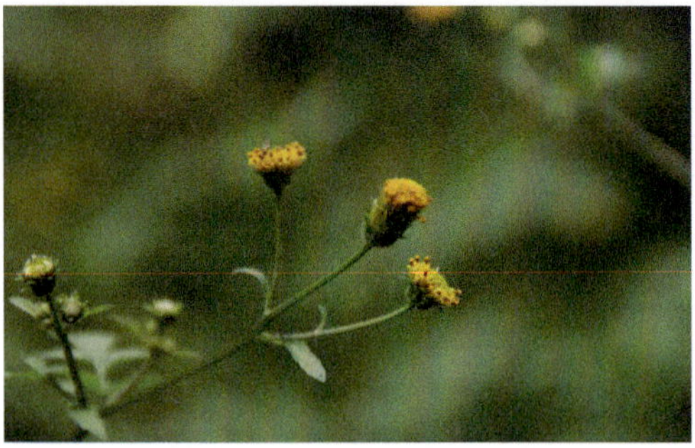

도깨비바늘

45. 명아주(풍치)

(1) 명아주를 그늘에 말려서 삶은 후에 입에 머물고 있다가 마시면 풍치가 낫는다.

(2) 씨가 여물었으나 마르지 않았을 때 채취한다.

(3) 진할수록 좋으며, 바닷가에서 채취하면 더욱 좋다.

(4) 태워서 가루를 쓰면 잇몸에도 좋다.

(5) 명아주는 이뇨작용 신장 기능을 개선시킨다.

(6) 해독작용이 있다.

(7) 위장건강(베타-인 및 로이신 등의 항산화작용을 통해 소화를

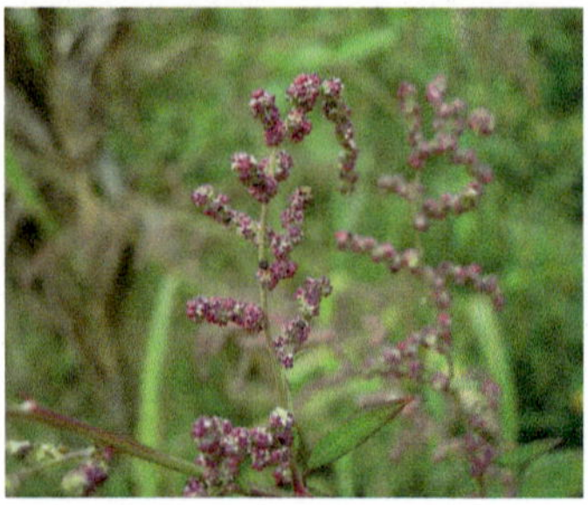

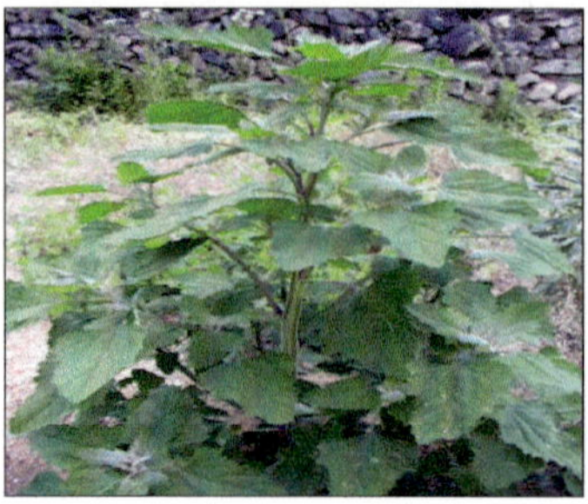

명아주

돕는다)에 도움을 준다.

(8) 구강건강(입안의 세균 및 박테리아를 제거)에 좋다.

(9) 항암작용(암세포의 생성과 종양의 증식을 억제)이 풍부하다.

(10) 해열작용이 있다.

(11) 피부건강(가려움증이나 두드러기를 개선)에 도움이 된다.

46. 익모초(냉방병)

(1) 익모초 1홉에 맥문동 1/3홉을 넣고 다려 먹는다.

(2) 익모초 다린 물을 보름 정도 먹으면 차가운 몸이 따뜻해지기 시작한다.

(3) 익모초는 생리통이나 자궁건강에 좋은 영향을 준다.

(4) 이뇨작용이 활발하다.

(5) 종기나 가려움증 등도 완화시킨다.

(6) 자궁을 건강하게(생리통을 완화)한다.

(7) 과도하게 섭취할 경우 사망할 수 있으므로 조심해야 한다.

(8) 익모초 엑기스를 마실 때는 너무 써서 음용할 수 없으나 하루 정도 놓아두면 강한 쓴맛이 사라진다.

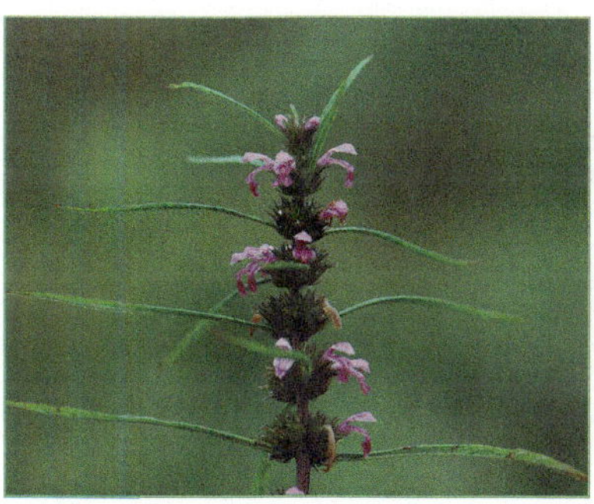
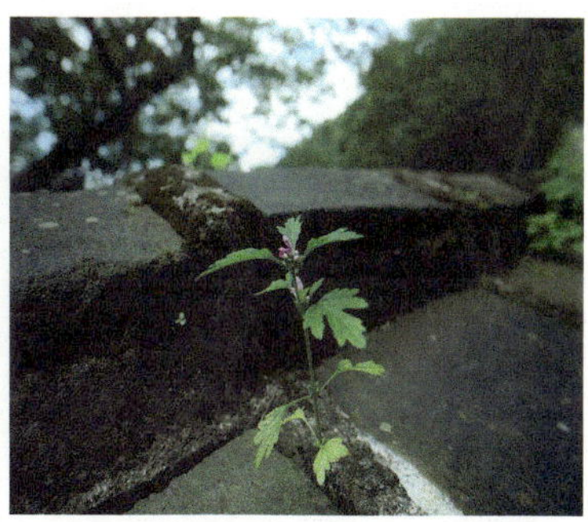

익모초

47. 맥문동

(1) 몸의 독을 풀고 신장, 간장을 활성화시키며, 위의 기능을 강화시킨다.

(2) 맥문동 뿌리에 달린 혹 같은 것은 약으로 쓰며, 5월 중에 캐면 많이 달린다.

(3) 맥문동 심은 심장을 다치게 해서 제거해야 하는데, 심을 제거하지 않으려면 쌀뜨물로 법제한다.

(4) 맥문동은 몸에 열이 많은 사람에게 좋다.

(5) 혈액순환과 심혈관기능 향상에 좋다.

(6) 폐 기능 활성화에 좋다(마른기침, 잔기침을 하는 사람은 맥문동 차).

(7) 아토피 피부염이나 지루성 피부염에 맥문동 우린 물을 차게 하여 환부에 바른다.

(8) 몸이 기질적으로 찬 사람은 맥문동을 너무 많이 섭취하면 몸이 더 차질 수 있다(주의).

(9) 비위가 허약하고 설사를 자주하는 사람은 부작용에 주의해야 한다.

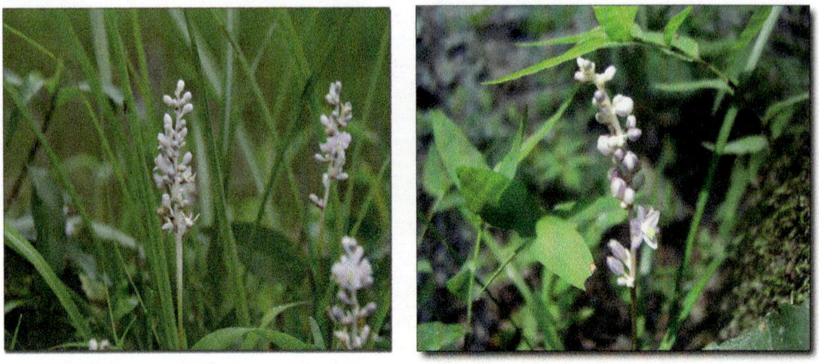

맥문동

48. 버드나무, 치자(해열)

(1) 냇가의 버들가지 껍질을 다려 먹으면 아이들의 고열에 효과가 있다(버들피리 만드는 나무이다).

(2) 끓인 물 1컵 치자를 3개 정도 넣었다가 차로 먹을 만할 때 먹으면 간의 열과 독을 해소시켜 준다.

(3) 토끼에 치자나무를 넣어 다려 먹으면 열이 내린다.

(4) 버드나무를 물로 진하게 달여 걸쭉한 시럽 형태로 만들어 마시면 해열작용은 물론 바이러스성 질환에 효능이 있다.

(5) 위장 기능이 약한 사람은 버드나무와 맥아를 넣어 다린 물을 마신다.

(6) 협심증, 가슴 두근거림, 두통, 사지마비, 숨 가쁨 등이 없어지거나 가벼워진다.

(7) 설사, 피부가려움증에 사용할 때 피부가 시퍼렇게 되는 등의 부작용에 주의한다.

(8) 치자의 열매는 열을 제거하고, 화를 다스린다.

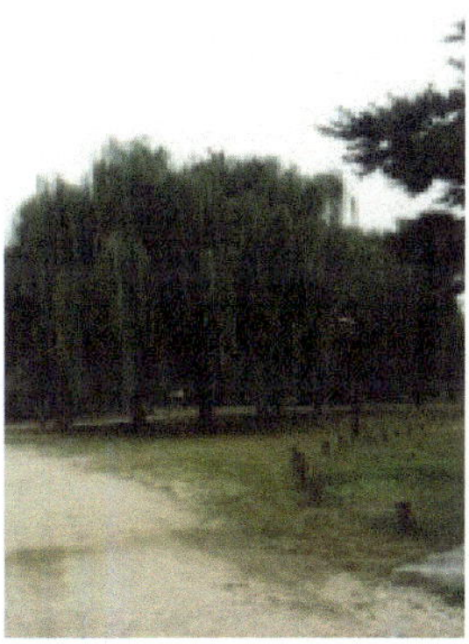

버드나무

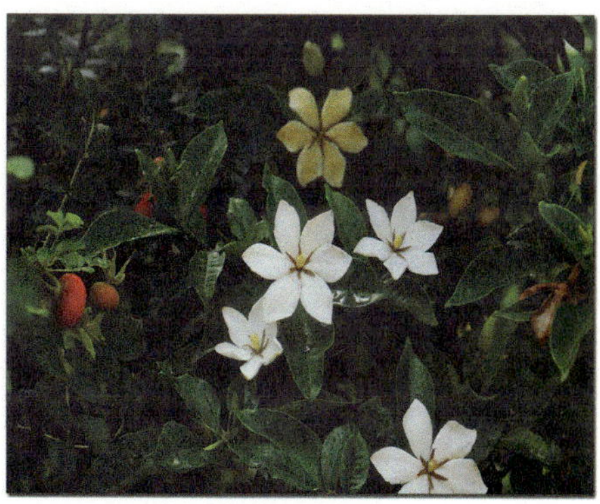

치자나무

(9) 혈(血)을 맑게 하는 효능이 있다.

(10) 열병, 허번, 불면증, 황달, 임병, 소갈증, 결막염, 토혈, 코피 등을 치료한다.

49. 오리기름(노폐물 배출)

(1) 몸의 노폐물을 몸 밖으로 배출시켜서 성인병에 좋다.

(2) 오리와 돼지의 기름은 인간의 체온보다 낮은 온도에서 녹기 때문에 몸에 들어가면 몸의 노폐물을 배출시킬 수 있다.

(3) 청둥오리는 7월 중순에서 8월 중순까지 털갈이를 해서 잘 날지 못한다. 이때 오리를 잘 고아 나온 기름을 마시면 노폐물 배출에 효과적이다.

50. 고추(피부가 부드러워지는 약)

(1) 소주 1.8리터(25도)에 붉은 고추 말린(양근)것 13~15개에 백설탕 반 컵을 넣고 2~3개월 숙성시킨다. 고추는 비타민이 매우 풍부하여 노화 방지에 좋다.

(2) 식사에 반주로 1~2잔씩 마시면 피가 맑아지면서 노화가 방지되고, 피부가 살아나며 혈색이 좋아진다.

51. 띠풀(코피/혈압)

(1) 삐삐(띠)풀 뿌리를 진하게 다려 먹으면 여성의 냉・대하에 좋다.

(2) 천문동(아스파라가스)과 시오, 맥문동을 비슷하게 다려 먹는다. 독이 없어서 많이 먹어도 된다.

(3) 씨가 맺기 전의 지장풀을 채취해서 다려먹거나 그냥 먹으면

바이러스를 예방할 수 있다.

(4) 코피는 바이러스, 혈압, 코 벽이 약한 것이 원인이 되는데, 띠풀 다린 물로 씻어내면 코벽을 보호하고 코피를 예방할 수 있다.

(5) 띠풀은 혈열로 인한 토혈, 코피, 소변출혈, 각혈, 부정 자궁출혈, 생리불순 등에 효능이 있으며, 해열작용이 있다.

(6) 소변을 잘 보게 하므로 전신부종에 쓴다(이뇨작용).

(7) 적리균 황색포도상구균 등에 대하여 항균작용이 있다.

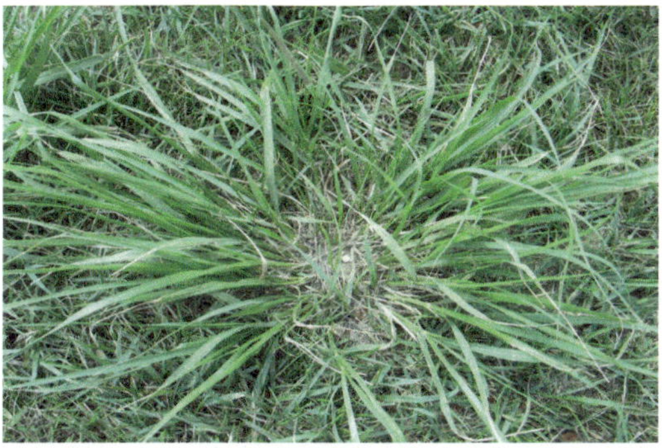

지장풀

52. 갈대 뿌리(노근)

(1) 구토, 설사, 위장병, 당뇨, 조류독감, 각종 독(특히 복독)을 제거하는 데 좋다.

(2) 갈대 뿌리를 다려 먹는다.

(3) 갈대 뿌리는 파라큐마틴산과 아세틸콜린이 활성화되어 신경계가 활성화되면서 치매를 예방한다.

(4) 콜레스테롤 수치를 조절(파라쿠마르산은 혈중 콜레스테롤 수치를 낮추어 준다)한다.

(5) 고지혈증 예방(베타시소스테롤 성분은 우리 몸 혈액 속의 중성지방 농도를 감소시킨다)한다.
(6) 해열제, 차가운 성질을 가진 약초로 해열효과가 있다.
(7) 당뇨에 좋다(혈당에 크게 영향).

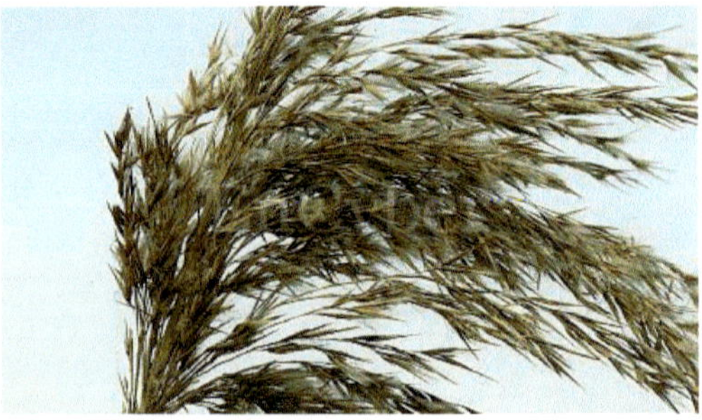

갈 대

53. 함초(숙변, 항암)

(1) 손발이 차거나 몸이 냉한 것은 숙변으로 인해 영양분을 제대로 흡수하지 못하는 것이 원인이다. 그러므로 숙변을 제거하는 것이 병 치료의 근본이다.
(2) 숙변은 위와 장에 찌꺼기가 끼는 것이다.
(3) 함초와 같은 풀이 숙변의 제거에 좋다.
(4) 메론과 함초를 공복에 많이 먹기를 3일 정도 하면 된다. 아침에 1개씩 먹어도 된다.
(5) 거친 음식을 먹는 것이 좋다.
(6) 함초는 당뇨를 예방한다.
(7) 식이섬유가 풍부하게 함유되어 이뇨효과와 부종 치료에 탁월하다.
(8) 다이어트 효과와 위장 기능을 활성화 시킨다.

(9) 변비를 개선한다(게르마늄, 미네랄 등이 풍부).
(10) 혈관 염증을 개선한다(페놀 성분을 많이 함유).
(11) 기억력을 향상시킨다(타우린이 상당히 풍부).
(12) 뼈 기능(칼륨과 칼슘 또한 상당히 풍부) 골다공증에 효능이 있다.

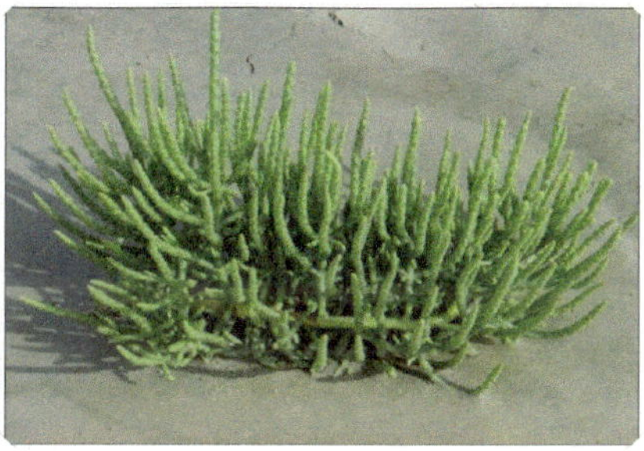

함 초

54. 산 삼

(1) 간이 나쁘거나 암에 걸리면 절대로 먹지 말아야 한다.
(2) 산삼을 먹으면 몸이 뜨거워 고혈압 환자는 주의해야 된다.
(3) 산삼이나 인삼 씨는 1년 묵혀서 심어야 잘 살아난다.
(4) 산삼은 원기를 북돋워 주고 두뇌 활동과 정신력을 왕성하게 된다.
(5) 당뇨, 암, 혈압, 간, 신장질환 등 각종 성인병 예방에 효과적이다.
(6) 정력부진 및 갱년기 장애를 해소한다.
(7) 스트레스에 의한 신경과민, 빈혈에 좋다.
(8) 눈이 맑아지며, 추위를 타지 않는다.
(9) 조혈, 신진대사 촉진작용이 있다.

(10) 인체의 저항력 면역기능을 향상시킨다.

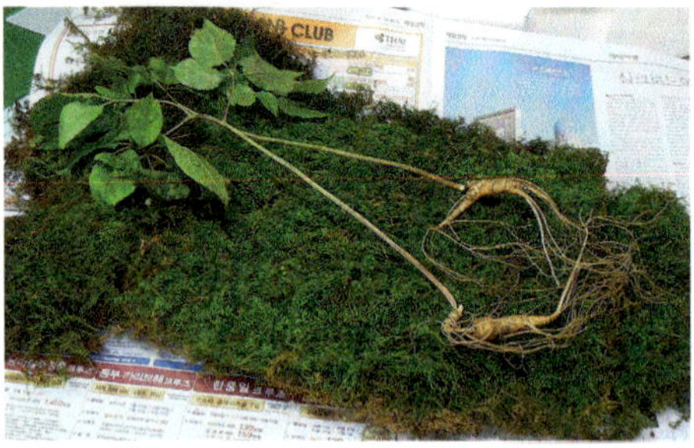

산 삼

55. 토사자(갱년기에 열)

(1) 녹차를 토사자와 함께 다려 마시고 호르몬제와 같은 약과 함께 먹어서는 안 된다.

(2) 토사자(새삼씨)는 콩(두부 된장)과 궁합이 맞다 콩과 함께 복용하면 골다공증에도 좋다.

(3) 토사자는 여드름과 같은 피부질환 기미와 여러 잡티들을 없애준다.

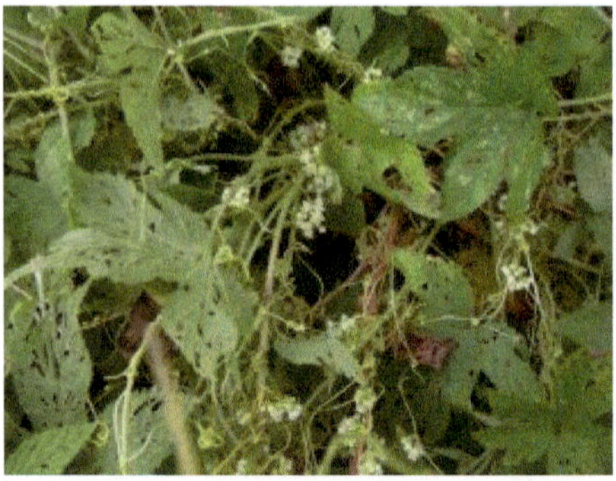

토사자(새삼)

(4) 신장의 기능을 강화한다.
(5) 골수에 영양분을 보충해 주는 효과가 있다(골수생성).
(6) 골다공증이나 류마티스와 같은 여러 뼈 질환에 좋다.

56. 석창포(버즘)

(1) 석창포를 다린 물과 꿀과 밀가루를 적당량 혼합하여 발라주면 버짐에 효과적이다.
(2) 청량고추 효소와 석창포 다린 물을 혼합하여 가끔 찍어 바르면 버짐에 효과적이다..
(3) 석창포를 진하게 다려 바른다.
(4) 석창포는 뇌신경 보호와 치매 예방(주성분 아사론이라는 성분)에 효과적이다.
(5) 건망증과 알츠하이머형 치매 예방에 좋다.
(6) 진정작용에 효과(정유 성분)가 있다.
(7) 콜레스테롤 수치를 개선(알파-아사론 성분)에 효과적이다.
(8) 기관지 수축 억제가 있다.

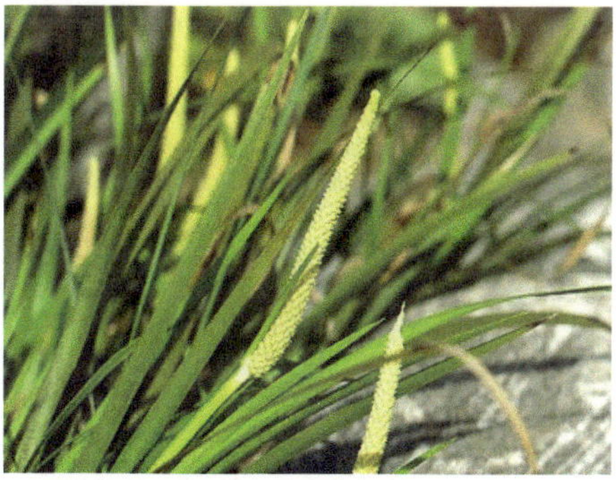

석창포

(9) 따뜻한 성질로 과다 섭취를 하게 되면 몸의 기운에 화를 가져온다(주의).

(10) 너무 과하면 머리가 무거워지는 느낌이 들 수도 있다(주의).

57. 삼백초, 치자(피부에 부스럼이 날 때)

(1) 삼백초에 치자를 넣고 끓인 물로 씻어낸다.

(2) 도꼬마리 씨를 진하게 다려 부스럼에 바른다.

(3) 쑥을 으깨 밀가루를 혼합한 액을 바른다.

58. 감 자

(1) 날감자를 갈아서 즙만 짜서 그릇에 담아두면 침전된다.

(2) 침전된 것의 맑은 물을 마시면 몸의 독소를 제거한다.

(3) 감자는 빛이 들면 파랗게 변하는데, 이 독은 매우 다양해서 몸에 좋지 않다.

(4) 무릎 아프고 관절에 물 찼을 때 감자를 으깨서 붙인다.

(5) 감자는 스트레스 완화(비타민 C 성분)에 도움을 준다.

(6) 위장 기능의 개선(알기닌과 아트로핀 성분)에 좋다.

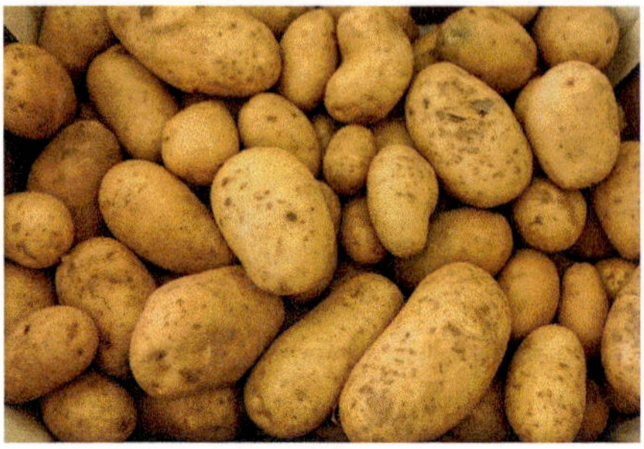

감 자

(7) 고혈압 예방(칼륨 성분이 나트륨의 수치를 정상으로 돌려 혈압을 낮춘다)에 효과적이다.

(8) 염분 배출, 칼륨으로 나트륨을 체외로 배출하는 역할을 한다.

(9) 콜레스테롤을 정상화(사포닌 성분)시킨다.

(10) 변비 치료와 다이어트 효과(팩틴)에 좋다.

(11) 열량이 높은 편이므로 과다하게 섭취하는 것은 좋지 않다.

59. 자작나무(거제나무)

(1) 껍질을 다려 먹는다.

(2) 몸을 온전한 상태로 만들어 주고, 눈이 좋아지며 위장병, 해소, 천식에도 좋다

(3) 혈압, 중풍과 같은 성인병에도 좋다.

(4) 차 만들기는 순을 따서 볶는다(70도).

(5) 몸의 독소를 제고(풀어준다)한다.

(6) 차가버섯이 자란다.

(7) 위에는 효과가 있으나 다른 효험은 약하다.

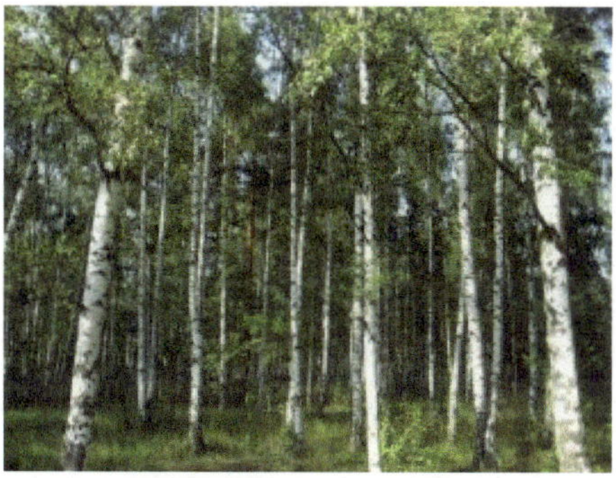

자작나무(거제나무)

60. 행이나물

(1) 항암효과가 좋고, 혈액순환에 좋다.

(2) 자연 산소를 발생하여 혈액순환에 좋다.

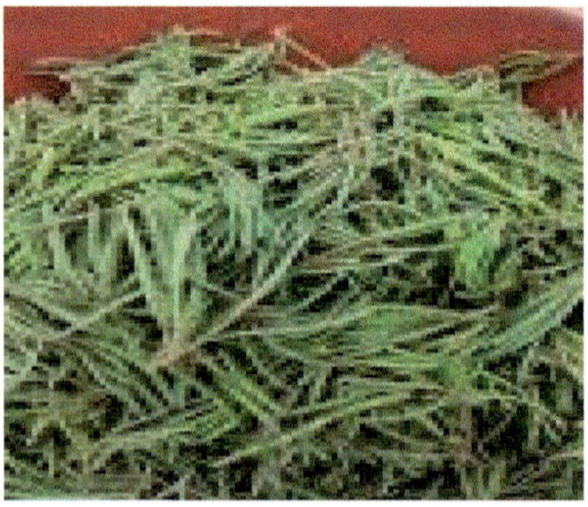

행 이

61. 쇠떼기(쇠뜨기)

(1) 이뇨작용과 신장에 이롭다.

(2) 많이 먹으면 설사가 난다. 가급적 다려 먹으면 좋다.

(3) 논둑에 제초제 준 것을 먹어서 죽는 사람이 있었다.

(4) 신장은 하루 5g의 물을 걸러 준다.

(5) 쇠뜨기 한 냥에 물 적당량(1되 정도)을 1/3 정도 될 때까지 다린 후 음용한다. 신장에서 물 거르는 것을 돕는다.

(6) 쇠뜨기에는 인, 칼륨, 마그네슘, 철, 동, 망간, 게르마늄 등의 미네랄을 많이 함유한다.

(7) 칼슘 등은 시금치의 150배를 가지고 있다.

(8) 규산 세정제 성분이 있어서 화농성 궤양, 피부습진 등에 사용한다.

(9) 여드름 치료 성분인 규산이 풍부하다.

(10) 줄기를 물에 씻은 후 갈아서 물과 섞어 액으로 머리를 감으면 탈모증에도 좋다.

(11) 치질, 무좀, 종기 등에는 쇠뜨기를 찧거나 구워서 환부에 바른다.

(12) 후라보노이드에는 소변이 잘 나오게 하는 이뇨작용이 있다.

(13) 에퀴세트린이라는 독성 성분이 있어 배탈이 나고, 폐진증이 발생하므로 주의해야 한다.

(14) 항암효과와 바이러스성 질환에 효과적이다.

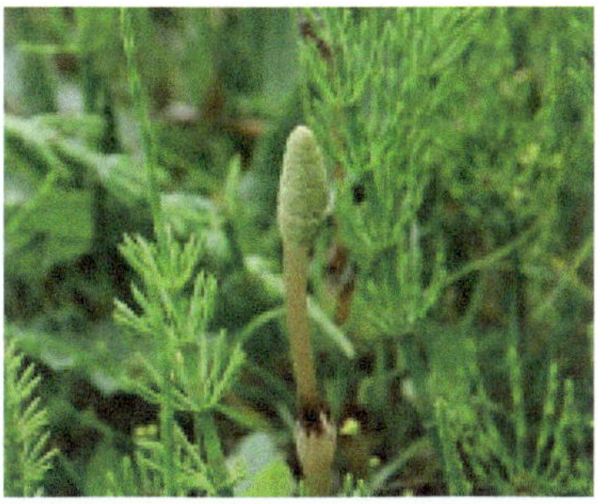

쇠뜨기

62. 죽염(자궁벽이 약하고 냉, 물혹)

(1) 죽염을 작은 알갱이 상태로 갈아 다양한 요리에 사용하면 여성의 냉증에 효과적이다.

(2) 질 깊숙이 3번 정도 넣어 씻어주면 웬만한 물혹이 줄어들거나 냉을 없애준다. 암에도 좋다.

(3) 질에 죽염을 사용하면 이물질이 나오면서 냄새가 심하다.

(4) 자궁이 약한 사람은 방풍과 토사자와 금은화, 사상자, 산수유, 잔대를 똑같은 양으로 다려서 복용한다.

(5) 여성암에 효험이 있다.

63. 사상자

(1) 남자들은 정력이 강해진다.
(2) 남성 호르몬 분비를 돕고 뼈를 튼튼하게 한다.
(3) 키 성장에 도움이 되고 이뇨작용에 좋다.
(4) 개당귀처럼 생겼으며, 살짝 데쳐서 나물로 무쳐 먹는다.
(5) 사상자는 신장 기능을 따뜻하게 하여 양기를 튼튼하게 한다.
(6) 풍을 제거하고, 수렴성 염증을 치료하는 작용을 한다.
(7) 조루 또는 임포텐츠 등에 사용한다.
(8) 자궁이 한랭하여 불임이 되는 증세에도 효험이 있다.
(9) 사상자 다린 엑기스는 음낭의 습진, 부인 음부 가려움증, 습진 피부에 효능이 있다.

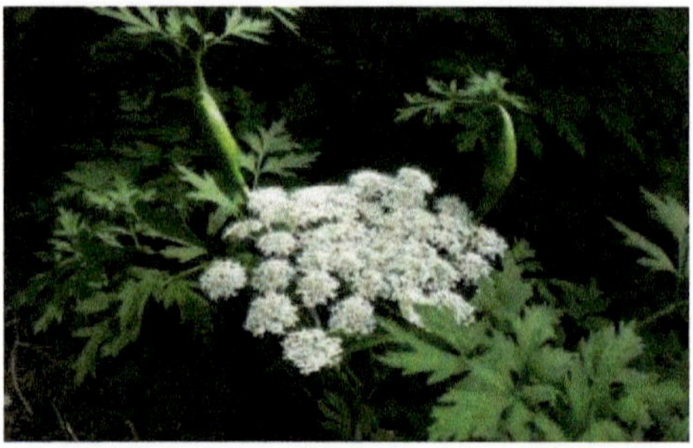

사상자

64. 삼지구엽초

(1) 사상자 1.5, 토사자 1, 음양각 1/2, 파극 1, 육종룡 1을 넣어 술을 담아 먹으면 피부가 재생되고, 남자의 정력이 좋아진다.
(2) 음양각은 삼지구엽초로 정력에 효과적이다.
(3) 삼지구엽초는 건조하여 말린 것을 다려서 사용한다.

(4) 삼지구엽초에 함유된 에피메딘, 이칼리인 성분이 성호르몬의 분비를 촉진한다.

(5) 정액의 생산을 증가시키며, 성욕을 향상시키고, 음위증, 조루증을 개선시킨다.

(6) 데소메틸 성분이 말초신경을 자극하여 혈관을 확장하고 발기력 향상에 도움을 준다.

(7) 간과 신장의 기능을 향상시키고, 원기를 회복해 주는 효능이 있다.

(8) 기억력 감퇴, 건망증, 신경 예민, 치매예방에 도움을 준다.

(9) 양기부족으로 인한 여성의 생리불순이나 냉증 증상을 완화시킨다.

(10) 원기 회복에 효과적이며, 특히 남성에게는 힘을 북돋아 준다.

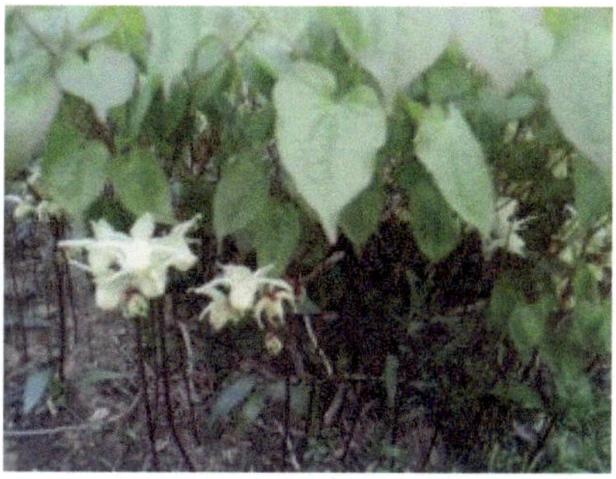

삼지구엽초(음양각)

65. 황 토

(1) 황토 흙을 곱게 걸러서 물에 타서 끓여서 목욕하면 피로 회복에 좋다.

(2) 불 때는 집 아궁이 그름과 황토 흙을 섞어서 갠 것을 고름(종

기)에 붙이면 종기가 줄어들거나 없어진다.

(3) 돼지나 가축사료에 황토를 섞어서 먹이면 면역력과 저항력이 강해진다.

(4) 돼지 축사에서는 가끔 황토를 먹이로 주는 것이 좋다.

66. 수중풀(굉이풀)

1) 굉이밥

(1) 오래된 연못에 고양이 발, 코, 양의 세 갈래 클로버 잎 같은 수초이다.

(2) 맛이 시큼털털해서 '괭이밥'이라 한다.

(3) 당뇨에 특효, 혈압에 도움을 준다.

(4) 고양이가 소화가 잘 되지 않을 때 이 풀을 뜯어 먹는다.

(5) 신맛이 있어서 '시금초'라고 하며, 웰빙식품으로도 쓰인다.

(6) 황동그릇을 닦으면 녹이 잘 닦인다.

(7) 비슷한 환경에서 자란 물풀은 단백질을 분해하고 혈액을 맑게 한다.

(8) 꽃 모양이 비슷한 마름은 혈압, 당뇨에 좋으나 다량 섭취해서는 안 된다.

2) 물 풀

(1) 단백질을 분해한다.

(2) 혈액을 맑게 한다.

3) 마 름

(1) 혈압, 당뇨에 좋다.

(2) 다량 섭취하지 말 것(1일 2돈을 넘지 않을 것)

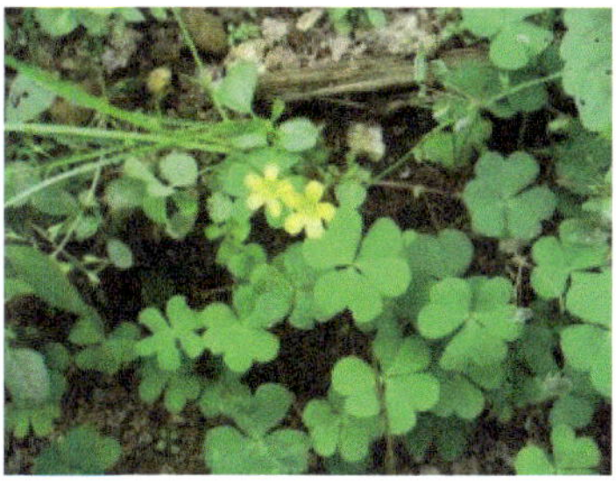

마 름

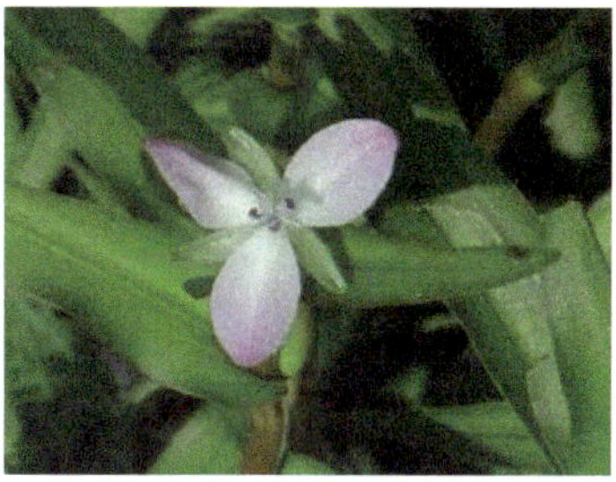

굉이밥

67. 어성초

(1) 항암효과가 강하다.

(2) 피로회복과 자연 항암효과가 있어서 자궁암, 피부병, 피부노화 방지와 단백질을 분해시켜서 살이 빠지고, 신장을 보강시켜 주고, 독충(모기) 해독, 담석, 결석이 풀리는 데 좋다.

(3) 다려서 여러 번 복용하고, 생즙을 내면 짜면서도 고소한 맛으로 30초 안에 먹는다.

(4) 울릉도에서 자생한다.

(5) 가루를 내서 피부에 바르면 굳은살이 풀린다.

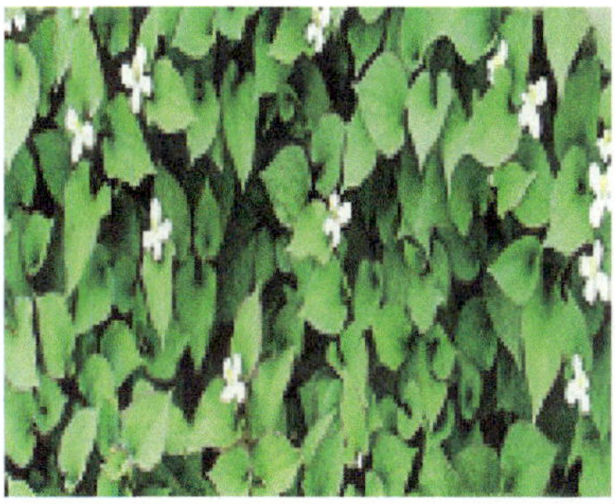

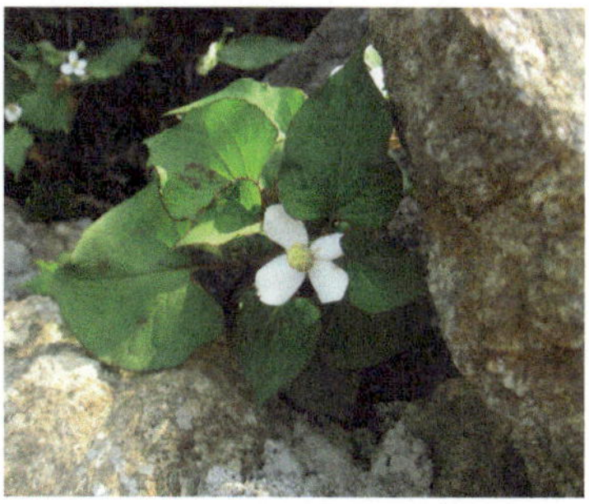

어성초

(6) 담석에 걸리면 통증이 심하고, 소화불량에 걸리는 데 어성초가 그 작용을 완화시킨다.

(7) 어성초는 비린 냄새가 있어서 명명해진 이름이다.

68. 목단뿌리

(1) 목단 뿌리는 잘 씻어 말린 후 다려서 사용한다.

(2) 관절, 신경통에 효과적이다.

(3) 토사, 광란에 좋다.

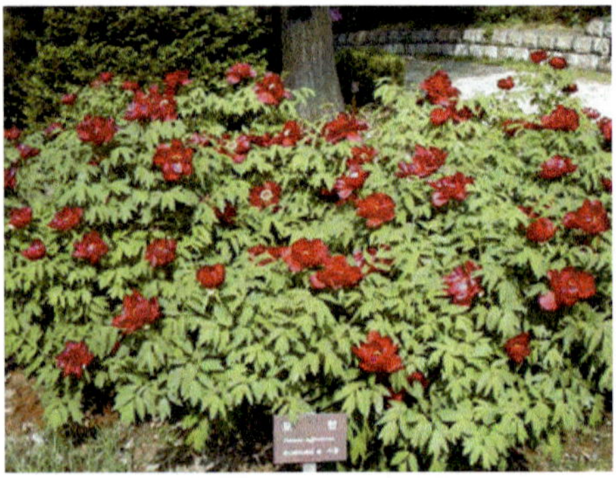

목단뿌리

69. 양귀비

(1) 양귀비꽃이 맺혔을 때 줄기를 흠집 내서 진을 모은 엑기스를 먹고 땀을 내면 중풍이 낫는다.

(2) 양귀비 대를 다려 먹으면 감기, 복통에 좋다.

(3) 양귀비 대를 술에 담그면(양귀비 1대에 술 1.8리터 1병) 항암 효과가 탁월하고 당뇨가 낫는다.

(4) 재와 섞어서 씨를 심으면 양귀비는 무성하게 잘 자란다.

(5) 과다 섭취는 신경을 마비시키고 중독성이 강하다.

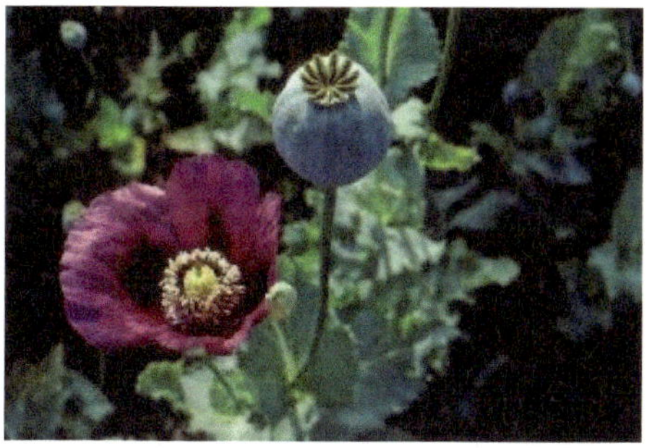

양귀비

70. 산작약

(1) 작약 뿌리는 건조하여 사용한다.

(2) 위 보호제 역할을 하며, 위산 분비 조절에도 효과적이다.

(3) 강심제로 심장 근육 강화에 도움이 된다.

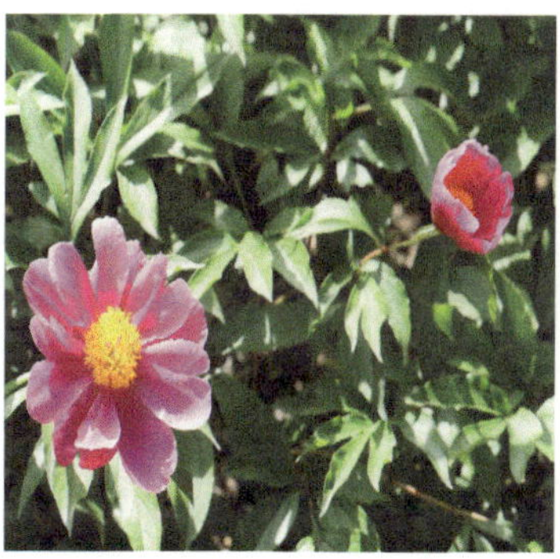

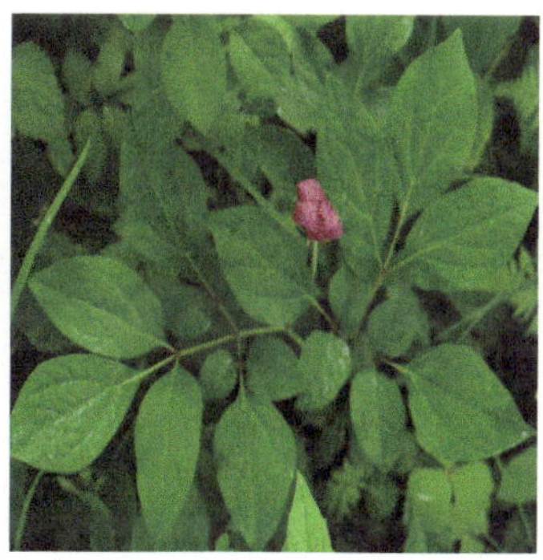

산작약

71. 벌나무

(1) 항암효과가 있다.

(2) 관절, 류마티스에 효험이 있다.

(3) 당뇨에 좋다.

(4) 계룡산 쪽에서 주로 서식 분포한다.

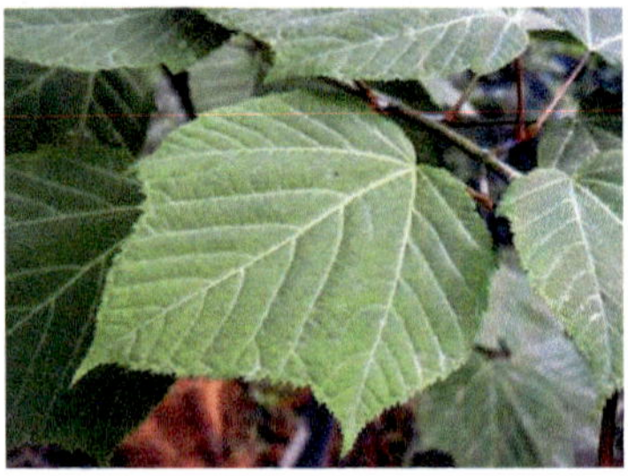
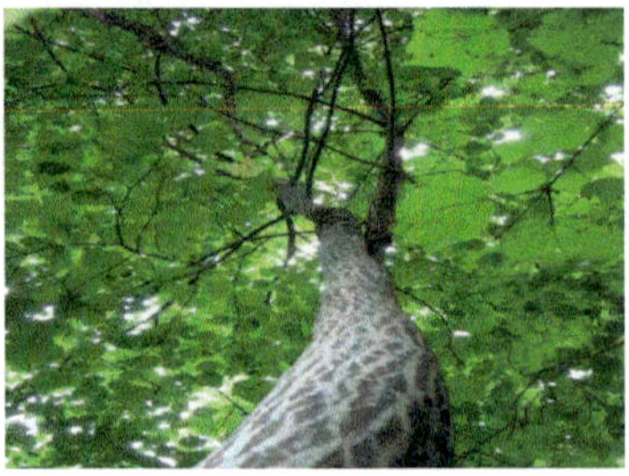

벌나무

72. 구상나무 껍질(관절)

(1) 한라산, 지리산, 덕유산 등의 높은 산에서 살아가는 상록교목으로 껍질을 잘 다려서 음용한다.

(2) 고혈압과 두통 어지러움증, 관절에 좋다.

(3) 여성의 생리불순, 자궁출혈에 많이 쓰인다.

(4) 아토피와 여드름에도 탁월한 효능이 있다.

(5) 성질은 따뜻하고 맛은 매콤하며, 기를 순환시키고, 산결, 맺힌

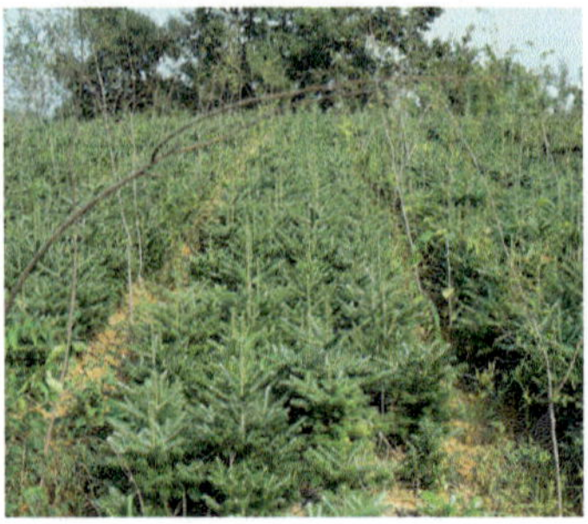
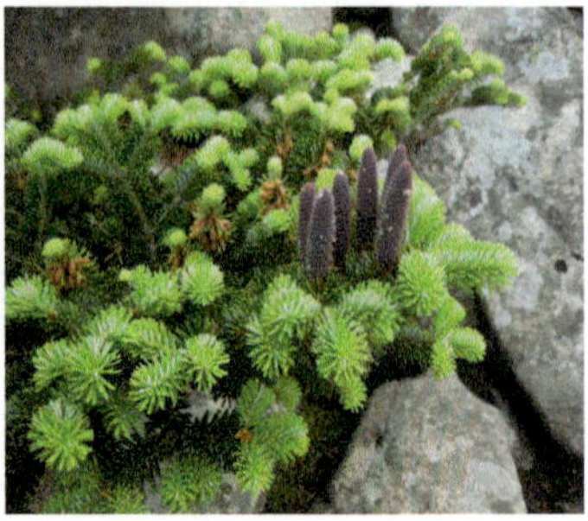

구상나무

것을 풀어주는 효능이 있다.

(6) 정유가 항생제 내성세균의 생장을 억제하고, 염증질환 개선효과가 탁월하다.

73. 주 목

(1) 껍질은 관절에 좋고, 씨는 암에 좋다.

(2) 살아 천년, 죽어 천년 고목으로 전국 고산지대에 분포한다.

(3) 현재 택솔이란 암 억제제 물질 추출로 암에 특효는 있는 것으로 알려져 있다.

(4) 혈압을 내리고 심장의 운동을 느리게 하는 작용을 한다.

(5) 많은 양을 먹으면 심장마비와 위장염을 일으키는 등 독성이 있다.

(6) 잎도 혈압을 낮추고, 호흡 흥분작용을 한다.

(7) 주목을 달일 때 날달걀을 넣어 다려야 달걀이 주목의 독성을 모두 빨아들인다.

(8) 유행성 독감에 특효약이다.

(9) 나무줄기 또는 껍질을 민간에서 기침약, 신경통 치료약으로 사용한다.

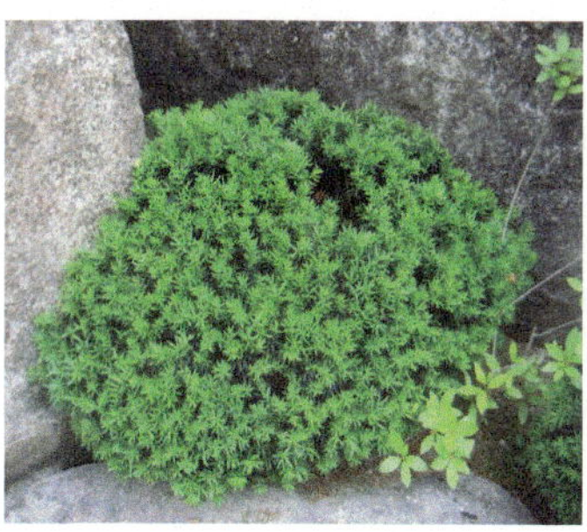

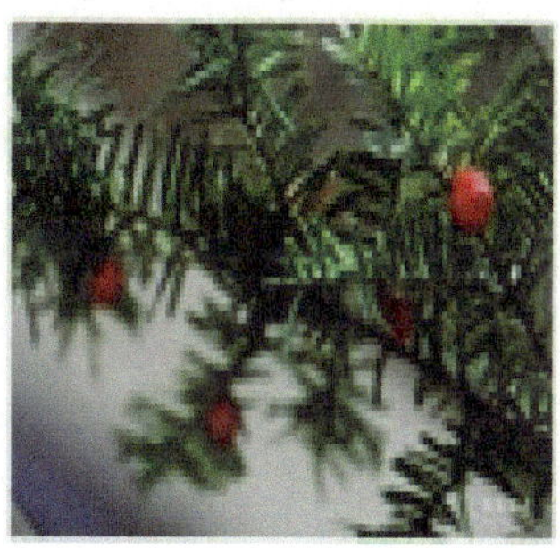

주 목

(10) 가지와 잎은 신우염으로 몸이 부었을 때 사용한다.

(11) 종자의 배와 수피는 항암제 택솔(유방암, 난소암 등에 효과)을 추출한다.

(12) 침엽에 toxin이 함유되어 있어 구토, 설사, 복통, 경련 소는 죽음에 이르게 한다(성분에 잎에 플라보노이드, 알칼로이드, 쿠마린 그리고 6월에 채취한 잎에 0.22%의 알칼로이드 탁신 $C_{37}H_{51}O_{10}N$이 있다. 이밖에 탁시닌 $C_{30}H_{31}O_{8}$, 계피산, 플라보노이드인 스찌아도피티신 $C_{34}H_{24}O_{10}$, 쿠에프쩨틴, 0.14%의 랍모양 물질, 43mg%의 찌아노겐 배당체가 있다).

74. 산깨꽃

(1) 설사에 그냥 먹거나 다려 먹으면 좋다. 그냥 뜯어 먹어도 좋다.

(2) 타 지역에서 물 갈아 먹어 설사를 하는 현상을 완화시킨다.

(3) 반대로 바랭이 풀은 설사가 만들어져서 변비와 비만에 좋다.

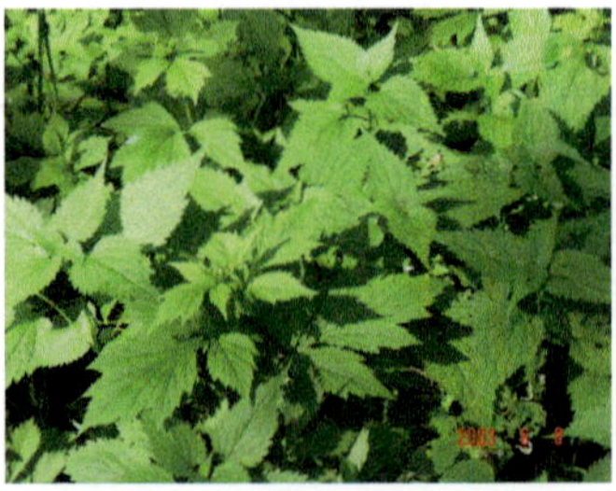

산깨꽃

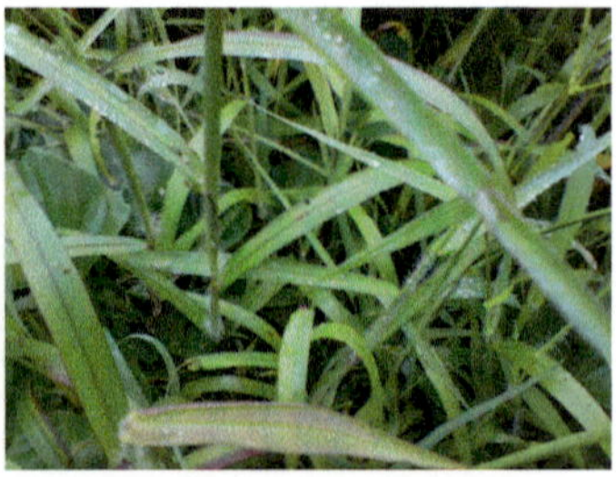

바랭이

75. 개복숭아 나무

(1) 진 : 봄에 흠집을 내면 진이 나온다. 가을에 채취해서 콩알만 하게 두고 공복에 먹으면 잔병 치래가 없어지고 무병장수한다.

(2) 씨 : 개복숭아의 씨(도인)를 소주에 넣어 3개월 후에 먹고, 바르면 피부가 부드러워진다.

(3) 열 매 : 초겨울에 다려서 썩은 열매를 따서 볶아서 다려 먹으면 정신착란, 광견병에 효과가 있다.

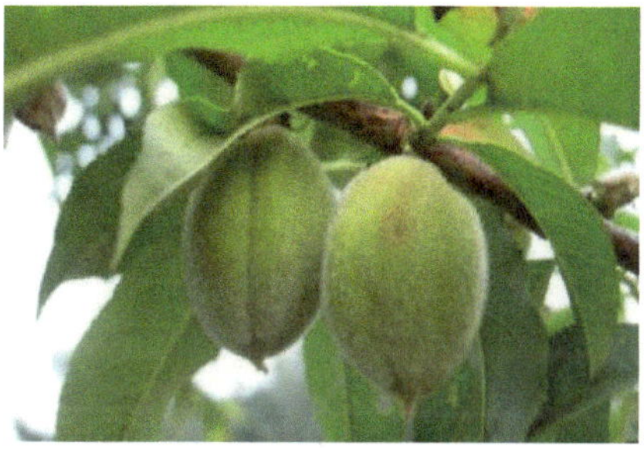

개복숭아

76. 산 초

(1) 산초 열매는 항암효과가 있으며, 피를 맑게 해준다.

(2) 산초 열매에 돼지 뼈나 돼지기름을 넣고 다려 먹으면 관절에 좋다.

(3) 산초 간장

① 익지 않은 산초 열매에 재피열매를 첨가해서 간장 + 물을 끓여서 식힌 후에 붓기를 3번 하면 된다.

② 맛이 상큼하고 산초의 향이 은은하게 풍겨서 좋다.

③ 항암효과와 구충효과가 있다.

(4) 산초 기름

① 해소, 천식, 기관지, 불에 대인 데 좋다(와송만 못하다).

② 빻은 다음 쪄서 기름을 내야 많이 나온다.

③ 곤충, 파충류에 치명적이다.

④ 재피와 함께 사용하면 더욱 좋다.

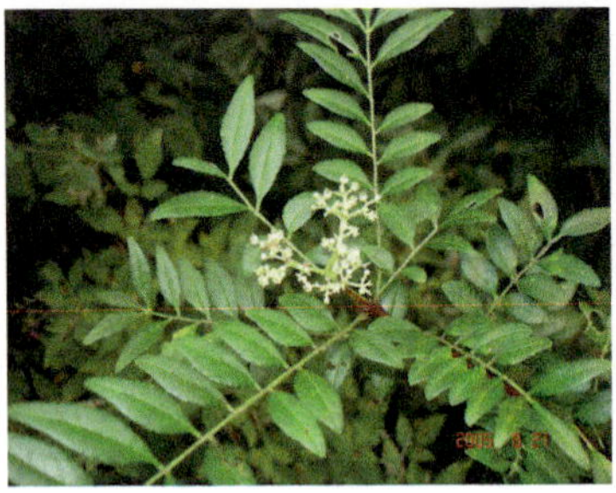 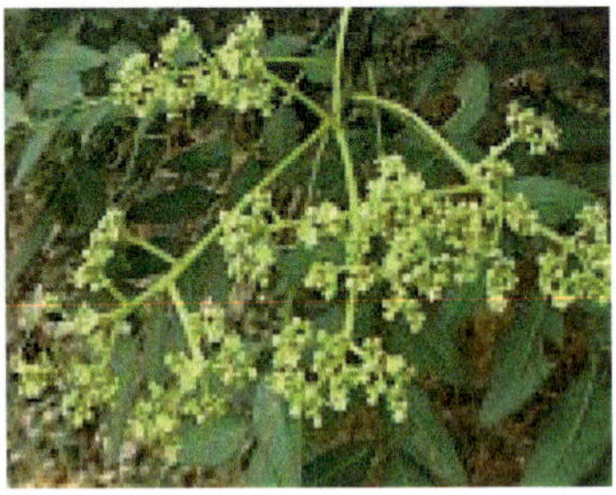

산초나무

77. 지렁이

(1) 몸 해독에 아주 좋다.

(2) 이물질을 제거한 후에 지렁이를 잘게 썰어서 다려 복용한다.

(3) 소주에 담아 두면 녹아 버린다. 몸에 바이러스, 인플루엔자가 있으면 한잔 먹으면 풀리고, 조류독감에 효과가 좋다.

(4) 적당히 흙을 덮으면 토해낸다. 뜨거운 여름날 장독 뚜껑에 지렁이를 올려놓으면 몸속에 들어있는 이물질이 다 배설된다.

(5) 독이 매우 강하면서도 독을 해독 시킨다.

(6) 지네와 지렁이가 싸우면 지네가 꼼짝 못하고 모두 빨아 먹힌다.

(7) 개구리가 지렁이를 잡아먹는다.

78. 산수유

(1) 술 담글 때, 통째로 25도 정도 술에 담근다.

(2) 차로 마실 때에는 산수유 씨를 제거하고 말렸다 끓여 마신다.

(3) 씨가 있으면 심장에 무리를 준다.

(4) 피로회복, 이명 현상을 없앤다. 이뇨작용과 변비에도 좋다.

(5) 변 비

① 산수유 5~7알에 물 1되를 넣고 물 한 대접이 되도록 다려서 아기에게는 차 스푼 2개 정도 먹인다.

② 산수유 유근피를 물 1되 정도를 넣고 물 한 대접 되도록 다려서 어른은 1대접 먹는다.

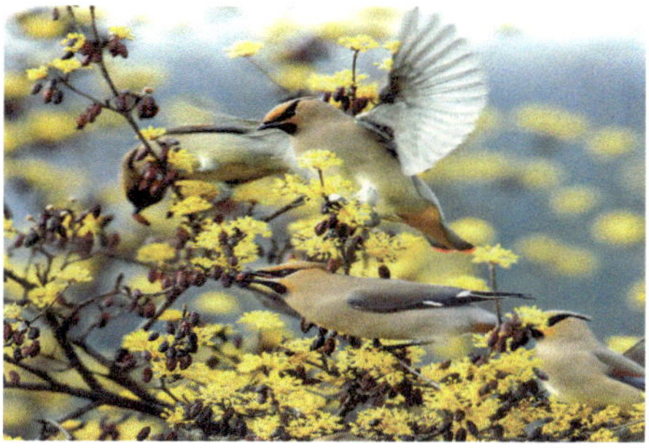

산수유

79. 독각련(안면 신경마비)

(1) 입 돌아간 지 얼마 되지 않았을 때 땅강아지를 산채로 상추에 싸서 먹고 땀나는 곳에서 한숨 자고 일어나면 서서히 복귀된다.

(2) 독각련(쌀뜨물에 24시간 담갔다가 1되씩 복용)

삼릉 1냥, 목단피 2냥, 전충 2냥, 잇꽃 1냥, 생강 1냥, 보골지 2냥, 감초 1냥, 마전자 2냥, 강향 2냥, 신근초 2냥, 말오줌(딱총)나무 2냥, 희첨 1냥, 오가피 2냥, 해동피 2냥, 두충 볶아서 2냥을 1재(20첩) 분량으로 하여 1일 3회 복용한다.

(3) 풍은 서서히 오고, 바이러스는 급하게 온다. 통풍이나 구안와사는 바이러스에 의한 것으로 호전되다가 기름진 것을 먹으면 다시 도진다.

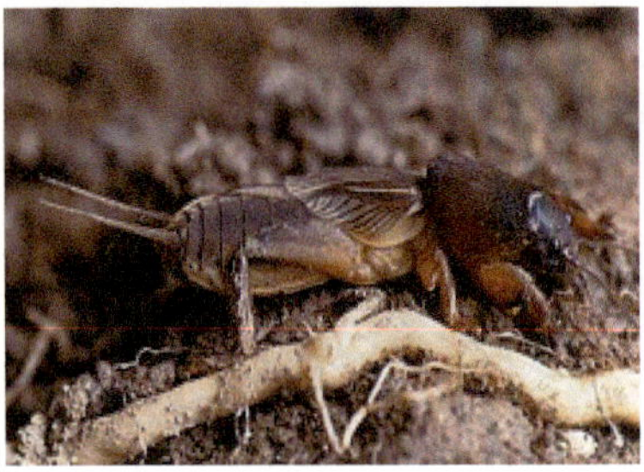

땅강아지

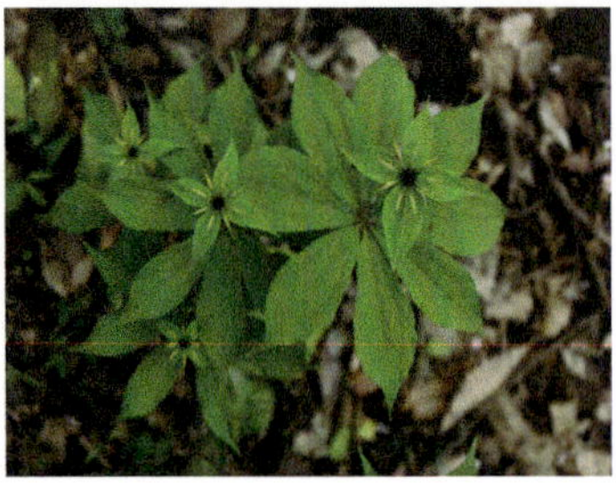

독각련

80. 굼벵이

(1) 정력제로 아주 좋으며, 간경화에도 좋다.

(2) 나무나 콘크리트 통에 구멍을 낸 다음 물을 흠뻑 주어 볏짚을 넣어두면 굼벵이가 생긴다.

(3) 이곳에서 굼벵이를 채취한 후 굼벵이들끼리 모아두면 몸속의 이물질이 제거된다.

(4) 잘 씻어서 굽거나 볶아서 먹는다.

(5) 정력 강장제와 간에 효과가 있다.

(5) 굼벵이와 풍뎅이는 파꽃을 좋아한다(해독작용이 있다).

(6) 특히 오래된 썩은 초가지붕 굼벵이가 특효가 있다.

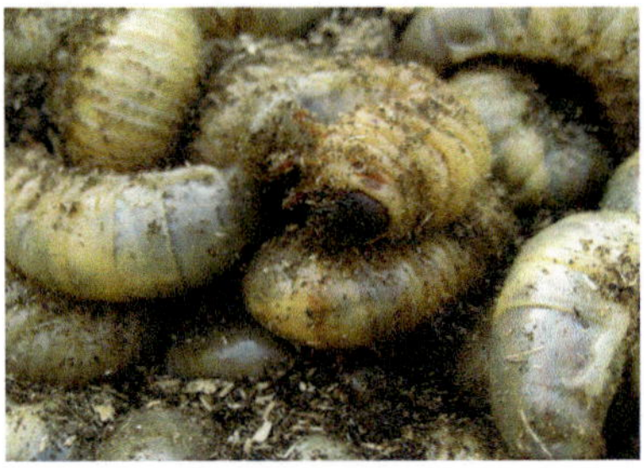

굼벵이

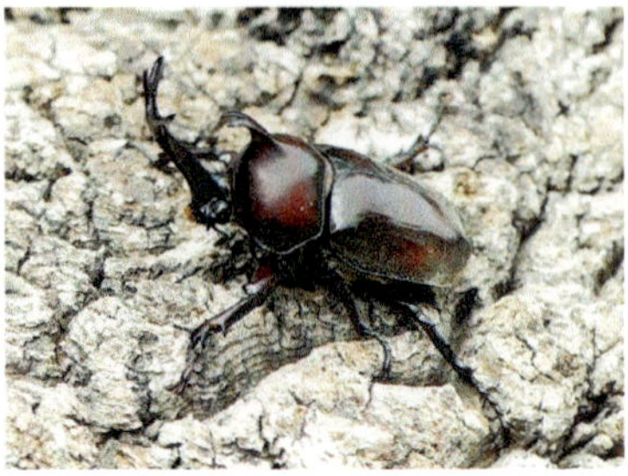

장수풍뎅이

81. 잉어(여자 기력회복)

(1) 잉어 등을 상처 내고 백지(구릿대) 7~8뿌리 썬 것을 넣고 파두 45~50알을 살 속에 골고루 넣는다.

(2) 이것을 볏집에 잘 싸서 푹 쪄낸 후에 2~3번에 걸쳐서 고기만 먹는다. 기력 회복에 좋다.

(3) 잉어 비늘을 벗길 때 무를 잘라서 절단면으로 긁으면 비늘이 잘 떨어진다.

(4) 잉어 내장은 꺼내나 눈은 떼어내지 않는다.

(5) 처녀새조박 1조각, 모과 2조각, 칡뿌리 2조각을 지력이 쇠한 사람에게 다려 먹이면 매우 효과가 좋다.

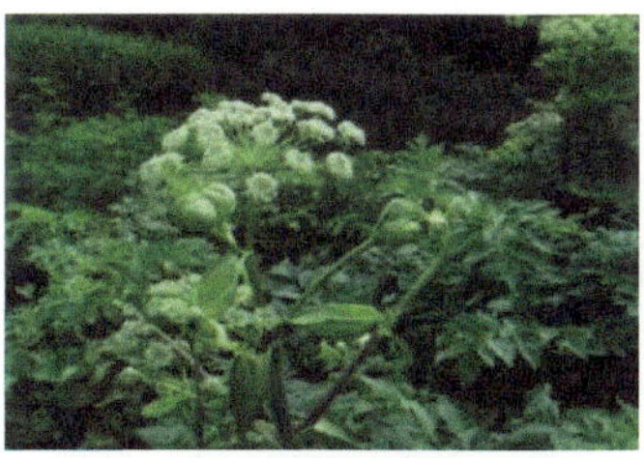

백지(구릿대)

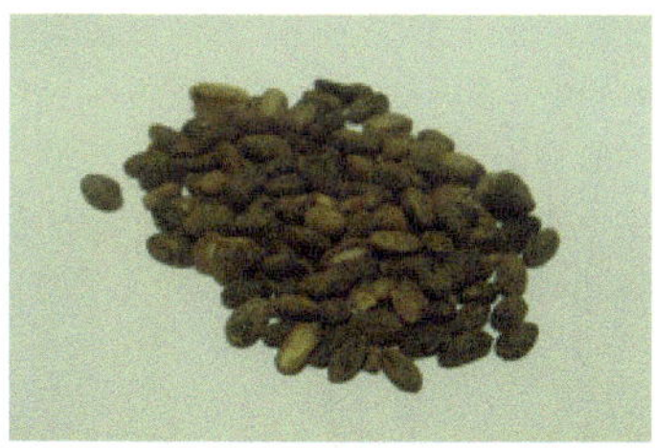

파 두

82. 붕어(남자 기력회복)

(1) 한 뼘이 넘는 붕어 10마리 이상을 통제로 생강, 마늘, 황기, 인삼, 대추, 산수유를 한주먹씩 넣어서 삶아 먹는다.

(2) 붕어는 3~4일 정도 해감 시켜야 붕어 속 이물질이 제거된다.

(3) 처녀새조박 1조각, 모과 2조각, 칡뿌리 2조각을 지력이 쇠한 사람에게 다려 먹이면 매우 효과가 좋다.

(4) 기력 회복에 좋다.

83. 오동나무(삐거나 접질렀다)

(1) 박하, 치자를 밀가루에 반죽해서 붙이고 자면 접질린 곳의 부기가 빠진다.

(2) 접질린(삔 것) 데에는 오동나무 껍데기를 찧어서 붙인다.

(3) 오동나무 껍질은 치질에도 효과가 있다.

(4) 피부에 여드름이나 염증을 예방하고 피부를 맑게 한다.

(5) 타박상에 얇게 빻아 냉찜질을 한다.

(6) 다린 물은 스트레스로 인한 두통에 탁월하다.

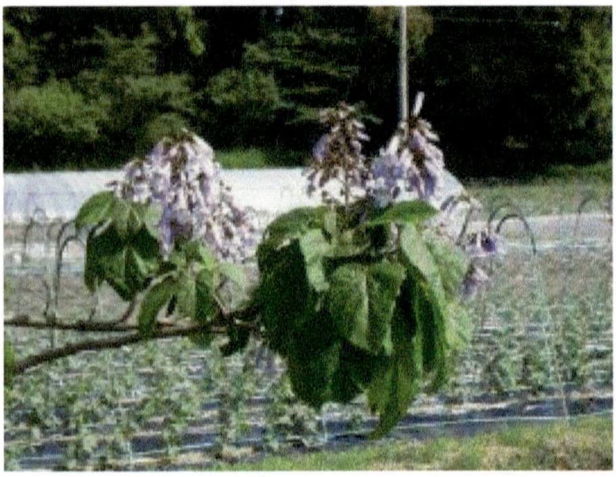

오동나무

84. 유근피(전립선)

(1) 유근피(느릅나무) 껍질 5근을 잘 다듬은 다음(겉껍질 제거) 큰 들통에 넣고 약한 불로 2되 정도 될 때까지 다려서 하루에 2되씩 2일 복용한다. 때로는 장복해야 한다.

(2) 신장과 방광을 튼튼하게 한다.

(3) 전립선에 효과가 있다.

85. 싸리나무

(1) 싸리나무 속대를 다려 먹으면 신장, 혈압에 좋고, 씨는 이뇨작용에 좋다.

(2) 싸리나무 씨는 신장과 전립선 이뇨작용에 좋다.

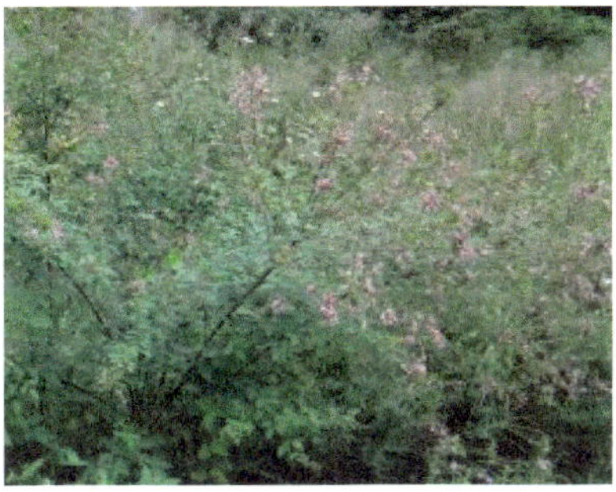

싸리나무

86. 쇠뜨기

(1) 항암효과가 좋으며, 신장을 튼튼하게 하고 이뇨작용에 효과적이다.

(2) 농약 안한 곳에서 뜯어서 다려 먹으면 좋다.

(3) 쇠뜨기 1냥에 물 1되 정도를 넣고 1/3 정도로 다려서 마신다.

(4) 일반적으로 생명력이 강한 풀로 항암효과가 있다.

87. 무화과나무

(1) 무화과나무의 하얀 진과 꿀을 섞어서 치질부위에 바르면 치질에 효과가 있다.

(2) 무화과나무의 열매는 변비에 아주 좋다(그냥 먹든가, 다려 먹

는다). 아기들의 변비에 산수유와 느릅나무 껍질을 넣고 진하게 끓인 물을 2순가락씩 먹인다.

(3) 무화과는 피부개선 및 노화방지(폴리페놀 성분) 효과가 있다.

(4) 변비 예방에 탁월한 효과가 있다(펙틴 성분).

(5) 암 예방에 탁월한 효과가 있다(벤즈알데하이드 성분).

(6) 칼륨, 칼슘이 풍부하다. 칼슘은 뼈를 튼튼하게 하고, 칼륨 또한 풍부하여 혈압을 조절한다.

(7) 소화를 돕는 역할(피신 성분이 소화작용)을 한다.

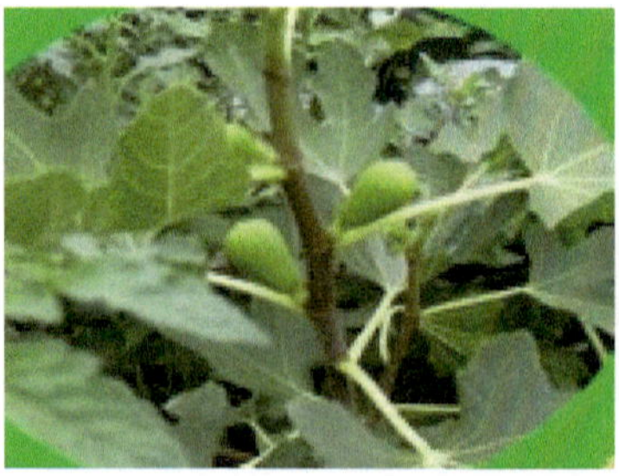

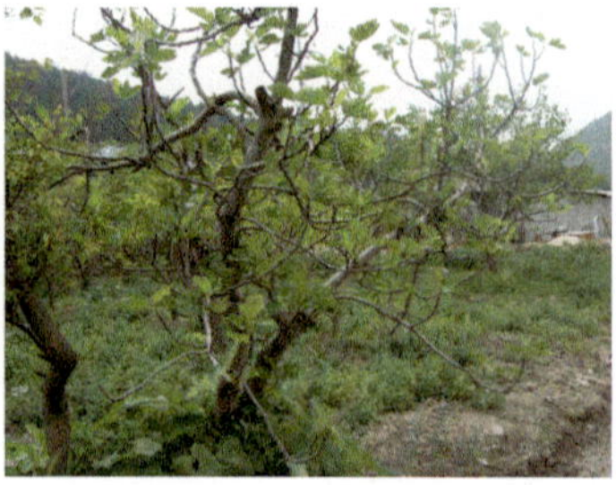

무화과나무

88. 콩

(1) 여자는 콩, 두부를 많이 먹는 것이 좋다. 콩에는 여성 호르몬 성분이 많다.

(2) 피부가 좋아지고, 골다공증이 예방된다.

89. 산동백 잎

(1) 감기, 산후통에 좋다.

(2) 말렸다가 차 끓여 먹으면 감기에 좋다.

(3) 돼지고기 삼겹살에 싸서 먹으면 맛이 좋다.

(4) 산동백 꽃은 어혈을 없애고, 혈액순환을 좋게 한다.
(5) 부기를 가라앉히는 효능이 있다.
(6) 근육의 긴장을 풀어주는 효능이 있다.
(7) 출산 후 붓기를 풀고, 혈액순환을 좋게 하며, 손발이 찬(수족냉증) 데 효과가 있다.
(8) 생리통, 불임 시 임신이 잘 되게 한다.

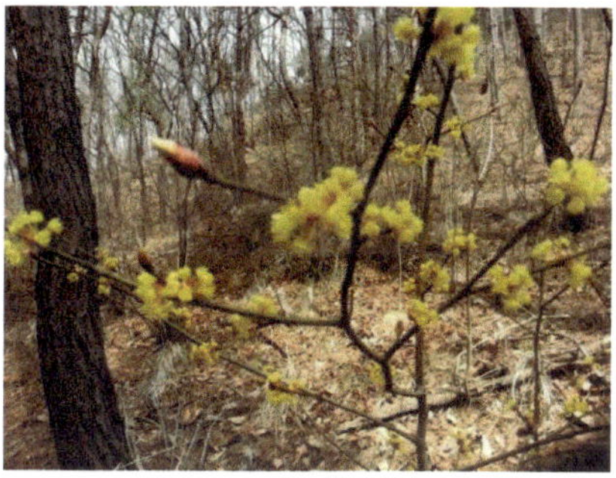

산동백

90. 솔 잎

(1) 솔잎을 요구르트에 넣고 믹서로 갈아서 1잔 정도씩 먹으면 혈압이 떨어진다.
(2) 단백질이 쌀의 120배, 콩의 15배, 인삼과 같은 성분이 있다.
(3) 몸이 가벼워지고, 향이 좋아 머리를 맑게 한다.

91. 소다(한약 명칭)

(1) 칼슘 덩어리로 단백질을 분해시키므로 살이 빠진다. 다량 섭취하면 좋지 않다.
(2) 다이어트에 효과적이다.

(3) 소다는 각종 고약한 냄새제거에 효과적이다.

(4) 물질에 공간 능력을 부여하여 소화에도 도움을 준다.

92. 시금치와 근대

(1) 시금치와 근대를 함께 먹으면 담석에 걸린다.

(2) 시금치의 빨간 부분이 철분이다.

(3) 시금치 삶은 물로 세수하면 피부가 좋아지고 기미, 주근깨가 없어진다.

93. 도둑놈 바늘

(1) 7월 초에 채취한다.

(2) 고혈압, 저혈압, 중풍, 당뇨에 좋다.

(3) 음건해서 끓여 먹으면 아주 좋다.

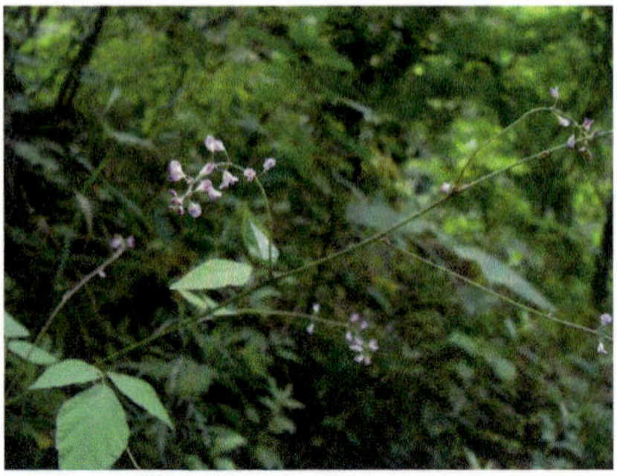

도둑놈바늘

94. 대왕버섯

(1) 말려서 빻은 후에 상처에 바르면 효험이 있다.

(2) 음건해서 가루 내어 바르면 상처의 진물을 낳게 한다.

(3) 고혈압에 효능이 있으며, 항산화 물질의 대표라고 할 수 있는 비타민 C가 풍부하여 노화방지에 효과가 있다.
(4) 항산화 항암효과가 있다.

95. 산골(조개)

(1) 관절, 심장병이 잘 낫는다.
(2) 산속 옹달쪽 찬물이 솟아나는 곳을 1자로 파내면 나온다.
(3) 산속 맑은 샘물 바닥에 모래 등의 파낸 것을 그릇에 담아서 돌을 건져내면 별, 네모 등의 조그만 것이 움직이지 않는 것이 보인다. 수수크기 만한 일종의 조개로서 6~7마리만 먹어도 잘 낫는다.
(4) 산골이 섞인 얇은 바위를 불에 달구면 기름기가 흐르는데, 고기를 구워먹으면 맛과 영양이 풍부하고, 맛이 좋다.

96. 진득찰

(1) 한해살이풀로 우리나라 각처의 들과 길가에서 자라는 일년생 초본이다.
(2) 진득찰속은 국화과의 한 속이다.
(3) 한해살이풀로 온몸에 짤막한 털이 산재해 있다.
(4) 특히 향이 좋아 심신 안정에 좋다.
(5) 다려서 마시면 혈액 순환과 정혈에 효과적이다.

97. 엘레지(빈혈)

(1) 빈혈은 몸의 철분이 녹지 못해서 찾아온다. 따라서 철분이 과해도 빈혈이 생긴다.

(2) 산 노루 뼈는 산후풍도 떨어뜨린다. 산 노루 뼈를 끓여 먹어도 좋다. 산포도 넝쿨을 음건하여 생것을 삶아 먹어도 빈혈을 없앤다.

(3) 감국 물을 10일 이상 한 달 정도 먹으면 좋다.

(4) 민물고동과 엘레지를 함께 끓여 먹어도 좋다.

(5) 엘레지(태백산에 자생하고, 나리꽃처럼 5~6월에 핀다) 꽃과 잎(뿌리)를 다려 먹으면 좋다.

(6) 빈혈, 두통, 편두통(쪽풍)에 좋다.

(7) 엘레지 나물은 30분 이상 끓여야 법제가 된다.

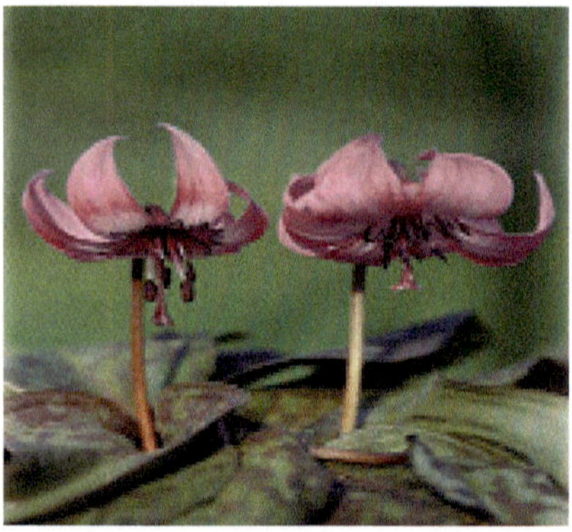

엘레지

98. 감

(1) 감잎은 감기, 당뇨, 위가 안 좋은 사람에게 좋고, 혈압을 떨어뜨리며, 오래된 위장병, 주독, 간을 풀고 기관지에 효능이 있다.

(2) 감꼭지는 딸꾹질과 설사를 막는데 효과가 있다.

(3) 감 껍질은 산란한 마음을 가라앉힌다(마음 안정).

(4) 약으로 쓰이는 것은 잎이 약간 쇠었을 때(7월경)가 좋다.

(5) 혈액을 맑게 한다.

99. 물봉숭아

(1) 당뇨, 혈압에 아주 좋으며, 독도 없다.
(2) 물봉숭아 즙을 내어 마시면 피를 맑게 한다.

100. 산 사

(1) 토하는데, 생선 먹고 체했을 때 먹으면 잘 뚫린다.
(2) 독이 없으며 혈압, 당뇨, 관절에 다려 먹으면 좋다.
(3) 붕어에 넣고 함께 끓이면 붕어의 뼈가 부드러워진다.
(4) 산사나무 열매는 항암(위암과 난소암) 효과가 있다.
(5) 심장 기능을 강화(심장판막증, 심장쇠약)시킨다.
(6) 신경계통의 흥분작용 억제와 진정작용(신경성 불면증, 가슴이 뛰거나 놀랄 때)이 있다.
(7) 혈액순환과 혈전 용해, 혈중 콜레스테롤 저하(고지혈, 고혈압, 동맥경화, 부정맥)시킨다.
(8) 지혈, 진통, 자궁 수축작용(자궁출혈, 산후 어혈로 인한 아랫배의 통증에 이용)을 한다.

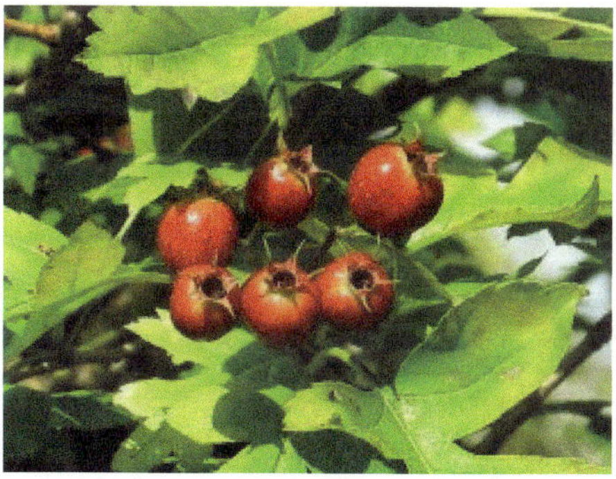

산사나무

(9) 협심증, 비만에 유효하다.

101. 도토리 가루

(1) 수은, 납 중독 등을 제거해 준다.
(2) 도토리를 햇볕에 말려 빻아서 한 숟가락씩 먹으면 좋다.
(3) 병이 있는 사람은 미네랄을 빼앗길 수 있어 좋지 않다.

102. 수리취

(1) 주마담(근육암)에 수리취를 찧어서 붙이면 염증은 사라지고 새살이 솟아난다.
(2) 피부 재생 효과가 있다.
(3) 염증 질환에 효과적이다.
(4) 수리취를 부들과 함께 다려 마시면 항암효과가 있다.

1) 주마담

① 몸에 심한 종기가 생기고, 염증이 생기는 것이다.
② 주마담은 일종의 근육암이다. 페니실린이 보급되면서 사라진 병이다.

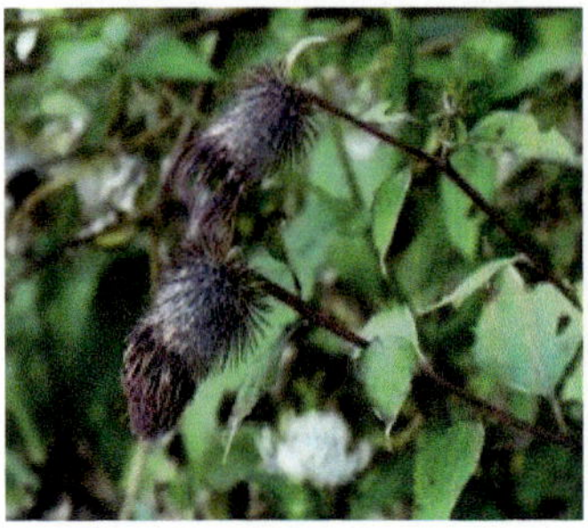
수리취

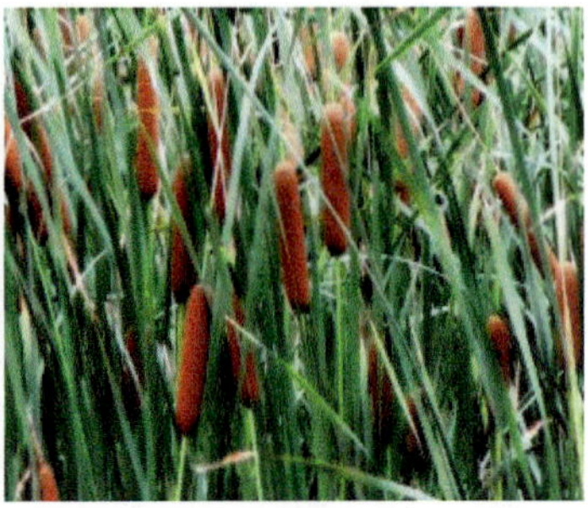
부 들

③ 부들 씨를 이명래 고약에 넣고 붙인다. 수리취 뿌리를 감주를 내려서 먹으면 좋고, 뿌리를 찧어서 환부에 붙여도 좋다

2) 부 들

① 피부병, 폐에 좋다

② 항균효과가 뛰어나다.

103. 연 근

(1) 연근은 항암 성분이 많고 비염, 기관지, 코 질환, 뼈 관절, 빈혈, 코피 나는 것을 멈추게 하고, 폐에 좋다.

(2) 연근 씨는 여성 호르몬 성분이 있어서 여성 피부에 좋고, 골다공증에 좋다.

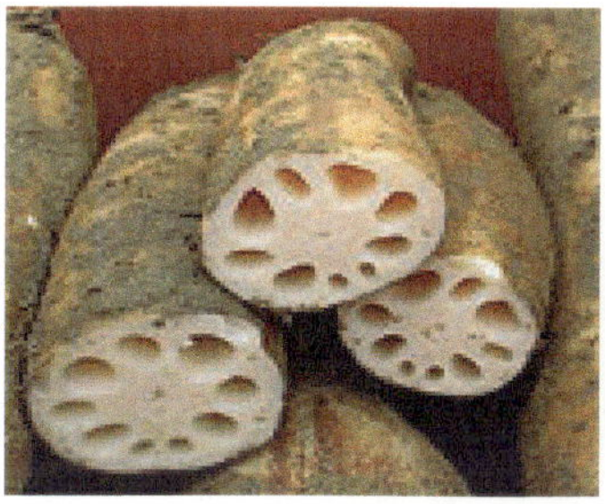
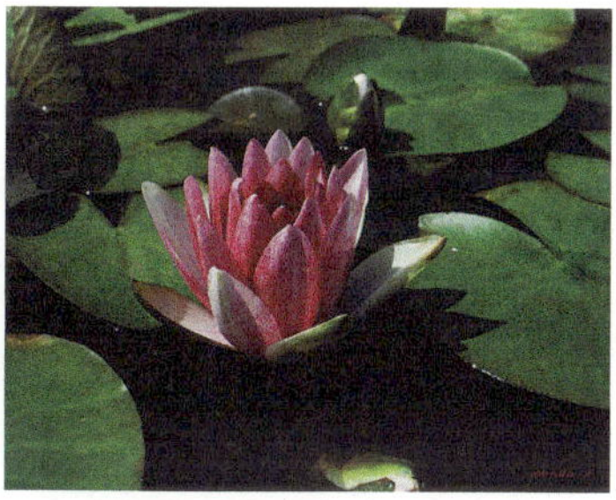

연 근

104. 우엉(바이러스, 항암, 향균)

(1) 쌍떡잎식물로서 초롱꽃목 국화과의 두해살이풀이다.

(2) 당질의 일종인 이눌린이 풍부해 신장 기능을 높여 준다.

(3) 풍부한 섬유소질이 배변을 촉진한다.

(4) 다이어트에 효과적이다.

(5) 항암 및 항균작용이 있다.

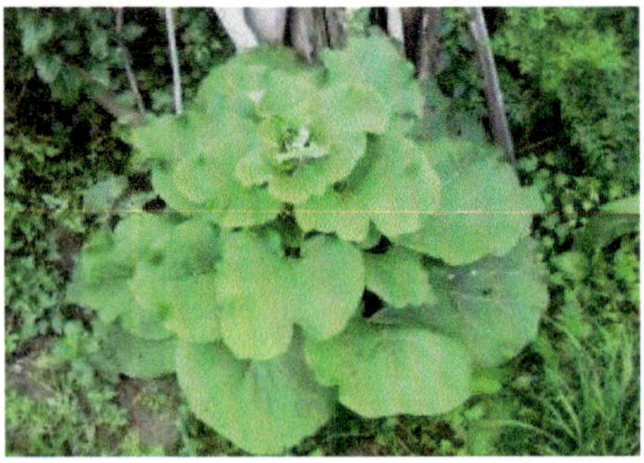

우 엉

105. 더 덕

(1) 모양이 감자처럼 생겼으며, 둥그런 것은 몸통에 털이 많이 나 있는데 효능이 아주 좋다. 둥그런 더덕은 찾기 어렵다.
(2) 다려 먹는 것이 좋으며, 심장을 강화시킨다.
(3) 구워 먹으면 향이 좋다. 항균작용이 있으며, 피를 맑게 한다.

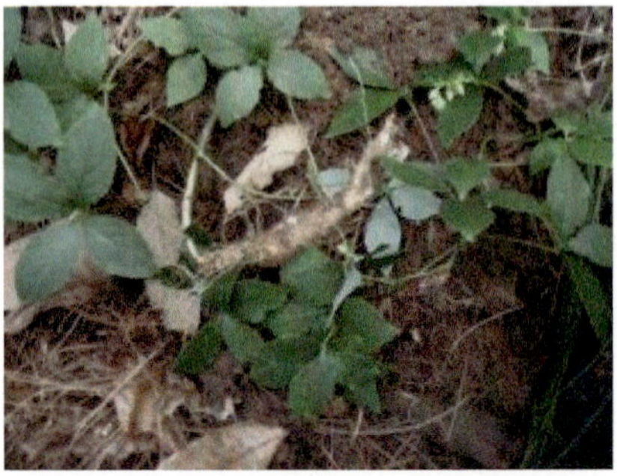

더 덕

106. 천문동

(1) 감기, 가래를 삭여주고 해소, 천식, 당뇨에도 좋다. 신장, 몸이

찬 것을 덥혀주고, 몸의 평형을 유지해 준다.

(2) 잎이 솔잎처럼 생겼으며, 살짝 쪄서 말린다.

(3) 폐 질환에 효과적이다.

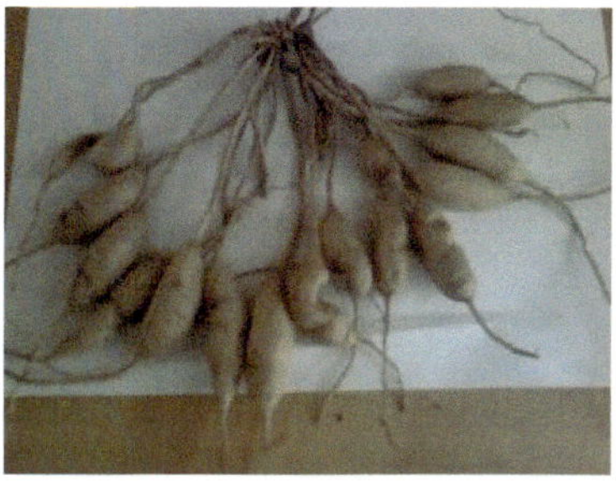

천문동

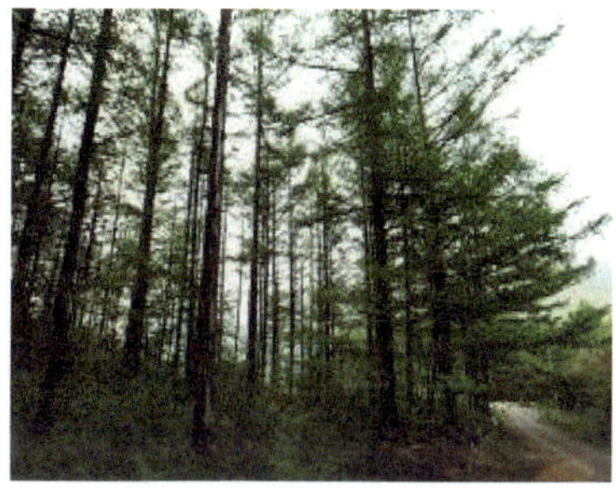

낙엽송

107. 속다른나무

(1) 속다른나무를 기름을 내면 독을 닦아 다시 기름을 낸다.

① 독성이 엄청나다. 세제로 닦고 말린 후 신문지 연기로 냄새를 제거해야 한다.

② 독으로 인해 힘이 없고 나른해진다. 독이 있어서 제거방법이 없다.

(2) 속다른나무를 물 많이 넣고 1달 동안 끓여 먹어도 당이 낫는다.

(3) 당뇨와 췌장에 좋다.

108. 회화나무

(1) 회화나무 꽃을 늘 차로 마시면 고혈압을 예방하고, 잘 늙지 않으며, 뇌가 좋아지고 눈이 밝아진다.

(2) 회화나무 꽃차 만드는 방법

① 여름철 꽃이 피기 전에 봉우리째 따서 꽃술(암술, 수술)을 버리고 그늘에 말린다. 이것을 약한 불에서 살짝 볶아 물 500mL에 말린 꽃 10g 정도를 넣고 양이 반쯤 줄어들 때까지 은근한 불에 달인다.

② 이것을 하루에 3번 나누어 마신다. 꿀이나 설탕을 타서 마셔도 좋고, 감초나 결명자를 함께 넣고 달여도 좋다.

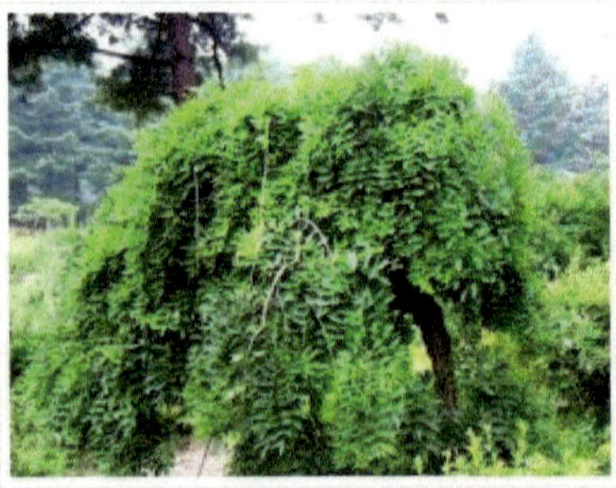

회화나무

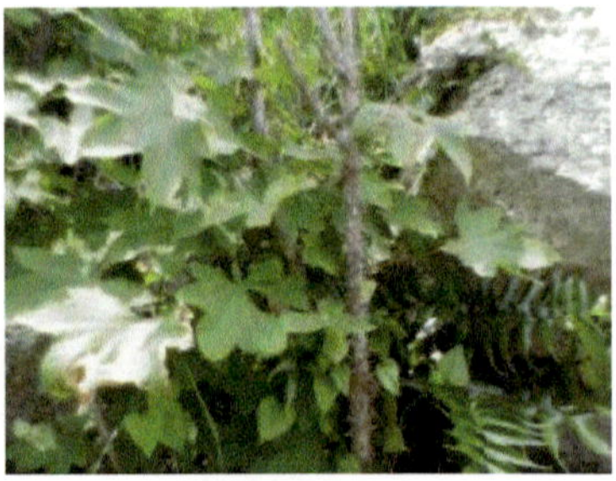

엄나무

109. 엄나무

(1) 엄나무 가시를 닭에 꽂아 푹 끓인 후 먹으면 간디스토마가 낫는다. 닭고기 맛이 한층 부드럽고 냄새를 잡아 맛이 좋아진다.

(2) 보통 속껍질이나 뿌리를 이용하여 술을 담그거나 약재료로 쓰인다. 관절염 등에 효과가 탁월하고, 항암효과가 있다.

110. 노박나무

(1) 노박나무 씨를 따서 차로 끓여 먹으면 산후풍도 잘 낫는다.

(2) 쌍떡잎식물로서 노박덩굴목 노박덩굴과의 낙엽활엽 덩굴나무이며, 산과 들의 숲속에서 자란다.

(3) 피를 맑게 하고 부기를 완화시킨다.

(4) 뿌리를 다려 마시면 폐질환에도 효험이 있다.

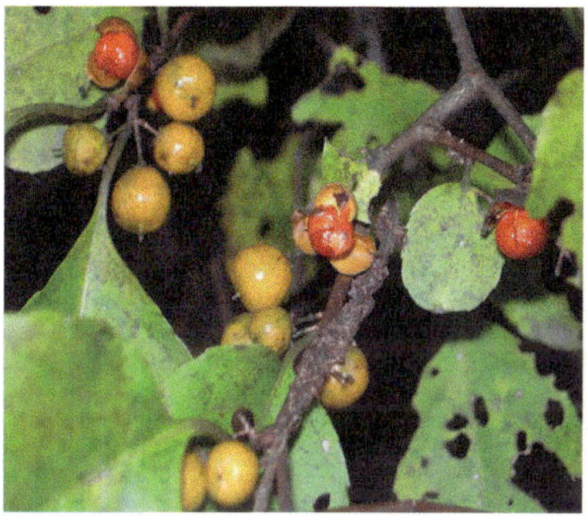
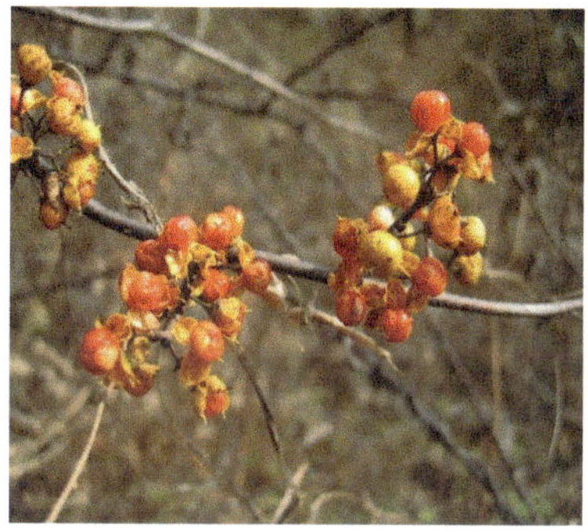

노박나무

111. 탱 자

(1) 탱자를 술에 담아서 1년 반 정도 두었다가 건져낸 다음 20일 정도 2차 숙성시켜 음용한다.

(2) 식중독, 두드러기에 좋으며, 애를 못 낳는 여자를 돕는다.

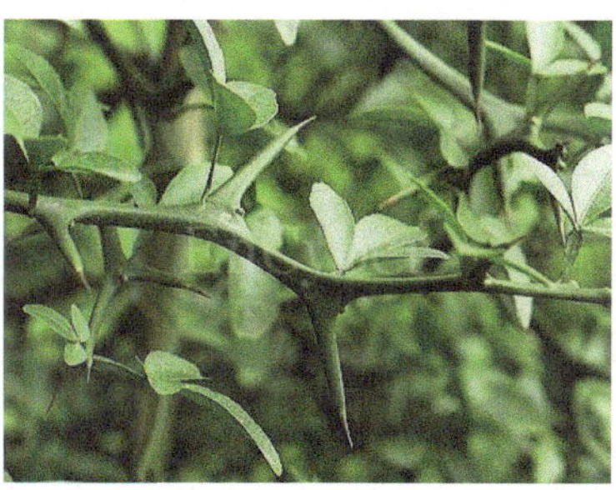
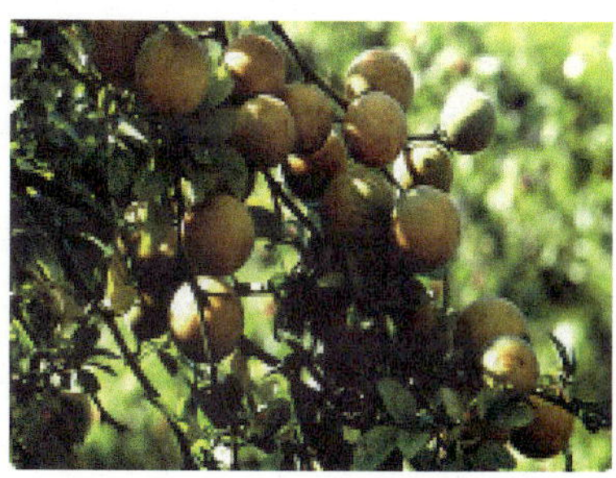

탱자나무

(3) 간경화, 피를 맑게 하는 정혈작용이 있다.

112. 대나무 숯

(1) 숙변을 제거하고, 간에 좋다. 숯 중에서 가장 좋다.
(2) 한 번에 한 스푼씩 복용한다.
(3) 죽력을 이용하여 술을 만들어 먹으면 천년 장수한다.
(4) 죽초액으로 무좀을 예방하고, 피부질환에 효과가 있다.
(5) 위장 질환에도 효과적이다.

113. 보리순(보리 어린 잎)

(1) 혈압 당뇨에 좋고, 비타민이 많다.
(2) 된장국이나 나물로 무쳐 먹는다.
(3) 비타민이 풍부하여 각종 바이러스 질환에 효과적이다.
(4) 고혈압을 낮추고, 당 수치를 떨어뜨린다.

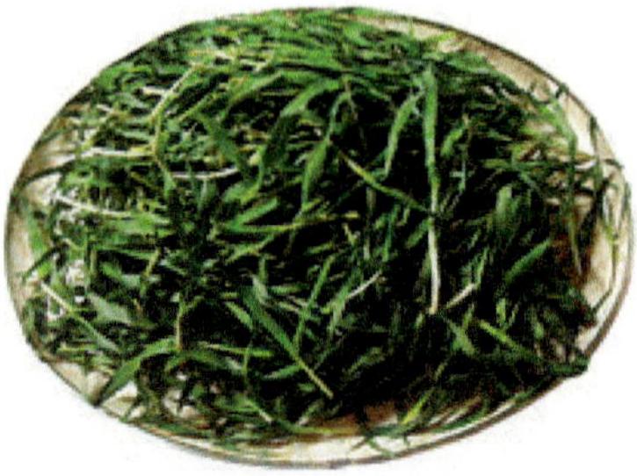

보리순

114. 찰벼 순

(1) 모판을 설치해서 찰벼를 싹을 틔워서 순을 계속 끓여 먹으면 당뇨에 아주 좋다.

(2) 따뜻한 방안에 놓으면 순이 잘 자란다.
(3) 찰벼순은 당 수치를 떨어뜨리고, 신장 질환에도 효험이 있다.

115. 동치미 국물(연탄가스 중독)

(1) 연탄가스 중독 환자가 숨만 붙어 있으면 공기 좋은 곳에 눕히고 코 밑에 치약을 칠해 놓으면 깨어난다. 깨어나면 동치미나 김치 국물 먹이면 효과가 있다.
(2) 무에 들어있는 톡 쏘는 성분이 바이러스성 질환에 효험이 있다. 독 해독 능력이 풍부하다.
(3) 피를 맑게 하고 위장 질환에도 효과적이다.

116. 원추리 뿌리

(1) 백당뇨, 이뇨작용에 좋다. 백당뇨란 거품이 많고, 거품이 잘 터지지 않으며, 피곤하면 오줌색이 하얗다.
(2) 원추리 순은 된장국에 넣어 먹는데, 기억력이 일시적으로 떨어지므로 자주 먹지 않는 것이 좋다.
(3) 신장 질환에 효과적이며, 암 수치를 안정시키는 효과가 있다.

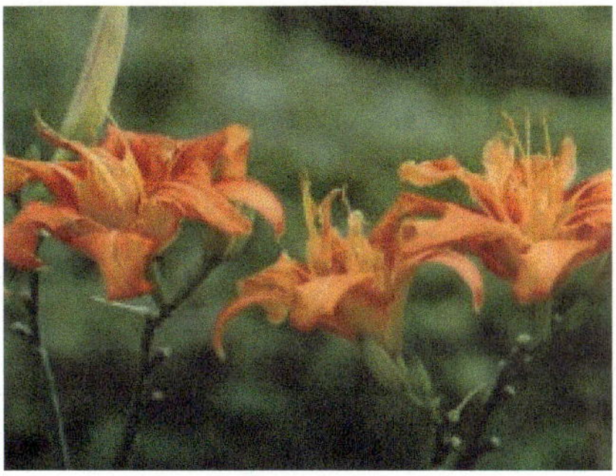

원추리

117. 백합(백혈병, 골수암)

(1) 백합뿌리를 3개 캐서 반을 쪼갠 다음 오른쪽의 것은 버리고 왼쪽의 것은 약으로 사용한다.

① 원래는 반을 잘라서 심어도 살아나지만 약으로 쓰려고 자르면 반드시 죽는다.

② 닭에 넣어서 뿌리는 버리고, 닭과 국물은 먹으며, 신장과 뼈에 좋다.

(2) 백합뿌리 3조각에 약병아리(닭발 포함)를 넣고 끓여 먹는다.

(3) 뼈골이 미친 것(백혈구가 적혈구를 잡아먹는)이 진정되고, 백혈병에 효험이 있다.

(4) 청미래 나무뿌리를 법제하여 함께 다려 먹이면 항암효과가 있으며, 방광염, 방광암 등에도 효험이 있다.

(5) 바이러스 퇴치는 물론 신장과 방광에 좋다.

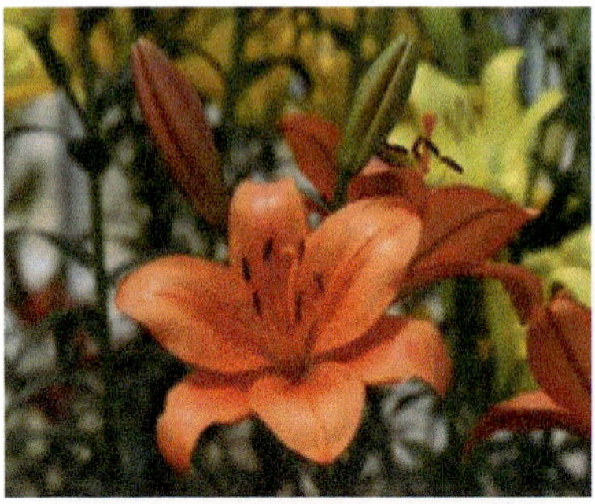
백 합

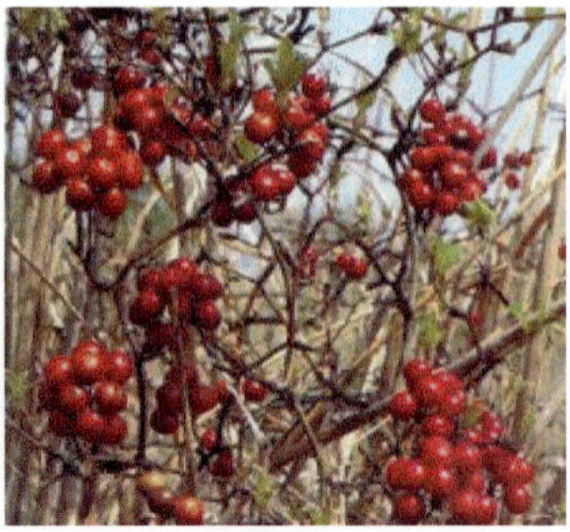
청미래

118. 벚꽃 꿀

(1) 동아시아의 벚나무 종의 나무에서 피는 벚꽃을 먹고 생산한 꿀을 말한다.

(2) 몸의 독소를 제거하고, 해독작용과 몸 안의 세균을 박멸시키기 도 한다.
(3) 바이러스성 질환에 효과적이다.

119. 키토산

(1) 게는 껍질 안과 특히 다리껍질 내부의 살과 피막에 키토산이 많다. 껍질 자체에는 많지 않다.
(2) 게를 800℃로 구워서 다시 600℃로 구워서 가루를 낸다.
(3) 항암효과가 있으며, 콜레스테롤 조절작용이 있다.
(4) 다이어트에도 효과적이며, 면역력 증가에 좋다.
(5) 접착력이 강해 몸 안의 독소를 배출한다.

120. 환 삼

(1) 환삼의 법제는 말려서 찐 다음 말린다.
(2) 급성 신우염과 신장에 좋다.
(3) 오줌을 잘 걸러내는 효과가 있으며, 방광염에도 좋다.
(4) 당뇨에도 효험이 있다.

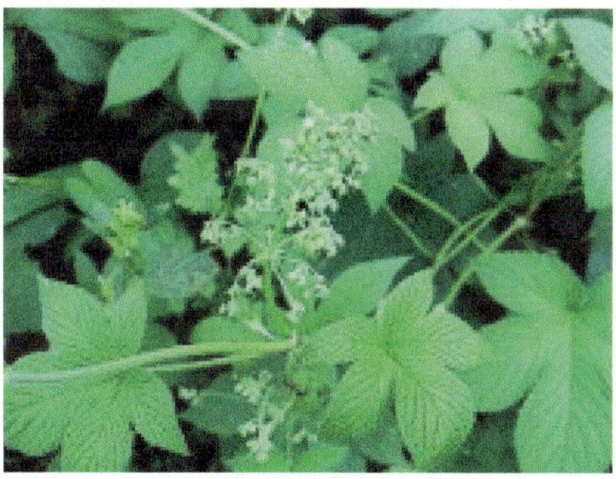

환 삼

121. 산두근

(1) 산두근(중국 원산지) 2냥 정도 다려서 1냥씩 2번 진하게 다려 먹으면(독이 없다) 속이 깨끗해진다.

(2) 항암이 강하고 속이 아픈 것, 중풍, 당뇨, 관절, 위암, 구토, 설사 등에 효과적이다.

(3) 꾸준히 먹으면 젊어지고, 위암에는 상당히 효과가 있다.

(4) 머리 아픈 것, 속이 아픈 것이 편안해진다.

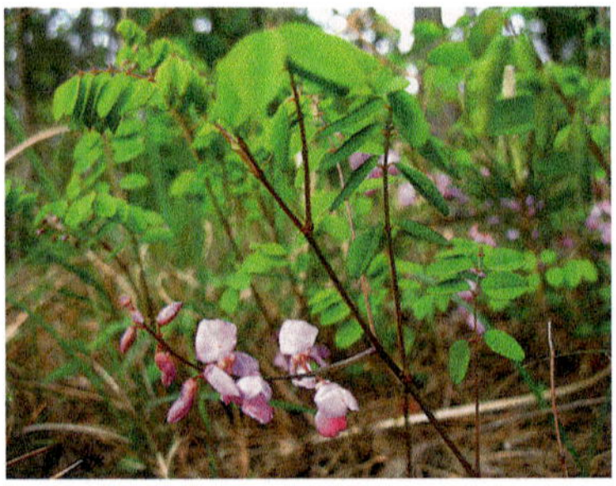

산두근

122. 봉 삼

(1) 봉삼은 25℃ 소주에 담아서 8개월 이상 두어야 약효가 있다. 오래 묵을수록 좋다.

(2) 마실 때 취하도록 마셔야 효과가 좋다.

(3) 항암이 강하고 간, 폐, 위, 신장, 심장, 췌장, 피부병 등에 좋다.

(4) 각성제로 잠이 안 오고, 정신이 맑아진다.

(5) 중국에서는 황실의 약제로 산삼보다 좋다고 사용하였다.

(6) 기력 회복에 산삼보다 효력이 있다.

(7) 바이러스성 질환의 면역력 증강에 좋다.

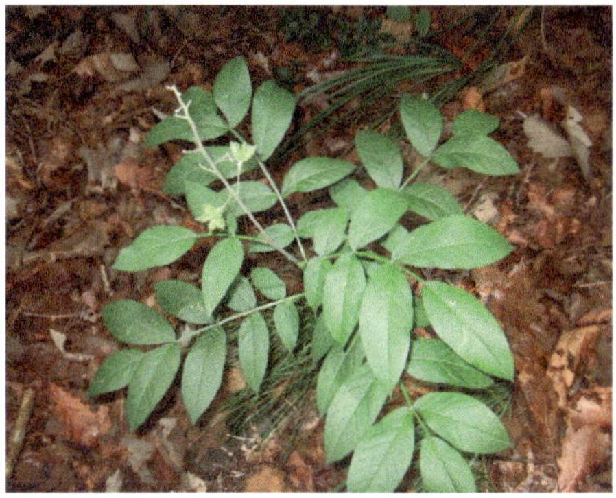

봉 삼

123. 웅 어

(1) 끓여 먹으면 중풍, 결핵 등에 좋다.

(2) 입 돌아간 부위에 웅어의 피를 바르면 좋다.

(3) 웅어는 세균성 질환에 효험이 있다.

(4) 피를 맑게 해준다.

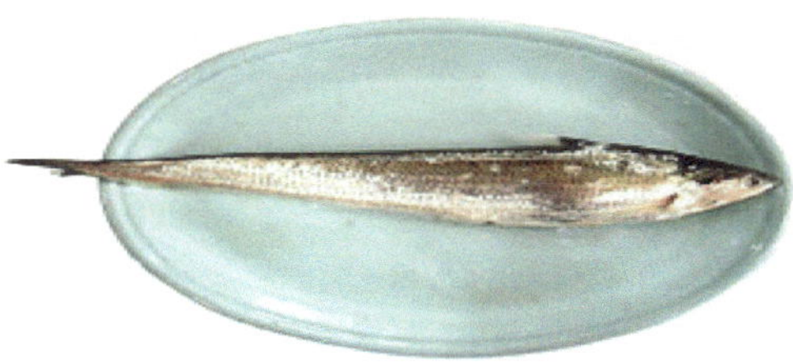

웅 어

Ⅲ. 전래 단방 풍습법

1. 관절이 아플 때(단순 처치법)

(1) 무릎 안쪽을 엄지와 검지 손으로 쥐어뜯는다.

(2) 무릎관절이 있으면 무릎을 구부려서 각진 부분의 살을 꼭꼭 잡아주면 효과가 있다.

2. 어깨가 결리고 아플 때(단순 처치법)

(1) 아픈 쪽 어깨 부근의 가슴을 누르면 유달리 아픈 부위가 있다. 그곳을 아프지 않을 때까지 시계방향으로 눌러서 문질러 주면 효과가 있다.

(2) 귀를 잡고 중간을 안쪽으로 접어서 중앙을 잡고 양쪽을 당긴다. 이를 계속해서 반복하면 머리 아픈 것도 낫는다.

3. 허리가 아플 때(단순 처치법)

(1) 엄지발가락 둘째 마디의 윗부분 양쪽 측면을 꽉 잡았다 놓기를 반복하면 효과가 있다.

(2) 손바닥(손목 바로 아래 : 손목에서 1~2cm 부분) 손금 갈라지는 부분을 위 아래로 문질러 준다.

4. 위 단순처치와 증상

(1) 위가 아프면 명치 바로 윗부분의 갈비가 갈라지는 부분의 배를 위 아래로 마사지하면 풀린다(스며들 듯이 아프다). 화병에도 좋다.

(2) 위를 건강하게 하려면 하수오, 마, 봉용, 산두근을 말려서 분말을 내고 한 수저씩 먹으면 효과가 있다.

(3) 위가 좋지 않으면 손바닥에 흰 반점이 많이 보인다.

5. 차멀미 처치법

(1) 요지나 성냥개비, 솔잎, 마른 오징어 등을 씹으면서 가면 괜찮다.

(2) 10원짜리 동전을 입에 물고 있어도 괜찮다.

6. 팔목이 시리고 비오는 날 관절이 아플 때

(1) 손목을 뒤로 재껴서 튀어나오는 두 개의 뼈를 눌러주면 좋다.

7. 머리 아플 때(단순 처치법)

(1) 두 손을 머리 바로 밑(목 끝부분)을 양손으로 손가락을 깍지 껴서 모은 상태에서 중지로 꽉 누르고 머리를 최대한 뒤로 젖힌다.

(2) 오른손으로 머리 왼쪽 측면, 왼손으로 오른쪽 측면을 잡고 번갈아 당겨 젖힌다.

(3) 머리가 아픈 것은 위가 나쁘거나 신장이 나쁜 것이다. 만약 눈이 아프다면 열이 치받아서 그러한 것이니 열을 내려주면 된다.

8. 척추(단순 처치법)

(1) 대추혈로부터 감기는 3번, 소화기는 5번, 신장부분은 7번을 지압한다.

(2) 배를 바닥에 대고 발을 뒤로 젖힌다.

9. 독을 없애는 법

(1) 옹기그릇을 처음 사서 쌀뜨물을 담아 두면 독을 없앤다.
(2) 식초 탄 뜨거운 물에 담근다.

10. 남자의 병은 췌장, 여자의 병은 신장에서 시작되는 경우가 많다.

(1) 남자의 병은 외면에 나타나는 경우가 적다.
(2) 여자의 병은 대부분 외면에 나타난다.

11. 살 빼는 차

(1) 대청잎(차 잎의 종류) : 단백질을 녹여 준다.
(2) 녹차 : 지방을 분해한다.
(3) 보이차 : 지방을 분해하고 다이어트에 효과적이다.
(4) 청양고추 : 지방을 분해 추울 때 먹으면 좋다.
(5) 겨자, 고추냉이 : 항암효과와 살 빼는데 좋다.

12. 독사, 독충, 벌에 물렸을 때 해독법

(1) 콜라를 물린 곳에 부어준다. 콜라는 단백질을 공격적으로 분해시켜 주기 때문에 효과가 좋다.
(3) 돼지비개를 뱀에 물린 곳에 붙이는 것은 뱀독을 제거하는 것과는 전혀 관계가 없다.
(4) 오이풀(지유) 뿌리를 찧어서 환부에 붙여주고 다려 먹으면 효과가 좋다.

13. 위장병이 잘 낫지 않는 사람

(1) 오징어먹물, 문어먹물, 쭈꾸미 먹물 순으로 먹으면 매우 좋다.
(2) 오징어먹물은 위에 이롭고, 오징어 먹고 탈이 났을 때 이롭다.
(3) 마른 오징어에 함유된 카로필렌(흰가루)은 신장을 강화시킨다.

(4) 위 점액을 약화시켜서 신트림, 위산과다를 가라앉힌다.
(5) 신장이 나쁘면 갑오징어 뼈를 데워서 가루를 내서 먹인다.
(6) 소나무에 구멍을 파서 꿀을 넣어서 15일 이상 두었다가 먹으면 위장이 낫는다.

14. 약술이란?

(1) 술을 담아서 100일 이상 동안 숙성시킨 것
(2) 걸러서 1년 이상 숙성시키면 새로운 성분이 생긴다.
(3) 약성이 몇 배로 살아난다.

15. 체했을 때-기초 처치법

(1) 지장수(황토에 물을 6회 정도 걸러낸 물) 혹은 아궁이 흙(향토에 검은 재)을 물에 타서 마신다.
(2) 양 손바닥 중앙 부분 움푹 들어간 곳을 20초 눌렀다가 5초 쉬었다를 3번 반복한다.
(3) 체했을 때, 생목 오를 때
(4) 갑자기 체했을 때 약도 없고 침도 없으면 턱의 가운데 아랫입술 밑을 문질러 주면 단침이 생성되는데, 계속 위 아래로 누르면서 생성되는 단침을 삼키면 뚫린다.
(5) 척추 등뼈 5번을 시계방향으로 계속 문질러 준다.
(6)등뼈를 타고 내려오면서 꼭꼭 눌러주면 유달리 아픈 곳이 있다. 이 부분을 시계방향으로 돌려주면서 눌러 준다.
(7) 사관
① 기가 막혔을 때, 경기할 때, 나른할 때
② 손과 발의 합곡에 놓는다.
• 양 손 : 엄지와 검지를 벌려서 끝부분에 다른 엄지손의 첫째

마디를 대고 눌러보면 손톱과 맞닿는 부분이 있다. 그 중앙에서 약간 검지 쪽을 침을 놓는다.

- 양 발 : 엄지발가락 둘째마디 약간 안에서 둘째 발가락 사이에 약간 왼쪽에 침을 놓는다.

(6) 체온보다 낮은 것을 먹으면 쉽게 풀린다.

① 소주나 맥주도 효과가 있으나 몸이 냉한 사람이 맥주를 먹으면 약 효과가 난다.

16. 단백질

(1) 식물성 비타민을 많이 먹으면 단백질로 바뀐다.

(2) 동물성을 단백질의 양을 줄여 가며 단백질을 흡수한다.

17. 소다(한약 명칭)

(1) 칼슘 덩어리로 단백질을 분해시키므로 살이 빠진다. 다량 섭취하면 좋지 않다.

(2) 다이어트에 효과적이다.

18. 술 먹고 속 쓰릴 때-단방법

(1) 낙엽송 속껍질을 끓여 먹는다.

(2) 소나무 속껍질을 씹어 먹는다.

19. 폐질환

(1) 정력자 2냥, 나한과 3냥, 하고초 2냥, 호장 3냥, 산약 3냥, 소근(페랭이) 2냥, 하목피 3냥을 혼합하여 다려서 마신다.

(2) 하루에 3번씩 6개월 이상 복용한다.

20. 손 톱

(1) 손톱에 복숭아 물을 들이면 마취가 안 된다.

(2) 손톱은 한쪽은 위장과 연결되고, 한쪽은 심장과 연결되므로 메니큐어나 봉숭아물을 바르면 위와 심장이 답답해진다.

21. 집 주변에 봉숭아 심으면 뱀이 접근하지 못한다.

(1) 쌍떡잎식물 이판화군 무환자나무목 봉선화과의 한해살이풀이다.

(2) 봉숭아꽃과 잎을 섞어 짓찧은 다음 백반과 소금 등을 넣어 빨갛게 물들인다.

(3) 원래 이 풍속은 오행설(五行說)에 빨강이 사귀(邪鬼)를 물리친다고 한다.

22. 입맛이 없을 때는 쓴 것이나 매운 것을 먹으면 입맛이 난다.

(1) 쓴 것을 먹으면 한 끼 지난 다음에 입맛이 돈다.

(2) 매운 것을 먹으면 입맛이 난다.

23. 모든 것은 상극이 있다. 이를 이용할 줄 알아야 한다.

(1) 새우는 껍질과 머리를 먹어야 콜레스테롤이 없어진다.

(2) 새우를 많이 먹으면 당뇨에 좋지 않으나 껍질에는 키토산이 있어 보완 효과가 있다.

24. 감기에 좋은 것

(1) 밤 속껍질을 말려서 생강과 같이 끓여 마시면 감기가 잘 낫는다.

(2) 감기, 천식, 폐 관련 질환(약초)

① 가래 : 까마중, 천문동, 곰보배추, 참가시나무, 야생도라지

② 기침감기 : 곰보배추, 창이자, 인동덩굴, 생강나무, 돌복숭씨,

도라지

③ 독 감 : 주목

④ 천식 : 창이자, 곰보배추, 작두콩뿌리, 야관문, 돌복숭씨, 잔대, 꾸지뽕나무

⑤ 백일해 : 작두콩, 싸리나무, 마가목

⑥ 편도선염 : 곰보배추, 마가목, 야생돌배

※ 증상에 따라서 구하기 쉬운 것 하나만이라도 잘 달여서 복용하면 효과를 볼 수 있다.

25. 중풍-기초 예방

(1) 침을 놓아서 산소가 지나는 통로를 뚫어 주어야 좋다.

(2) 3일 안에 고쳐야 좋으나, 3일이 지나면 고치는데 3개월 걸리고, 3개월이 지나면 고치는데 3년이 걸린다. 그렇지 않으면 고치지 못한다.

(3) 애벌레가 들어있는 왕벌 집을 푹 끓여서 먹으면 계속 잠을 자고 사람이 한꺼풀 벗는데, 일어나면 거뜬히 낫는다.

(4) 중풍 예방/치료

① 털 없는 쥐 6~7마리를 4홉 들이 소주에 넣고 100일 정도 두었다가 먹는다. 오래 두면 뼈까지 녹는다.

② 3~4잔 먹고 푹 자면서 땀을 내면 낫는다.

(5) 오래된 중풍의 치료

① 황백나무를 진하게 다려서 먹는다.

(6) 달맞이 꽃 뿌리를 다려 먹으면 좋다.

26. 천연 농약

(1) 채소의 뜨물, 백납에 좋다.

① 목초액을 뿌려도 좋고, 막걸리에 설탕을 넣어서 뿌려도 좋다.

(2) 과수나무에 유황을 물에 타서 뿌려주면 과일이 떨어지지 않는다.

(3) 탄저병 걸린 고추에 막걸리와 설탕을 섞어주면 바로 치료가 된다.

Ⅳ. 특수한 약초들

1. 노니(열대성 식물)

노니의 학명은 모린다 시트리 풀리아(Morinda Citrifolia)이며, 두서니과(Rubia Ceae)에 속하는 식물이다. 노니 열매는 관목류의 식물에서 열린다. 익은 열매는 녹색을 띠고 껍질은 투명하며 울퉁불퉁하고, 고약한 냄새를 풍긴다. 노니의 서식지로는 남태평양의 많은 섬(하와이, 타히티)과 말레이시아, 인도네시아, 대만, 필리핀, 베트남, 인도, 아프리카, 괌, 서인도제도 등에서 자생한다.

특히 노니는 특징적 형태와 뛰어난 자생력을 가지고 1년 내내 열매를 맺으며, 노니 씨에는 공기주머니가 있어 물에 뜨는 특성을 가지고 있고 번식력이 강하다. 노니가 재생하기 위한 적정 기온은 열대 온순 기후로 19℃～38℃ 정도이므로 기후조건이 맞아야 하며, 공해 없는 청정지역으로 화산성 토질이 가장 적합하다. 또한 수많은 꽃들이 모여 하나의 열매를 맺는 기이한 열대식물이 노니이다.

1) 노니의 각 부위별 쓰임새

역사적으로 보면 미국, 다른 여러 나라에서도 Morinda Citrifolia는 호흡기관, 소화기관, 신경계통, 면역계통 증상들을 치료하는 데 사용되어 왔다. 관절, 피부, 뼈의 손상을 치료하는 데도 쓰여 왔으며, 전통적인 치료제로서의 노니는 모든 부분(잎, 뿌리, 줄기, 씨, 꽃, 열매)이 약용으로 쓰여 왔다. 즉 노니는 어느 한 부분도 버릴 곳 없이 쓸 수 있는 약용 식물임에 틀림없다.

잎사귀는 피부의 염증에 효험을 주는 소염제로, 상처에는 통증을 완화시키는 데 사용하고, 뿌리에서 추출한 즙은 혈압을 낮추는 데 사용했으며, 줄기는 강력한 지혈제로서 말라리아 치료에 쓰였으며, 씨는 변비 치료제로, 꽃 추출물은 눈의 염증을 치료하는 데 쓰이고, 열매는 노니 식물에서도 탁월한 부분으로 모든 증상들에 널리 쓰이고 있다.

2) 노니의 부분별 건강 기강 체계

① 성인병 : 인슐린 분비의 조절과 산화방지, 혈액순환 원활, 내분비물 분비 촉진, 암 세포 억제 작용을 한다.

② 면역체계 : 질병을 퇴치할 수 있는 자연 향상력과 NK세포, 대식세포의 활성화 촉진, 혈액 응고작용을 한다.

③ 소화계 : 각 내장의 내분비 호르몬의 윤활작용을 촉진하고, 소화흡수율 증강, 세포 활성화를 촉진한다.

④ 순환계 : 인체의 유해산소(free radicals)를 자체 제거하여 산화방지제 역할을 하고, 혈액의 청결화를 돕는다.

⑤ 노화방지 : 인체의 신진대사를 촉진함으로써 피부노화를 억제하고, 머리나 피부에 윤기를 더해주며, 피부에 탄력성을 준다.

3) 노니의 주요 연구 관심사

① 세포기능 활성화(세포 재생능력) : 다른 세포의 파괴를 가져오는 프리라디칼(free radicals)로서 체내에서 세포사를 일으키는 항산화 효력과 프리라디칼 손상을 억제한다.

② 산화질소(NO)생성(인체 내 산화작용 억제) : 세포들 간에 소통을 원활케 한다.

③ 항암효과(임상실험, *in vivo*, *in vitro*) : 암세포의 번식을 차단하고 암 종괴에 직접 간여한다.

④ 혈압 조절작용(혈액순환 원활) : 노니의 Scopoietine은 혈관을 확장시킨다.

⑤ 진통효과(마취제로서의 응용) : 통증이란 인체의 위험을 감지하는 신호등이다. 염증과 통증을 가라앉히는 항히스타민제가 작용한다.

4) 지금까지 알려진 노니의 주요 성분

성분명	성분명(한글)	성분명	성분명(한글)
Xeroninf	제로닌	Scopoletin	스코포레틴
Proxeronine	프로제로닌	Morindadiol	모린다디올
Proxeronase	프로제로나제	Rubiadin	루비아딘
Serotonin	세로토닌	Magnesium	마그네슘
Damnacanthal	담나칸탈	Carbonate	탄산염
Nordamnacanthal	노르담나칸탈	Protein	단백질
Anthraquinones	안트로키노즈	Sodium	나트륨
Caratenoidas	카라테노이드	Bioflavonoids	비오플라보노이드
Morindine	모르딘	Morindone	모린돈
Terpenes	테르펜	Soranjidiol	소란지돌
Plant Sterols	식물성 스테롤	Iron	철 분
Sitosterol	시토스테롤	Phospate	인
Glycosides	글리코사이드	Rubiadin MME	루바아딘 MME
Alizarin	알자린	Acetin Glucop	아세틴 글루콥
Ursolic acid	어솔릭 산	Valine	발 린
Caproic acid	카프로익 산	Caprlyic acid	카프리틱 산
Serine	세 린	Asperuloside	아스페루로시드
Serotonin	세로토닌	Vitamins	비타민
Trace elements	미량원소	Alkaloids	알카로이드
Enzymes	효 소	Cofactors	카팍토
Tyrosine	티로진	Chlororubin	키로루빈

성분명	성분명(한글)	성분명	성분명(한글)
Alanine	알라닌	Methionine	메티오닌
Arginie	아르기닌	Isoleucine	이소류신
Aspartate	아스파르테이트	Leucine	류 신
Cysteine	시스테인	Lysine	리진
Cystine	시스틴	Phenlyalanine	페닐알라닌
Glycine	글리신	Threonine	트레오닌
Glutamate	글루타메이트	Tryptophane	트립토판
Proiline	플로린	Histadine	히스타딘

※ 이외에도 노니는 비타민, 미네날, 17개의 아미노산, 카프로익산, 등의 성분을 가지고 여성에게는 다이어트, 피부미용, 남성에게는 정력보강, 뛰어난 항암력과 피부재생 능력 등으로 구전된 말들에 더욱 깊이 있는 연구를 통해 항암과 기능성 화장품 개발에 이르기까지 명실상부한 노니의 역사 재창조를 할 것으로 기대하고 있다.

5) 노니의 제로닌 이란?

① 단백질 분자의 형태 유지한다. 세포의 벽을 유연성 있게 통과하여 단백질 분자와 부합하여 단백질을 활성화 시킨다.
② 인체의 대장에서 생성된다.
③ 카뷸딩 불록 효소를 생성한다(프로제로닌 + 프로제로나아제 = 프로제로니네이즈).
④ 비정상 세포를 정상세포로 바꾼다.
⑤ 효소 활성화를 촉진한다.
⑥ 세포의 입구 확대(장의 벽에 세포막 구멍을 크게 변화시켜 분자 크기의 대단한 아미노산도 쉽게 흡수한다)

6) 노니의 면역증강 시스템

(1) 산화질소(Nitric oxide, NO) 생합성 증가 사이토카인(Cytokine)과 산화질소를 증가시켜 거대한 식세포를 활성화하여 증가된다. NK(Natural killer)세포와 대식세포, 산화질소 생산효소가 있다.

◉ 산화질소란? : 뇌 활동성을 촉진함으로써 혈압 및 콜레스테롤 정상수준 유지, 인슐린 분비조절, 혈액응고 억제, 성장호르몬 분비조절, 신경세포와 뇌의 연락 선달물질, 음경의 혈류량 조절을 한다.

(2) 암세포 공격 : 산화질소를 증가시켜 바이러스와 박테리아를 파괴하는 항생작용을 하며, 병원균의 호흡작용에 필수적인 철(Fe)이 함유되어 분자를 공격한다. ① 대장균, 박테리아, 바이러스를 삼키는 대식세포, ② 노화 세포를 삼키는 대식세포, ③ 암세포를 공격하여 분해, 파괴작용을 하는 NK세포 등이 있다.

(3) 노니의 항산화에 대한 실험 순서 : 정상인체의 세뇨관 세포에 산화물질인 과신화수소(H_2O_2)를 처리한다. 죽어가는 세포에 노니 엑기스 첨가. 노니 엑기스를 넣은 세포가 재생능력 증가. In vitro상 한국 최초 소개임.

(4) 노니 엑기스를 이용한 세포 재생실험 : 정상 세뇨관 세포(MDCK) 이용(*in vitro*상 한국 최초 노니 실험 공개자료)

Control : 과산화수소(H_2O_2) +노니 엑기스 과산화수소

◉ 결 과 : 노니 엑기스를 두 대조군(A. B)에 하나는 첨가, 또 하나는 첨가하지 않은 세포에 과산화수소로 산화 작용제를 첨가한 후에 세포의 죽어가는 이미지를 사진으로 측정한 결과 노

니 엑기스를 첨가한 세포가 월등하게 상처를 입지 않고 재생할 수 있다는 사실을 발견하게 되었다.

(5) 암 세포에 노니 엑기스의 작용 : DU145 신장암 세포 이용(*in vitro*상 한국 최초 노니 실험 공개 자료)

Control : 과산화수소만 처리. 과산화수소 + 노니 엑기스

◉ 결 과 : 암세포에 과산화수소를 대조군에 처리한 후와 노니 엑기스를 첨가한 후의 암세포의 파괴 진행과정을 *in vitro* 상에서 측정 실험하였다. 노니 엑기스를 첨가한 세포에서 거의 완전하게 세포사가 일어난 것으로 나타났다. 노니의 타켓인 암 세포에의 공격이 나타난 것이다. 암에는 담나칸탈(Damnacanthal) 성분이 주효하다고 추측한다. 노니의 주요 성분이며, 정상적인 세포로 인식하여 암세포 성장을 멈추게 한다(세포분열 속도 이완).

(6) 생쥐의 실험을 통한 노니의 암 억제 효과(누드 마우스를 이용한 임상실험 한국 최초 공개) C2H9암세포를 배양했다. 이 암세포를 처리한 후 생쥐의 상피세포에 주사하여 발암을 시켜 암 덩어리가 성장함. 암 덩어리에 노니 엑기스를 주사하여 암 덩어리의 크기를 측정하였다. 현저히 작아짐을 증명함.

◉ 실 험 : A군과 B군에 각각 암세포를 상피세포에 주사한 후 암 덩어리를 자라게 했다. 그 후 암 덩어리에 콘트롤로 PBS와 노니 엑기스를 각기 주사한 후 매일 암 덩어리의 크기를 측정하였다.

◉ 결 과 : 암 덩어리에 노니 엑기스를 주사한(B군) 군에서 현저하게 암괴가 적어짐을 알 수 있는 것으로 보아 노니의 암 억제 효과를 증명할 수 있었다.

(7) 암 억제 효과 실험(MTT ASSAY법) : 노니 엑기스를 이용한 암 척도로 사용되는 MTT ASSAY법에 위한 세포 실험을 하였다.

◉ 결 과 : 암세포 억제 실험 효과 측정법인 MTT ASSAY법에 의한 노니 엑기스의 효능을 측정한 결과로 암세포에 농도별로 노니 엑기스를 처리한 후 암 세포 죽은 것을 카운팅하여 그 척도를 측정하였으며, 현저한 차이점이 발견되었다.

(8) 고혈압 치료에 탁월한 효과 : ① Dr. Isabell Abbott(1992년)는 고혈압 효과에서 노니가 함유하고 있는 식물성 영양소가 수축된 혈관을 확장시켜 혈액 순환이 원활하게 된다고 했으며, 심장의 과로를 완화하여 심장보호 기능 역한을 한다고 했다. ② 하와이대학 연구팀(1993년) 노니에서 스코포레틴(Scopoletin) 추출에 성공, 혈관 확장 작용으로 세로토닌 악(惡)을 차단하였다.

※ 세로토닌(Serotonin) : 포유동물 혈청 혈소판, 뇌 등의 혈관을 수축시키는 물질이다. 혈압 조절(임상적 역학) 노니를 음용한 함으로써 혈당수치가 낮아졌다. 혈당수치 조절, 여성생리통 완화, 남성 소변횟수를 조절한다.

2. 함초와 복령

함초는 흙속에 스며든 바닷물을 빨아들인 다음 광합성을 통해 줄기와 가지로 물기만을 증발시키고 우리 인체에 부족한 갖가지 미네랄 성분이나 효소를 영양분으로 남겨준다. 갯벌의 산삼 함초는 영양분에는 칼륨, 칼슘, 마그네슘, 요오드, 철, 미네랄, 각종 효소 등 우리 인체에 부족한 성분이나 효소를 포함하고 있다. 특히 혈액순환을 좋게 만들어 주고, 또한 노폐물 제거 및 항균작용의 효능이 있어 염증을 완화하며, 관절염이나 수종 등을 개선하는 데 효과적이다.

팜츄리 광합성 세균은 항생제에 대한 내성력을 떨어뜨리고, 또한 광합성 세균은 토양이 받는 빛과 열을 에너지원으로 하여 뿌리에서 나오는 분비물, 유기물 혹은 유해가스(유화수소)를 기질로 해서 질소화합물의 아미노산, 핵산이나 생리활성물질, 당류 등 식물의 생육생장을 촉진시키는 다수의 유용물질을 생합성하는 독립 영양 미생물이다. 특히 항산화 효과 및 항암효과와 면역력 증강에 좋다는데 착안하여 본 연구에서는 바다의 산삼인 함초와 팜츄리 광합성 세균 농축 엑기스를 혼합 배양하였다.

세포가 외부의 나쁜 인자에 인해 생존경쟁에서 살아남기 위해 세포는 아주 복잡하고 다양한 신호전달체계를 통해서 세포를 조절하고 살아가는 것으로 알려져 있다. 지금까지 알려진 바로는 세포 외부로부터 ROS나 또는 cytokine에 의해서 활성화된다고 알려져 있는 신호전달 체계는 Ras-Raf-ERK로 이어지는 MAPKinase pathway와 MKK3를 통한 p38, JNK pathway 등이 원인인자로 알려져 있다.

최근에는 여러 가지 세포 성장요소에 의해서 활성화 되어지는 PI-3inase/Akt로 이어지는 pathway들도 세포의 외부 damage를 일으킬 수 있어 세포사를 유발하게 된다는 복잡한 과정이 포함되는 것으로 알려졌다. 특히 항산화작용과 세포사 등에 관심을 가지고 생체광전자양을 측정함으로써 항산화 현상의 생물 광학적 이해와 함초와 팜츄리 광합성 세균 혼합 첨가 배양물질에서의 황산화 효과(ROS)와 면역체계는 물론 항암효과 측정이 가능하였고, 확실한 효험이 인정되었다.

3. 상황버섯(IPC)

1) 상황버섯

상황버섯[*Phellinus baumii* (L.ex Fr) Quel]은 소나무 비늘버섯과에 속하는 흰색 부후균이며, 주로 뽕나무와 활엽수의 줄기에 자생하고 보통명은 '목질진흙버섯' 또는 '진흙버섯'이라고 한다. 자라는 곳은 해발이 높은 활엽수 지대의 양지에서 자생하고, 땅의 그늘 쪽으로 성장되는 특징이 있다. 따라서 죽은 나무의 지상부 줄기에서 발견되고 있으며, 야생되는 상황버섯은 3～4년 동안 다년생으로 생장하는 것이 일반적이다.

이 상황버섯은 맛과 향이 없다. 상황버섯은 중국과 일본에서 많은 연구가 이루어져 그 특징, 약효 분류, 형태 등이 보고되고 있으며, 중약대사전에는 나무줄기에 자생하는 버섯이라고 하여 상신, 상이, 상황고라는 별명을 갖고 있다. 일본 학자는 주로 뽕나무 줄기에 자생하며, 표면을 제외하고는 황색을 띠고 있으며 '상황'이라 칭하며, 특히 버섯을 물에 달였을 경우, 색깔은 노랗거나 단황색으로 나타나며, 맛과 향이 없는 것이 특징이다.

상황버섯은 그 자람이 희귀하여 자연산으로 자란 버섯은 이미 구하기가 매우 어려워졌으며, 인공재배법 또한 개발되지 않아 자실체의 항암성분을 의약품으로 개발하기가 불가능하였으나 충북대 약학대학, 서울대 약학대학 교수팀에 의하여 균사체를 액체 배양하고 그로부터 단백 다당체를 분리하여 항암효과의 월등함을 입증하였다.

상황버섯의 항암효과가 거론된 것은 지난 95년부터이며, 면역 증강제로서 효과가 일찍이 드러났지만 다년생 자연산인 상황버섯이 워낙 희귀한데다 인공재배 또한 너무 어려워 소량 생산밖에 되지 않았기 때문에 kg당 4백만～5백만 원 이상의 고가에 거래가 이루어졌고. 그

것도 포자층이 형성되지 않은 완전한 버섯이라고 말할 수 없는 균사체에 가까운 것이었다.

야생 상황은 3~4년 동안 영년으로 생장되며, 갓의 두께가 두꺼운 것일수록 좋다. 그 모양은 초기에는 노란 진흙덩이가 뭉친 것 같은 형태로 유지되다가 다 자란 뒤에는 나무 그루터기에 혓바닥을 내밀고 있는 모습이어서 '수설'이라고도 한다. 혓바닥 같은 형태의 윗부분이 상황의 품종에 따라 약간의 차이는 있지만 진흙과 같은 색깔을 띠기도 하고 감나무의 표피와 같이 검게 나타나기도 한다.

'상황버섯'. 오래된 뽕나무 밑둥에서 노르스름한 빛깔을 띤 채 자라는 이 버섯의 항암효과에 관심이 모아지고 있으며, 몸에 좋은 버섯이라고 하면 우선 표고, 영지, 송이 같은 버섯을 떠올리는 사람들에겐 낯선 이름일 수도 있다. 1000m 이상 고지대에서 동절기에는 일교차가 극심한 자연의 수맥과 모진 한파에서 견디며 자란 다년생으로, 명품인 자연 상황은 유명할 뿐만 아니라 각계 임상실험과 직접 본인의 인체에 투여한 결과 외부 종양은 30일 이내로 흔적조차 없이 치유가 되었으며, 그 효과는 참으로 감탄을 금할 길이 없다. 자연산 상황의 효능으로는 체내 외의 암 또는 종양, 주취, 위장장애로 고생하시는 분에게는 한번 권하고 싶다.

2) 상황버섯의 항암효과

상황(桑黃)은 담자균류(Basidiomycetes)의 잔나비걸상과(Polyporaceae, 다공균과)에 속하는 곰팡이(Fungi)로서 뽕나무(Morus alba, Moraceae)의 줄기에 기생하며, 약성은 감(甘), 평(平)하며 지혈약으로서 혈붕, 혈림, 탈항으로 인한 출혈, 대하, 월경불순 등에 응용되며, 민간에서는 늑막염, 폐렴, 감기 등의 열성병에 해열제로 민간약으로서 사용하여 왔다.

최근 담자균류의 버섯 종류가 항암제 및 면역증강제로서 각광을 받고 있고, 상황은 다른 여러 버섯과 비교하여 볼 때 항암제로서의 효과가 탁월하다 할 수 있다.

4. 천 마

1) 천 마

천마(Gastrodia elata Blume)는 뽕나무 버섯균과 공생하는 기생식물인 난초과 천마종에 속하는 여러해살이풀이다. 천마종은 전 세계에 약 25종이 있으며, 우리나라에는 천마, 한라천마, 애기천마가 자라고 있다. 땅속 덩이줄기는 뚜껍고 다육질이며, 타원형으로 길이는 약 10cm이고, 지름은 3~4.5cm이며, 그리 뚜렷하지 않은 환절이 있다. 줄기는 붉은 황적색 및 밤색으로 높이 60~100cm로 곧게 자라며 엽록소를 함유하지 않는다.

잎은 비늘 모양을 이루고 막질이며, 길이는 1~2cm이고, 가는 잎맥이 있으며 아래 부분은 짧은 칼집 모양이다. 화서는 수상화서 모양의 총상화서로 길이는 10~30cm이고, 꽃은 황적색이고 꽃자루는 짧고, 길이는 2~3mm이다. 꽃 떡잎은 막질이고 좁은 피침형이거나 선 모양의 긴 타원형이다. 꽃 덮이관은 일그러진 단지 모양이고, 입구 부분은 사형(斜形)으로 길이는 7~8mm이고, 기부의 아래쪽은 약간 팽대해 있다. 열편은 작고 삼각형이다.

순판은 꽃 덮이관의 3분의 1 높이로 3개의 열편이 있고, 중앙의 열편은 비교적 크고 그 기부는 꽃부리 속에서 짧은 자루모양을 띠고 있다. 씨방은 밑에 있고 길이는 5~6mm로 매끈하고 광택이 있으며, 몇 개의 모서리가 있다. 삭과는 타원형이거나 타원 모양의 도란형이며, 길이는 15mm이고 짧은 자루가 있다. 종자는 많으며 작고 가루 모양으로 되어 있다. 꽃은 6~7월에 피고, 열매는 7~8월에 익는다.

늦가을에 땅 윗부분이 시들었을 때 땅 속 덩이줄기는 가지고 있던

양분을 소비하여 속이 비게 된다. 이때 가늘고 긴 땅 속 줄기를 뻗어서 뽕나무 버섯균으로부터 양분을 얻으며, 여러 해가 지나서 덩이줄기가 살찌면 줄기를 키운다.

옛부터 꽃줄기가 붉고 화살대처럼 닮았다하여 '적전(赤箭)'이라 하였으며, 스스로 움직인다고 하여 '자동초'라고 부르며, 바람이 불어도 움직이지 않는다고 하여 '정풍초'라고도 부른다. 또는 바람이 없어도 저절로 움직일 수 있다고 하여 '독요지'라고 부르며, 귀신을 닮은 풀이라는 뜻에서 '신초(神草)'라고도 불린다. 천마의 싹이 갑자기 땅에 솟아나기 때문에 어디에서 나올지 몰라 '도둑의 다리'라고 부르기도 한다.

수자해족은 한자로 수자(豎子), 즉 더벅머리 수, 아들자를 사용하여 즉 마치 우둔한 더벅머리 총각의 생식기를 닮았다는 뜻에서 유래되었다고 한다. 천마의 열매는 줄기 속에서 낙하하므로 흔히 통속으로 돌아오는 씨라는 뜻의 '환통자'라고 불리워 왔다. 이렇게 시대가 바뀌면서 식물을 부르는 이름도 가지각색인데, 요즘에는 골프가 전 세계적으로 유행하여 천마의 뿌리와 줄기를 전체적으로 관찰해 보면 골프채를 닮은 형상이라고 하여 골프채와 같이 생겼다고 말하는 사람도 있다.

천마는 난초과에 딸린 여러해살이풀이다. 키는 30~100cm쯤 외줄기로 곧게 자라고, 뿌리는 고구마처럼 덩이졌다. 줄기는 붉은 밤색에 조그마한 잎이 듬성듬성 난다. 5~6월에 싹이 나서 흰빛의 꽃이 피었다가 곧 시든다. 뿌리를 천마라고 하고, 줄기를 적전, 또는 정풍초라고 부른다. 참나무 뿌리 삭은 데서 다른 버섯과 공생하여 자라는 반기생식물이다. 분포는 습윤한 숲에서 비옥한 토양에까지 자란다. 중국의 서남 및 길림, 요녕, 하남, 안휘, 강서, 호북, 호남, 섬서, 감숙에 분포하고 재배도 한다.

2) 천마의 효능

천마는 뇌 질환 계통의 질병에 최고의 신약이다. 두통, 중풍, 불면증, 고혈압, 우울증 같은 두뇌의 질환에 불가사의하다 할 만큼 효력을 발휘할 뿐만 아니라 위궤양, 간질, 간경화증, 당뇨병, 식중독, 디스크, 백혈병, 암에 이르기까지 광범위한 질병에 두루두루 뛰어난 효력을 발휘한다.

동의보감에는 「허로와 신을 보하고 오장을 튼튼하게 하며, 기력을 돋우고 근육과 뼈를 강하게 하며, 위장을 잘 다스려 설사를 멎게 하고 정신을 편안하게 한다」고 씌여져 있다. 오장의 기능을 충실하게 하기 때문에 마를 먹으면 몸의 근간이 되는 뼈와 근육이 튼튼해지고, 정신과 신경이 안정되고 의지가 강해진다는 것이다.

마의 주요 성분은 전분, 단백질, 사포닌, Mucilang, Arginine, Allantoin, Amylase, Choline 등의 주요 물질이 들어 있으며, 약리작용으로는 자양강장, 지갈, 진해, 지석 등에 효과가 있다. 요통, 건위, 동상, 화상, 유종, 양모, 갑선선종, 심장염, 유정, 설사, 유뇨증에 대단히 유효한 생약이다.

(1) 자양강장

무친이라는 단백질의 흡수를 돕는 점액질이 풍부하고 Arginine 등의 각종 Amino acid와 각종 당질 등 풍부한 영양분이 함유되어 있어 자양작용을 하며, 비특이적 면역능력을 증강시키고 근육을 강화한다.

(2) 소화장애 개선

디아스타제 등의 소화효소가 들어 있는데, 이 효소는 음식을 3～4배 빨리 소화하게 한다.

(3) 당뇨의 혈당수치 저하작용

호흡기 점막에 자윤을 공급하여 노인성 해수를 경감시키고, 약한 거담작용이 있으며 경도, 중등도의 갈증이 있는 당뇨병에 혈당 강하 작용이 있다.

(4) 동맥경화 예방

녹말과 당분, 단백질이 풍부하며 비타민 B_1, B_2, C, 등과 동맥경화 예방을 돕는 사포닌이 다량 함유되어 있다.

(5) 뛰어난 항암, 진통 효과

천마는 항암작용이 매우 강하다. 날것을 잘게 썰어 그늘에서 말려 가루 내어 한 번에 한 숟가락을 먹거나 항암작용이 있는 다른 약초와 같이 먹는다. 특히 백혈병, 폐암, 위암, 직장암 환자가 천마 가루를 몇 달 복용하고 깨끗하게 나은 사례가 있다. 천마는 진통효과도 뛰어나서 말기암으로 고통이 극심할 때 통증을 완화하는 데에도 좋다. 한때 천마를 이용하여 종교가 생긴 적도 있다. 중국 청나라 말기에 지금의 만주지방 일대에 '대도회'라는 비밀 종교단체가 있었다. 대도회는 낡고 부패한 정권을 쓰러뜨리고 깨끗하고 질병이 없는 이상사회를 건설한다는 것을 기치로 내세운 비밀결사단체로 교리의 많은 부분은 노자의 『도덕경』에서 따왔다.

대도회 교주는 신도들이 병이 나면 천마를 달여서 먹게 하였는데 어떤 병이든지 대개 잘 나았다. 관절염이나 신경통에는 천마와 원지를 같이 달여 먹게 하기도 했다. 대도회 교주가 병을 잘 고친다는 소문이 퍼져 수많은 신도가 몰려들어 한때는 신도수가 2백만 명이 넘었으며 50년 동안 크게 번성했다. 천마는 다음의 질병을 치유하거나 호전시킨다.

고혈압, 저혈압, 중풍, 반신불수, 뇌일혈, 타박상, 뇌출혈, 뇌진탕, 당뇨병, 간경화증, 가스 중독, 농약 중독, 백혈병, 혈우병, 어지럼증,

두통, 귀울림, 차멀미와 배멀미, 혈액순환이 잘 안 될 때, 크게 잘 놀라는 병, 하반신 마비, 목덜미와 어깨, 잔등이 당기고 뻣뻣한 데, 지방간, 간염, 어깨가 차가운 증상, 팔다리에 열이 날 때, 손발이 뒤틀리는 데, 심장병, 신장병, 어린이 간질, 감기몸살, 관절통, 좌골신경통, 손발이 삔 데, 위장병, 장출혈, 어혈, 뱃속에 딱딱한 덩어리가 있는 데, 음부 가려움증, 습진, 무좀, 피오줌을 누는 데, 끓는 물이나 불에 덴 데, 쇠독, 갖가지 암, 동상, 다형성 홍반, 마른버짐, 변비, 설사, 곽란, 후두염, 몸이 붓는 데, 오로칠상 등이다.

이 밖에도 근육과 뼈를 튼튼하게 하고 장부를 튼튼하게 하며, 오래 먹으면 기운을 돋우고 체력을 늘리는 등 그 효과를 일일이 말로 다할 수 없다.

5. 버섯과 천마의 만남(IPC)

1) 상황버섯 속의 베타-글루칸 성분이 암을 억제한다.

베타-글루칸이란 아우레오바시즘(Aureobasidium)이란 미생물이 생산하는 다당류의 일종으로써 자일리톨 등과 같은 기능성 당 알콜과 플루란과 같은 가식성 다당류 생산 균주로 널리 알려져 있다.

면역기능 향상효과, 림프구의 활성을 강화시켜 암 예방을 하며, 암세포가 이미 발생하고 발병한 후에도 암세포를 공격하므로 생활 활성작용을 하며, 장내에 유해생물을 억제하고 유용미생물과 유해미생물의 균형을 조절한다.

베타-글루칸의 효과는 다음과 같다.

- 면역력 강화효과
- 혈압 및 혈당 강화제
- 피부재생 보호효과

- 인체에 유해활성 산소 제거
- 콜레스테롤 수치 저하효과
- 항암 활성효과
- 기억력 회복효과
- 항균효과

2) 암을 공격하는 IPC

상황버섯의 면역증강 및 항암효과와 천마의 다양한 생리활성 작용으로 생체내 이용률을 최대한으로 높인 것이 IPC(Immuno Polysaccharide Compound)이다. 현대 사회에서 약재로부터 성분을 얻는 방법은 열수추출법이 가장 일반화 되어 있다. 그러나 고대 문헌을 통하여 볼 때, 열수 추출 시 얻어지는 농축액뿐만 아니라 저분자 기능성분이 포함되어 있는 증류액의 효능도 매우 중요하다고 하였다. 그러나 현대 사회는 일반적인 열수 추출에 의한 농축 성분만을 이용하고 있을 뿐, 저분자 기능 성분들은 모두 증발되어 소실되어 버린다. 하지만 IPC는 고대의 추출법을 현대적 방법으로 재현하여 저온추출법으로 제조되었다.

Ⅴ. 특수 질환에 효과가 있는 약초식물

제1절 당뇨병에 좋은 약초식물

당뇨 치유는 명약을 먹어서 치료할 수 없으며, 당뇨에 나쁜 것을 먹지 않음으로써 개선할 수 있다. 당뇨가 올 수밖에 없는 생활태도를 바꾸지 않는 한 치료는 불가능하다.

1. 당뇨병 치유법

(1) 건전한 식생활(자연식, 전통식)로서, 당뇨는 치료하는 것이 아니라 불건전한 생활습관을 개선함으로써 치유하는 것이다. 당뇨의 원인은 생활습관에 기인한다. 생활습관의 개선이 없이는 일시적인 방편에 지나지 않는다.

(2) 식생활 개선이 최우선이다. 건강식(자연식)으로 전환을 시도해야 한다. 과음・과식은 물론 간편식(간이식, 서양식)의 폐해는 당뇨환자에게는 치명적이다.

(3) 유산소 운동을 통해 몸속의 독소를 몸 스스로 배출시키는 습관을 기르게 해야 한다.

(4) 몸의 자연치유 기능을 심각하게 저해하는 스트레스를 어떠한 방법으로 해소할 수 있는 방법을 찾아 실천해야 한다.

2. 당뇨에 좋은 약초식물

1) 두 릅

두릅나무 뿌리껍질이나 줄기 껍질에 들어있는 사포닌 성분이 정신적, 육체적 피로를 회복시켜 주고 심장을 튼튼하게 하며, 염증을 없애고, 암세포를 억제하고 관절염, 신경통, 요통, 당뇨병, 갖가지 암, 저혈압, 변비 등에 효과가 있다. 또한 혈당 강하작용이 있어 당뇨병 환자에게 좋다. 두릅을 피해야 할 사람은 빈혈 걸린 사람, 몸에 열이 많은 태양인은 피해야 한다.

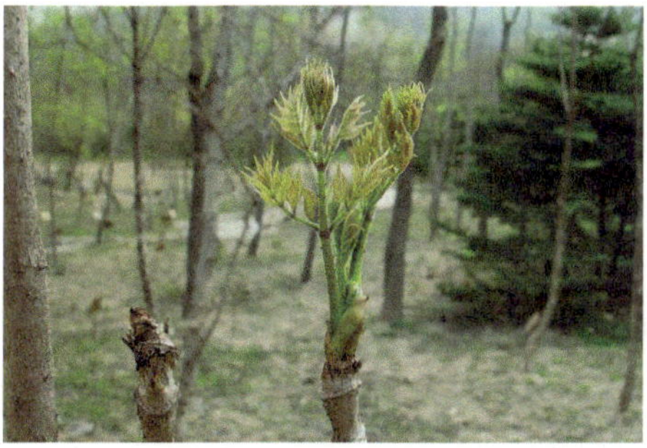

두 릅

2) 둥굴레 순

허약체질을 강하게 하는 강장, 강정효과 당뇨에 효능이 있다. 당뇨병, 심근쇠약, 고지혈증에 좋다. 음이 성하고 양이 허한 데와 비가 허하여 가슴이 답답한 사람은 쓰지 않는다.

3) 황 정

둥글레와 비슷한 식물로 황정을 낚시둥글레라고 한다. 맛은 달고 성질은 평하다. 또한 비위가 허약한데, 마른기침, 폐결핵, 당뇨병 등에도 쓴다.

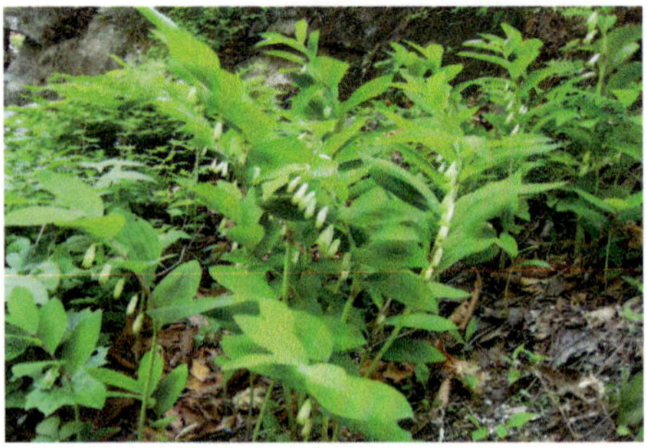

둥굴레

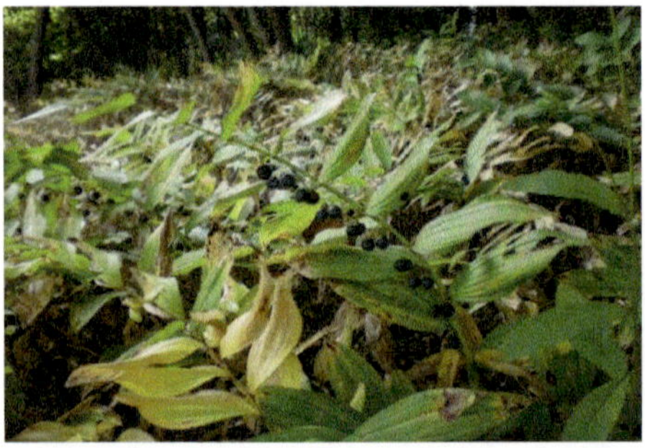

황 정

4) 달맞이꽃 순

해열, 소염작용, 당뇨병, 고지혈증에 효험이 있다. 뿌리를 약재로 쓰는데 병에 따라서는 잎을 쓰기도 하며, 민간에서는 종자로 기름을 내어 당뇨병에 복용한다. 씨앗 기름은 당뇨병, 고혈압, 비만증에 효과가 있다. 달맞이꽃이 좋기는 하나 너무 과다하게 집중적으로 섭취하는 것은 피해야 한다.

5) 산뽕나무 순

신경통, 당뇨, 강장의 신이 내린 보약 산뽕나무는 맛은 달고 성질은 차다. 심경, 간경, 신경에 작용한다. 소갈증(당뇨)을 낫게 하고, 오

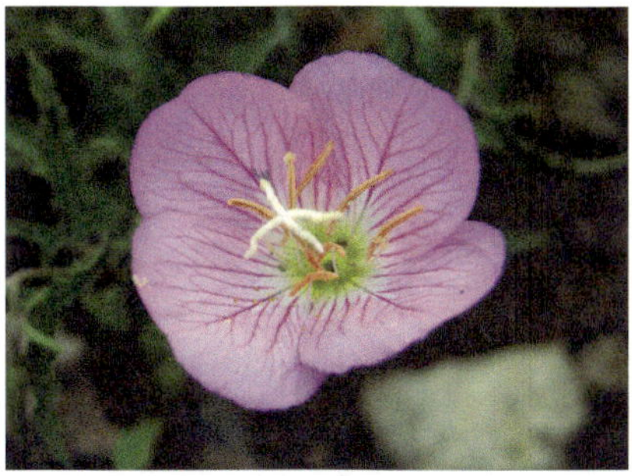

달맞이꽃

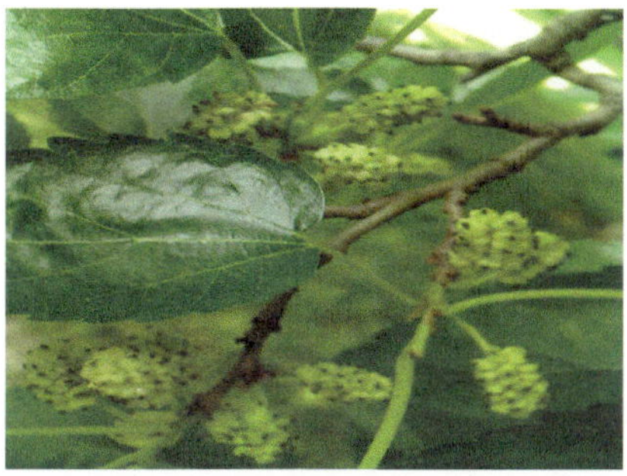

산뽕나무

래 먹으면 배가 고프지 않게 된다.

6) 삼백초

삼백초는 약리작용이 갖가지 성인병의 예방과 치료에 주목할 만한 효과가 있다. 삼백초는 변비와 숙변을 없애는 데 효과가 탁월하다. 삼백초에 들어 있는 쿠에르치트린, 이소쿠 에르치트린, 프라보노이드 등의 성분이 변통을 좋게 하는 작용을 한다.

7) 칡 순

당뇨병, 부종, 설사, 황달, 술독, 고혈압, 두통, 협심증에 좋다. 흙속의 진주라 불리는 칡은 혈액순환을 원활하게 해주어 고혈압, 동맥경

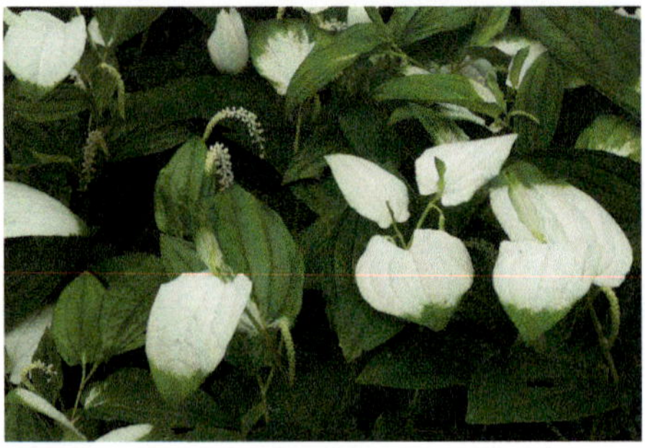

삼백초

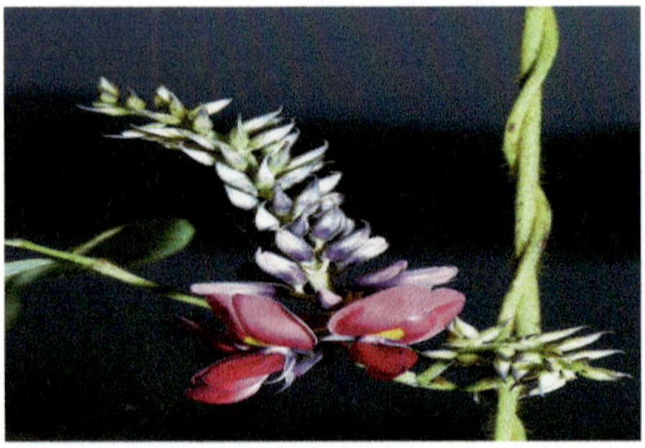

칡 순

화, 고지혈증, 협심증 등에 좋으며, 혈당이 조절되어 당뇨 환자분들에게도 아주 훌륭한 식품이다. 당뇨병에는 칡뿌리 120g에 물 반 되(900ml)를 붓고 반으로 줄어들 때까지 약한 불로 달여서 1일 3회 나누어 마신다. 오래 복용하면 심장이 튼튼해지고, 혈압이 안정된다. 칡뿌리는 성질이 차므로 몸이 찬 사람, 곧 소음이나 태음체질인 사람이 오래 복용하면 좋지 않다

8) 두충잎

두충나무는 혈압 강하작용, 안태작용, 신허, 허리, 무릎통증, 유산방지, 강장약, 요통, 관절통, 관절염, 건근골, 하지위약, 진정, 진통, 소변

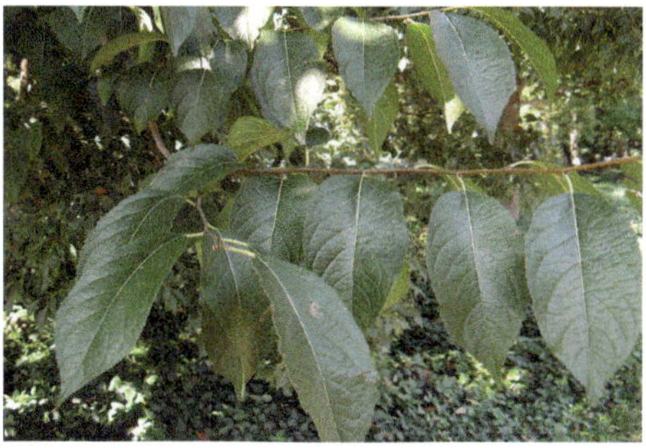

두충잎

불리 등 다양한 효능이 있다.

9) 오가피

오가피는 해독, 콜레스테롤, 혈당, 신경장애, 지구력, 집중력, 뇌의 피로, 눈과 귀를 밝게, 성기능을 높이며 지방간, 당뇨, 고혈압 치료제로 각종 성인병 예방효과가 탁월한 것으로 밝혀져 새롭게 주목받고 있다. 또 추출물을 관련 효소에 투여했을 때 간세포 활성도가 241%로 나타나 높은 해독 효과를 보였으며, 당뇨병을 방지하는 혈당강하능력(97%), 혈압 조절능력(94%), 노화를 억제하는 항산화 활성능력(72%)등 성인병을 예방하는 효과가 탁월한 것으로 드러났다.

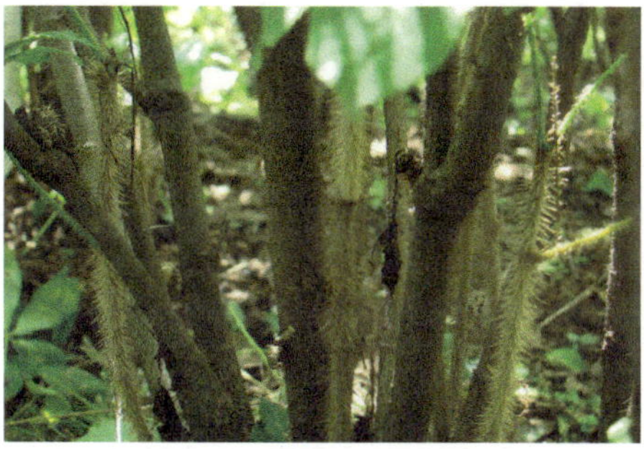

오가피

10) 달개비(닭의 장풀)

당뇨질환에 효험이 있다. 해열, 이뇨, 소염, 혈압 및 혈당강하, 간경, 심경, 비경, 신경, 소장, 대장경에 닿는다. 갈증이 있을 때마다 물 대신 계속 마신다. 비위가 허하고 차가운 사람은 복용을 금한다.

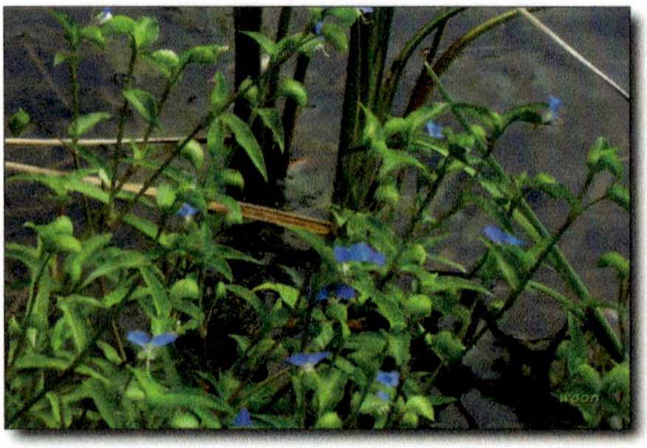

달개비

11) 산죽(조릿대)

조릿대가 갖가지 암·당뇨병·고혈압·위궤양 등에 놀랄 만큼 효과가 있다. 인삼을 훨씬 능가한다고 할 만큼 놀라운 약성을 지닌 약초이다. 당뇨병·고혈압·동맥경화 위염·위궤양·만성 간염·암 등의 난치병이 완치된 경우가 적지 않다. 조릿대는 항암작용, 기침을 멎게 하는 작용, 살균작용, 염증을 삭이는 작용, 해독작용, 마음을 안정시키는 작용, 진통작용, 이뇨작용 등의 다양한 약리작용이 있다. 조릿대는 성질이 차므로 몸이 찬 사람이나 혈압이 낮은 사람한테는 좋지 않다.

12) 화살나무

암, 당뇨병 고혈압에 좋은 화살나무는 당뇨병에도 효험이 좋다. 화살나무 햇가지를 하루 30∼40g씩 물에 달여 2∼3번에 나누어 식

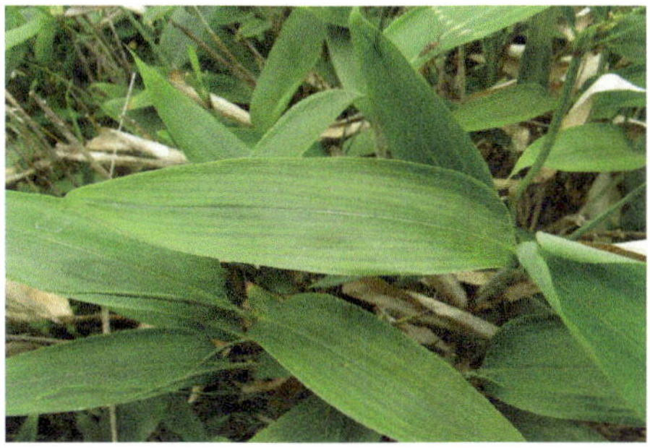

조릿대

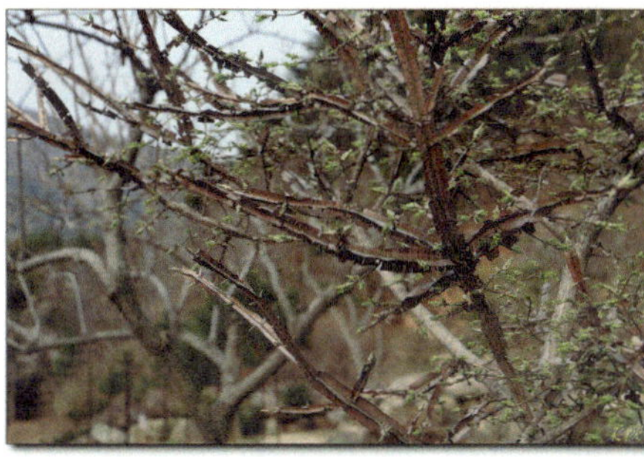

화살나무

후에 복용하면. 혈당량을 낮추고 인슐린 분비를 늘리는 작용을 한다.

13) 산 삼

당뇨병 환자들이 여러 가지 방법으로 치료했으나 효과를 보지 못한 사람들이 산삼을 복용한 뒤에 급격하게 혈당량이 저하되고, 당뇨병 환자들이 부수적으로 느끼던 갈증, 권태감, 어깨결림, 가슴 답답함 같은 것이 크게 개선된다. 산삼은 혈압을 자율적으로 조정해 준다. 고혈압 환자에게는 혈압을 낮추어 주고, 저혈압 환자에게는 혈압을 높여 주는 효과가 있다.

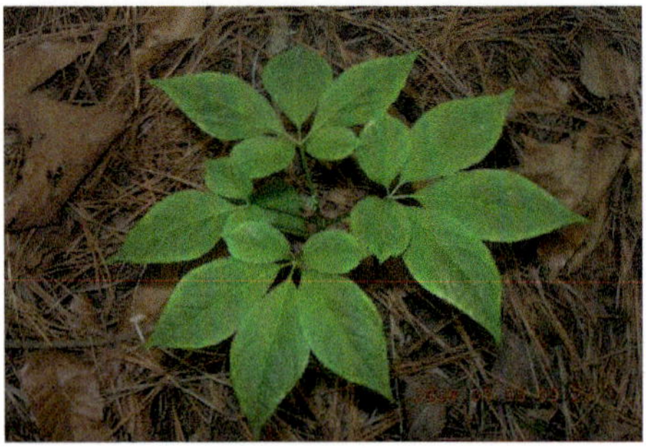

산 삼

14) 돼지감자(뚱딴지)

돼지감자는 골절, 타박상, 해열, 지혈, 비만증, 변비, 다이어트, 당뇨병에 좋다, 돼지감자의 주성분인 이눌린(천연 인슐린)은 소화가 되지 않아 칼로리가 없다. 이눌린은 위에서 소화가 되지 않고 장으로 내려가므로 혈당이나 혈중 인슐린의 농도가 증가하지 않아 당뇨 환자에게 좋으며, 벌써 옛날부터 당뇨 환자용으로 사용되어 왔다.

돼지감자의 이눌린 성분은 수용성 식이섬유로 뛰어난 식이섬유 효과를 보인다. 또한 이눌린은 장내 유산균을 5~10배 까지 증가시키고, 유해세균을 감소시킨다. 천연 인슐린 작용과 췌장의 기능을 회복시키는 신비의 효소로 불리는 이눌린이 다량 포함되어 있음이 밝혀졌다.

15) 각시 둥굴레

혈압 강하, 강심, 혈당 저하작용이 있다. 연한 부분을 나물로 하고, 줄기와 잎은 말려서 차로 음용한다.

16) 토사자(새삼덩굴)

꽃이 핀 전초를 걷어 마린 것을 토사라 하며, 청열, 양혈 해독제로

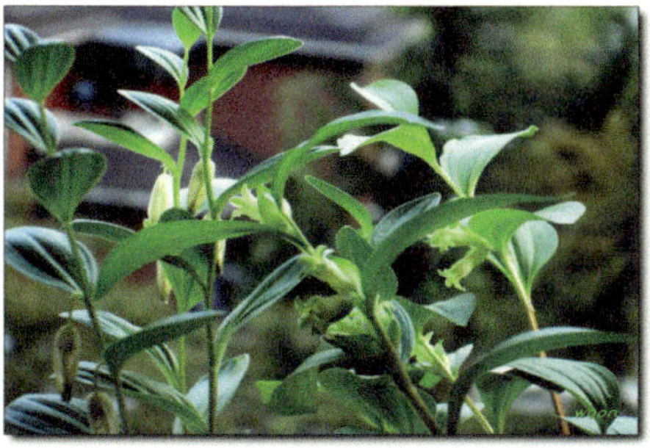

각시 둥굴레

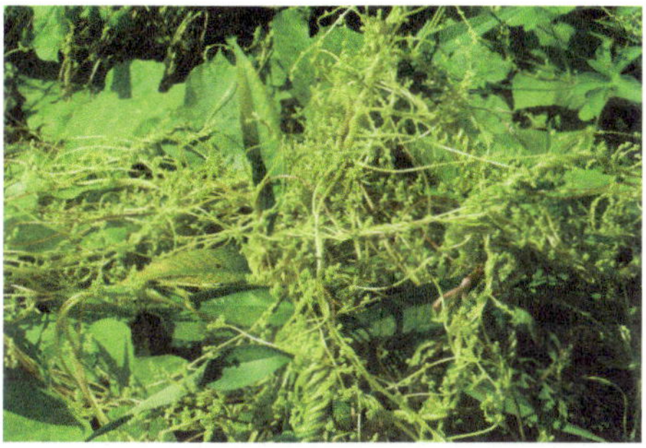

토사자

서 토혈, 코피, 하혈, 황달에 쓴다. 토사자는 정력을 증강시키고 기운을 북돋우며, 요통과 무릎이 시린 증상에 효과가 좋고, 당뇨병에 달여서 수시로 마시면 효과를 본다. 당뇨병으로 갈증이 계속 될 때에는 새삼 씨 달인 물을 자주 마시는 것이 좋다. 성기능이 센 사람, 변이 굳은 사람에게는 쓰지 않는다.

17) 담쟁이덩굴

당뇨병, 근육통, 양기부족, 골절, 반신불수 등에 효능이 크다. 참나무와 소나무를 감고 올라간 것을 약으로 쓴다. 담쟁이덩굴은 당뇨병의 혈당치를 떨어뜨리는 효과가 현저하다. 소나무나 참나무를 타고 올라간 것을 채취하여 쓰는 것이 좋다.

18) 함 초

함초를 복용하면 혈당치가 정상으로 회복된다. 함초 생즙을 복용하여 당뇨병을 근치한 사례가 있다. 함초의 섬유질이 장에서 당질 섭취를 억제하고 췌장의 기능을 되살려 당뇨병을 근본적으로 치유한다. 일시적인 현상으로 체내지방이 줄어들고 있음을 느낄 수 있다.

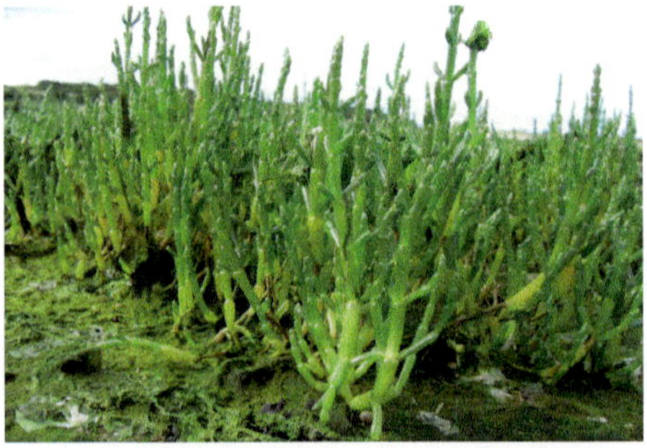

함 초

19) 토종 꿀

위장병, 당뇨병, 변비, 피로회복, 고혈압, 피부미용, 스테미너 식품이다. 소화분해 과정 없이 바로 흡수가 되어 에너지원이 되므로 도리어 당뇨환자의 당질 섭취에 아주 좋은 식품이다.

20) 바디나물

당뇨병, 두통, 신경쇠약, 허약체질, 혈액순환, 기관지염, 통증을 없애고 열을 내린다. 암이나 당뇨병 같은 만성 질병으로 기력이 몹시 쇠약해졌을 때 바디나물 뿌리를 달여서 복용하면 기력을 회복할 수 있다. 혈당을 현저히 내리며, 또 항암작용도 매우 세다.

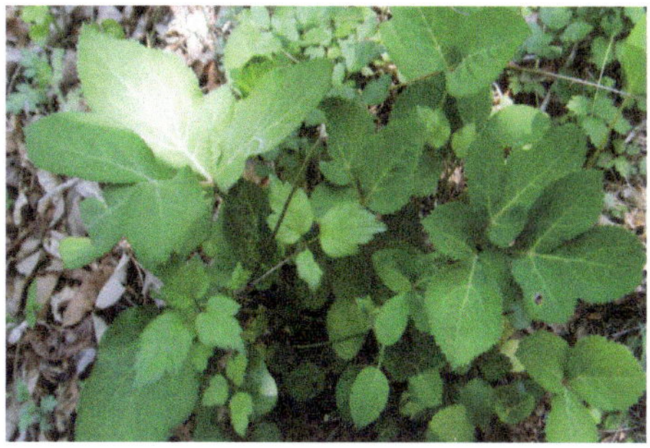

바디나물

통증을 없애고 열을 내리며, 가래를 삭히는 효과도 있어서 기관지염이나 관절염 치료에도 쓸 수 있다. 빠른 회복을 보이는 것으로 볼 때 진통, 진경효능이 강하고, 조직 재생능력에 탁월한 효능이 있다.

21) 여 주

당분 연소를 촉진하고, 췌장 기능 활성화 및 당뇨병, 혈당 강하제 뇌경색, 뇌졸중, 심혈관계통 질환에 좋은 여주 열매와 씨에는 식물성 인슐린이 다량 함유되어 있다. 여주는 체내에서 비타민 A로 바뀌는 베타-카로틴과 칼륨, 철 등의 미네랄도 많다. 그런데 여주의 성분들

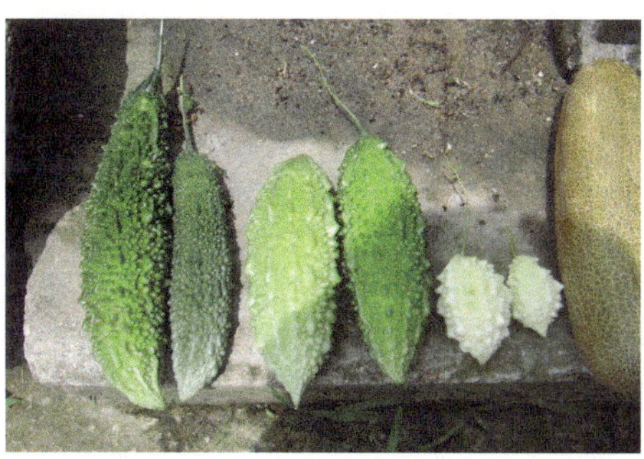

여 주

가운데서 특히 주목받고 있는 것은 당뇨병에 효과가 있는 것으로 밝혀진 식물 인슐린(p-insulin)과 카란틴(charantin)이란 성분이다.

식물 인슐린은 체내에서 인슐린과 비슷한 작용을 하는 펩타이드의 일종으로, 여주의 열매와 씨에 많이 들어 있다. 식물 인슐린은 간에서 당분(포도당)이 연소되도록 돕고, 또한 포도당이 체내에서 재합성되지 않도록 함으로써 당뇨병 환자의 혈당치를 낮추는 작용을 한다.

제2절 간에 좋은 약초식물

1. 헛개나무

알콜 해독에 뛰어나고, 간세포를 재생시킨다. 하지만 헛개나무는 흔하지 않고 시장이나 건재상에 나와 있는 것은 중국산이 많다.

2. 오리나무

간과 신장에 이롭다. 붉은색의 속껍질을 사용한다. 복용은 보리차처럼 끓여서 수시로 음료 대신 복용하는 것으로 매우 간단하다.

3. 껍질이 있는 생 올갱이

기름을 내어 복용한다. 올갱이(다슬기)는 민간요법 중에서도 간염이나 간경화를 고치는 약으로 흔히 쓰여 왔다. 다슬기는 300～500g 정도를 매일 국으로 끓여 먹으면 복수가 찻을 때 상당히 좋은 효과를 볼 수 있다. 다슬기의 성질은 약간 차고 맛은 달며, 간장과 신장의 기능을 좋게 하는 효과가 있다. 또한 대소변을 잘 나오게 하고, 위통과 소화불량을 낫게 하며, 열독과 갈증을 풀어준다. 껍질은 간과 쓸개에 이롭다.

4. 녹 즙

지방간에 의한 비타민 대사 저하를 개선하며, 베타-카로틴을 함유한 녹황 채소는 지방간의 악화를 막는 역할을 한다. 당근, 호박을 비롯해 토마토, 브로콜리, 무청, 시금치, 양배추, 귤, 옥수수 등의 식품이 좋다.

5. 등푸른 생선

지용성 물질인 중성 지방의 함량을 낮추는 데 탁월한 효과가 있다. 단백질 함량이 많으면서 필수 아미노산의 균형을 표시하는 아미노산 수치가 높은 것이라면 더욱 좋다. 예를 들어 꽁치, 고등어, 참치 등을 우선 선택하는 것이 바람직하다.

6. 냉이(봄)

냉이의 콜린 성분은 간에 지방이 축적되는 것을 막는다.

7. 부 추

『동의보감』에 부추는 '간의 채소'라고 했듯이 간 기능을 회복시키는 데 부추만한 것도 없다.

8. 매실차(여름)

간의 크레브스 사이클을 원활하게 돌아가게 해서 간 기능을 빨리 회복시킨다.

9. 복숭아(늦여름)

구연산도 풍부하고 해독작용도 강하며, 묵은 피를 내몰고, 간 기능을 활발하게 해주기 때문이다.

10. 유자와 모과(가을)

모세혈관을 튼튼하게 하고, 간 기능을 촉진한다.

11. 모시조개

천연의 타우린과 호박산이 듬뿍 들어 있어서 담즙 분비를 촉진하고, 간 기능을 회복시키므로 끓여서 국물을 마시고, 껍질도 버리지 말고 잘 말려 불에 살짝 구운 다음 곱게 가루를 내어 1일 3회, 1작은술씩 온수로 복용한다.

12. 오미자차

유기산의 작용으로 간기능을 강화한다. 실제로 짧은 기간에 투여하는 것만으로도 GOT, GPT가 정상으로 되며 ,트란스아미나아제가 조절되는 놀라운 효과를 나타낸다.

13. 결명자차

결명자는 간을 보호하고 눈을 밝고 깨끗하게 한다. 성분은 에모딘이란 배당체와 포도당을 갖고 있다. 그 밖에 도움이 되는 차로는 감초차, 민들레차, 인동덩굴차, 질경이차, 회화차, 들국화차, 구기자차, 두충차, 들깨차, 모과차, 뽕잎차, 산딸기차, 산수유차, 새삼차, 오갈피차, 해당화차, 해바라기차, 냉이차, 다시마차 등이 있다.

14. 미나리

각종 황달병에는 중국 미나리 300g의 즙을 1일 3회 식후에 마시는데, 하루는 생즙, 하루는 끓여서 뜨겁게 하여 마신다. 물미나리도 사용할 수 있지만 양을 배로 늘려야 한다. 그 밖에 황달에 좋은 차로는 다래차, 삽주차, 옥수수차, 으름덩굴차, 치자차, 칡차, 하눌타리차, 쑥차, 검정콩차 등이 있다.

15. 염 주

벼과에 딸린 한해살이풀이다. 율무와 닮았으나 율무보다 씨앗이 조금 더 굵다. 이 열매로 염주를 만들기 때문에 '염주'라고 부른다. 한방에서는 염주 열매를 천각, 천곡 또는 회회미라고 부른다. 염주는 간염, 간경화, 지방간 등 갖가지 간질환의 명약이다. 염주 줄기, 뿌리, 씨앗, 씨앗껍질 등 모든 부분을 약으로 쓴다. 간질환에는 염주 줄기를 그늘에서 말려 잘 게 썬 것을 푹 달여서 우러나온 물을 마신다. 독이 없으므로 많이 먹더라도 일체 부작용이 없다.

웬만한 간장 질환은 염주 줄기만 3～4개월 열심히 달여 먹으면 회복이 된다. 줄기뿐만 아니라 뿌리, 열매, 열매껍질 등도 간질환 치료에 똑같은 효력이 있다. 하루 35～40g 진하게 달여 그 물을 세 번에 나누어 마신다. 황달, 지방간, 간경화증에 꾸준히 복용하면 반드시 효력을 보며, 간암 환자가 염주 줄기를 열심히 달여 먹고 완치된 사례가 있다.

16. 보릿잎(동맥)

간염이나 간경화증에는 어린 보릿잎을 뿌리째 캐어 그늘에서 말린 것 1kg과 오리나무 껍질 1g, 도토리 200g을 물로 6시간 이상 달인 물을 수시로 차 마시듯 마시면 좋은 효과를 볼 수 있다.

보릿잎은 간의 열을 내리고, 독을 풀며 간의 기능을 크게 도와주고 소화를 잘 되게 하므로 간병 환자의 치료에 크게 도움이 된다. 그러나 보릿잎은 성질이 차가우므로 몸이 찬 환자, 곧 소음이나 태음체질의 환자는 성질이 더운 약재, 이를테면 인삼이나 꿀 등과 함께 쓰는 것이 좋다. 보릿잎을 생즙을 내어 마시는 것도 좋다.

17. 개머루

산고등, 산포도, 까마귀머루, 뱀포도 등으로 부르는 덩굴성 식물이다. 잎과 줄기는 포도나무와 닮았고, 열매도 포도를 닮았으나 맛이 없어 먹지는 않는다. 열매의 크기가 일정하지 않고 열매의 색깔도 익으면서 파랗던 것이 하얗게 변했다가 빨갛게 되고, 마지막에 검푸르게 변한다. 전국 어디에나 자라는데 그다지 흔한 편은 아니다. 그늘진 숲속이나 바위틈에 자란다.

개머루 줄기와 뿌리는 간염, 간경화, 부종, 복수 차는 데, 신장염, 방광염, 맹장염 등에 효과가 크다. 간염이나 간경화로 복수가 차고 소변보기가 어려우며, 또 신장에 탈이 나서 소변이 붉거나 탁하고 소변이 잘 나오지 않을 때에는 개머루 수액을 마시면 그 효과가 놀랍도록 빠르다.

18. 인진쑥(사철쑥)

더위지기라고 하기도 하며, 예로부터 간을 이롭게 하고, 특히 황달에 상당한 효과를 나타내는 약초로 이름이 나 있다. 또한 인진쑥은 항암작용을 한다. 인진쑥의 주요 성분은 쿠마린 글로로겐산과 카페인 그리고 정유 성분인데, 쑥 종류는 대부분 항암성분이 있다고 알려지고 있으며, 실제로 쑥을 지속적으로 복용한 결과 위암을 치료했다는 보고도 있다.

제3절 심장에 좋은 약초식물

1. 으름덩굴(목통)

콩팥염이나 심장병으로 인한 부종, 신경통이나 관절염으로 인한 부종, 임산부의 부종에 으름덩굴을 달여서 복용하면 잘 듣는다. 으름덩굴은 콩팥 사구체의 여과기능을 좋게 하고, 콩팥 세뇨관에서 재흡수를 억제하기 때문에 별다른 부작용 없이 소변을 잘 나가게 한다.

으름덩굴 씨앗을 '예지자(預智子)'라고 하는데 머리를 맑게 하고, 암세포에 대하여 90퍼센트 이상의 억제효과가 있으며, 혈압을 낮추고 염증을 없애며, 갖가지 균을 죽이는 효력이 있다.

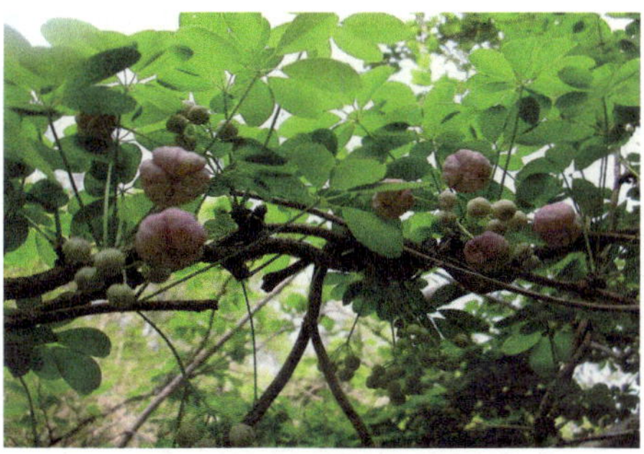

으름덩굴

2. 연

빈혈, 설사에는 연뿌리를 간 즙을, 빈혈의 경우에는 연뿌리를 갈아서 짠 즙을 날마다 작은 잔으로 하나씩 마시고, 간 것을 그대로 된장국에 넣는 등, 부식으로 계속해서 먹으면 효과가 있다. 성분 속에 철이 함유되어 있기 때문이다. 연뿌리에는 심장 기능을 좋게 하고, 혈압을 정상으로 하는 작용이 있다.

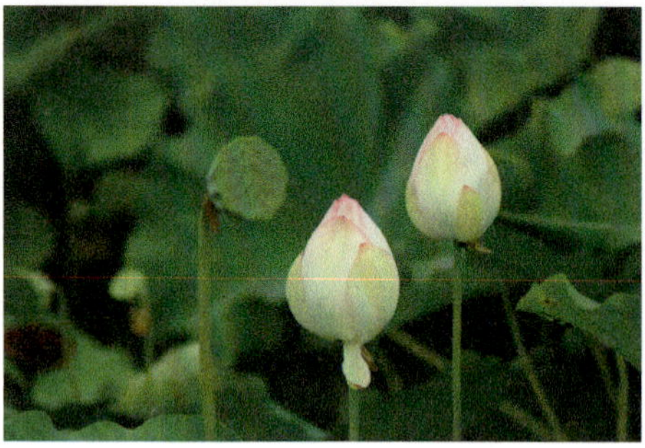

연

3. 녹나무

녹나무에 들어 있는 향기 성분은 캄파, 사프롤, 찌네올 등의 정유이다. 정유 성분은 녹나무 목질과 잎, 열매에 1%쯤 들어 있다. 장뇌는 향료로 매우 귀중하게 쓰인다. 신경쇠약, 간질, 방광염, 신우신염 등에 치료약으로 쓰고 흥분제나 강심제로도 널리 쓴다. 녹나무 잎차를 늘 마시면 심장이 튼튼해지고, 배 속의 기생충이 없어지며 감기, 두통, 불면증 등이 잘 낫는다.

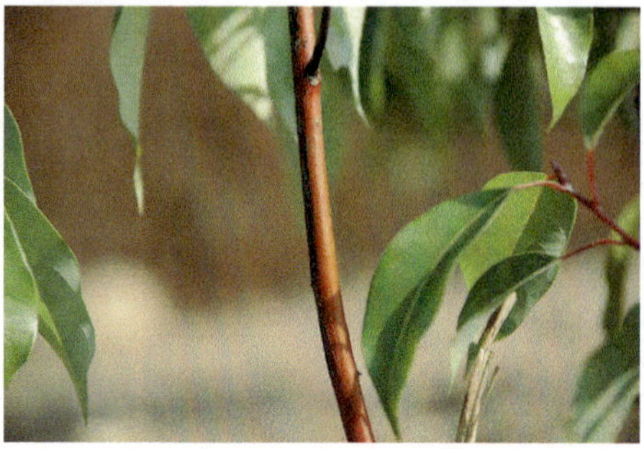

녹나무

4. 석창포

심규를 열어 주고, 심을 보호하며, 정신이 좋아지게 한다. 가루 내어 먹거나 달여서 먹어도 좋다.

5. 맥문동

심열을 없애고, 심기가 약한 것을 보한다. 심을 빼버리고 달여서 먹으면 좋다.

6. 지 황

심혈을 보하고, 심열을 내리는데 즙을 내서 먹거나 달여서 먹는다.

7. 원 지

심기를 안정시킨 심을 빼버리고 달여서 먹으면 좋다.

8. 영 지

진정작용과 심장혈관계통의 기능을 높이는 작용이 있다. 15～20g을 잘게 썰어 물에 달여 하루 2～3번에 나누어 식후에 먹는다.

9. 녹나무

녹나무에 들어 있는 향기 성분은 캄파, 사프롤, 찌네올 등의 정유성분은 녹나무 목질과 잎 열매에 1%쯤 들어 있다. 인조향료의 원료, 비누향료, 구충제 등으로 널리 쓰이고 약용으로도 매우 중요하다. 흥분제나 강심제로도 널리 쓰인다.

10. 삼백초

삼백초를 피를 맑게 해주고, 몸속의 독소를 제거하는 데 우수한 효능이 있다. 삼백초는 혈액을 맑게 해주어 심장건강에 좋다고 알려져 있다.

11. 양 파

양파의 경우도 잘 세척한 양파를 껍질을 통째로 넣고 끓여서 양파즙을 이용하면 좋다.

12. 으름덩굴(목통)

콩팥염이나 심장병으로 인한 부종, 신경통이나 관절염으로 인한 부종, 임산부의 부종에 으름덩굴을 달여서 복용한다.

13. 나포마

청화하며 혈압을 강하하고, 강심하며 소변이 잘 나오게 하는 효능이 있다. 심장병, 고혈압, 신경쇠약, 간염으로 인한 복부 팽만, 신장염으로 인한 부종을 치료한다.

제4절 위에 좋은 약초식물

1. 느릅나무

느릅나무는 종기나 종창에 신기한 효과가 있는 약나무다. 부스럼이나 종기가 난 데 송진과 느릅나무 뿌리껍질을 같은 양씩 넣고 물이 나도록 짓찧어 붙이면 놀라울 만큼 잘 낫는다. 고름을 빨아내고 새살을 돋아나게 하는 작용이 매우 강하다.

갖가지 위궤양, 십이지장궤양, 소장궤양, 대장궤양 등에 효과가 있고, 부종이나 수종에도 효과가 크다. 위암이나 직장암 치료에도 쓰며, 오래 먹어도 부작용이 없다.

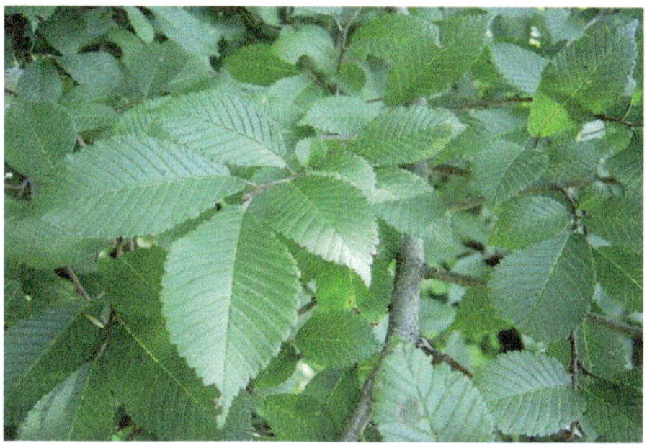

느릅나무

2. 토종 민들레(포공영)

병충해의 피해를 거의 받지 않고 생명력이 몹시 강하다. 위와 심장을 튼튼하게 하며, 위염이나 위궤양 위암도 치료한다.

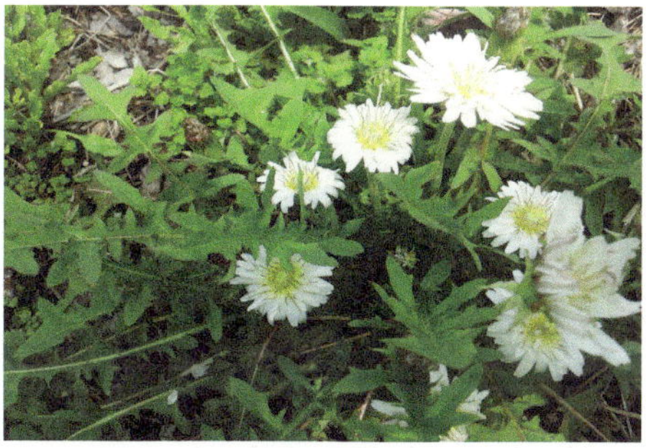

토종 민들레

3. 삽주뿌리(백출, 창출)

오래 먹으면 무병장수 할 수 있고, 위장을 튼튼하게 하는 것으로 이름난 약초이다. 비장을 튼튼히 하고, 위장을 튼튼하게 하고 비장을 안정시킨다.

4. 번행초

번행초는 위염, 위궤양, 위산과다, 소화불량 등 갖가지 위장병에 치료 및 예방 효과가 높은 약초인 동시에 맛 좋고 영양가도 높은 야생 채소이다. 번행초를 꺾을 때 나오는 흰 유즙이 위벽을 보호하고 염증을 치료하는 작용을 한다.

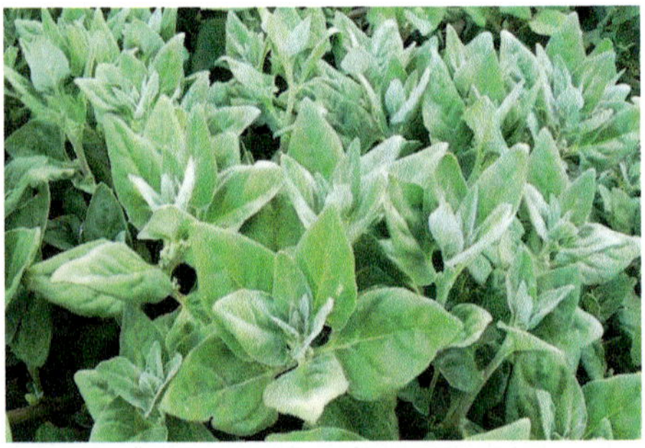

번행초

5. 인동(금은화)

금은화에는 강한 항균작용과 독을 풀고 열을 흩어 내리는 작용이 있다. 심경, 폐경에 작용한다. 열을 내리고 독을 풀며 경맥을 잘 통하

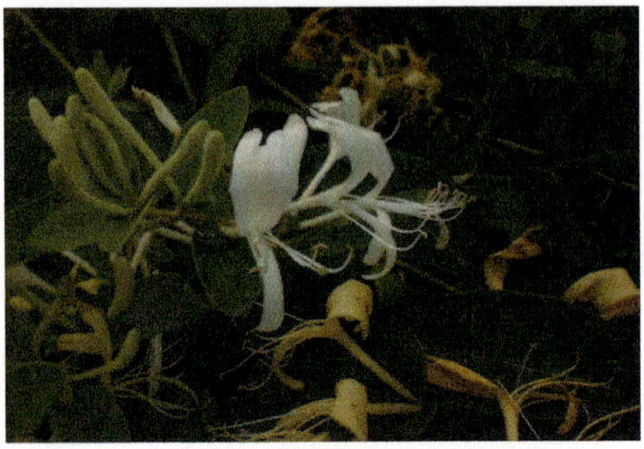

인동(금은화)

게도 한다. 여러 가지 염증 질병에 탁월한 효과가 있으며, 창상과 종기, 부스럼을 치료한다.

6. 질경이(차전자)

질경이는 훌륭한 약초일 뿐만 아니라 무기질과 단백질, 비타민, 당분 등이 많이 들어 있는 나물이기도 하며 설사, 변비, 구토 등에 질경이를 날것으로 생즙을 내어 마셔도 좋다.

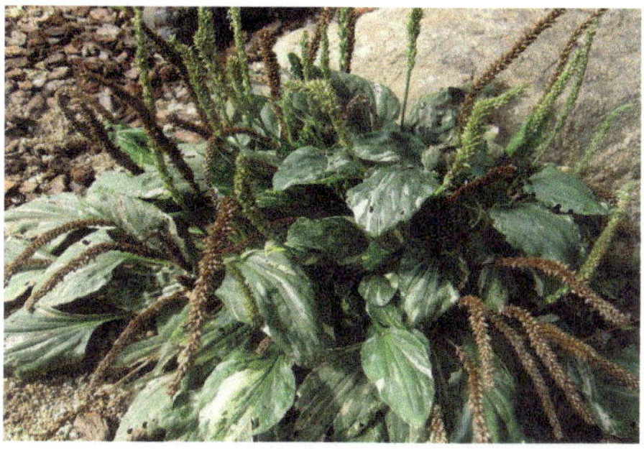

질경이

7. 애기똥풀(백굴채)

애기똥풀은 젓풀 또는 백굴채라고도 하며, 5월에서 6월경 산이나 들에서 쉽게 볼 수 있으며, 10월 말까지도 채취가 가능하다. 예로부터 애기똥풀은 민간에 약이 되는 풀로 널리 알려져 있다.

혹자는 간에 좋다고 하고, 혹자는 위장병에 좋다고 한다. 애기똥풀은 무좀, 습진 등 피부병에 탁월한 효과가 있다. 아토피성 피부염에도 이용할 수 있다. 요로감염, 질염, 구내염 등 세균성 질환에도 효과가 좋다. 위염, 위궤양, 장염, 장궤양 등 위와 장의 소화기계 질환에 이용한다고 알려져 있다.

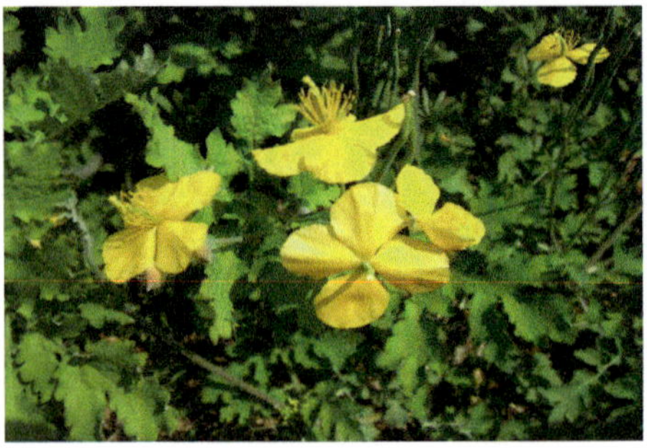

애기똥풀

8. 겨우살이

겨우살이는 가장 강력한 항암식물의 하나이다. 암 치료에 가장 탁월한 효과가 있는 식물로 겨우살이와 털 머위를 꼽고 있을 정도다. 우리나라에서도 민간에서 겨우살이를 달여서 먹고 위암, 신장암, 폐암 등을 치유한 사례가 있다.

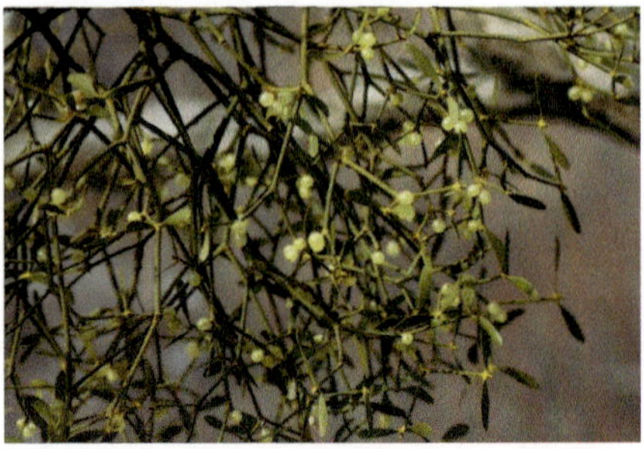

겨우살이

9. 예덕나무(야오동)

한방에서는 줄기껍질을 야오동이라 하여 위암, 위염, 위궤양, 십이지장궤양, 소장염, 대장염에 쓰며 나무껍질에 들어있는 베르게닌과 배당체는 위장약으로 이용하고 있다. 예덕나무 잎이나 줄기껍질을 가루 내어 알약이나 정제로 만들어 암치료제로 판매하고 있다.

제5절 폐에 좋은 약초식물

1. 제철 과일

각종 제철 과일에는 풍부한 비타민 C가 들어 있어 담배 등으로 인해 스트레스가 가중된 폐에 좋으며, 면역력을 올려주어 폐암의 발병을 예방하는 데 도움이 된다.

2. 블루베리

블루베리는 강한 항산화 성분이 들어 있는데, 이런 항산화 성분이 폐에 세포의 노화를 방지해 주어 좋으며, 폐암 발병을 예방해 주는 항암효과도 있다.

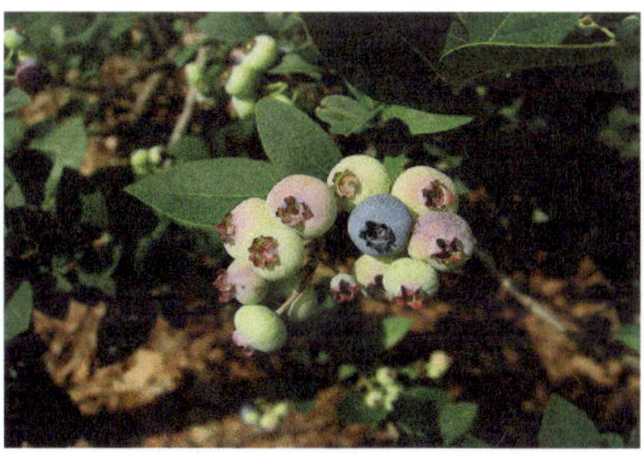

블루베리

3. 결명자

결명자의 강한 해독 능력은 폐암의 원인이 되는 담배 독을 해독해 주는 데 도움을 주어 폐에 좋다.

4. 마

마는 선천적으로 폐가 약한 사람에게 그 효능이 뛰어나다고 한다. 마에는 단백질, 디아스테제 등이 많이 들어 있는 고단백 식품으로 폐에 활력을 불어넣어 준다고 한다.

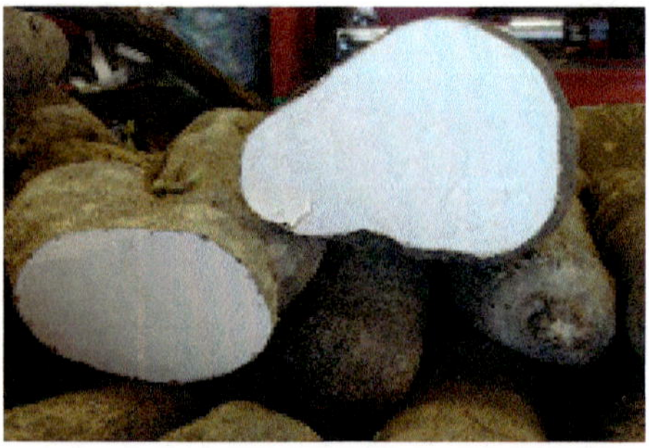

마

5. 무

무는 소화장애에 좋다고 많이 알려져 있는데, 폐에도 그 기능이 뛰어나다. 특히 기침에 좋고, 담배로 인해 폐에 누적된 니코틴 등의 담배 독을 분해 배출해주는 효과도 있다.

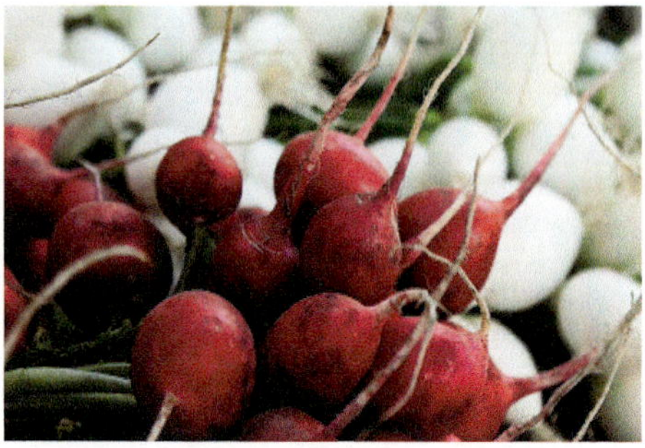

무

6. 도라지

도라지는 사포닌이 다량 들어 있는 음식으로 사포닌 효과로 그 유명세가 뛰어나다. 면역력 증가의 효과가 매우 뛰어나 폐암을 예방하여 담배로 인해 생기는 가래를 삭혀주는 효과 또한 있어 폐를 비롯한 기관지에 좋다.

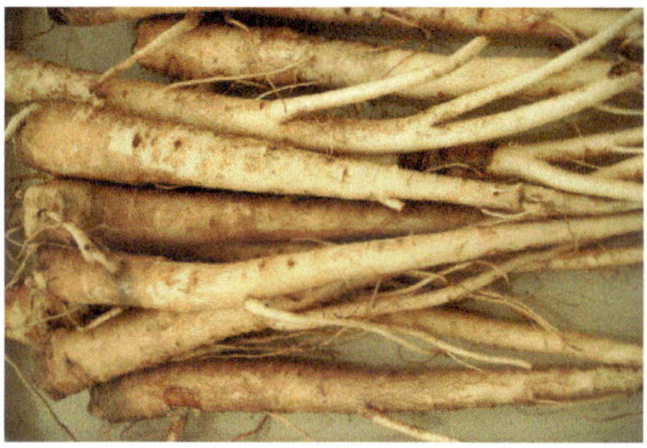

도라지

7. 마 늘

마늘은 대표적인 살균 항암 식품으로 손상된 폐와 기관지를 해독해주는 효과가 있다. 또한 혈액순환을 촉진시키기 때문에 폐기능 저하로 인한 현기증을 줄여준다.

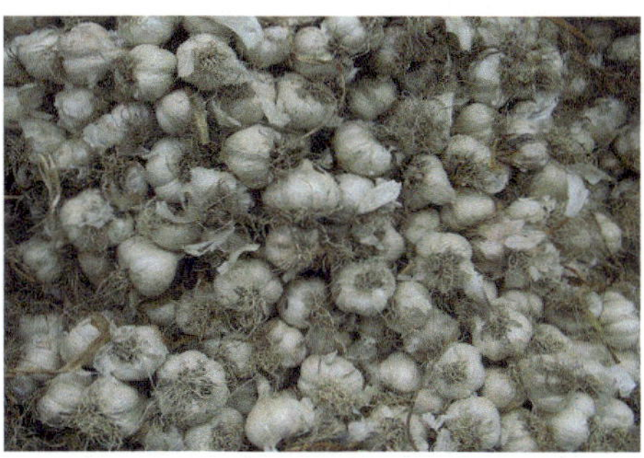

마 늘

8. 생 강

생강 역시 폐에 이로운 기운을 북돋아 주며 양기를 띄워준다. 또한 폐의 조직을 재생시키는 데 도움을 주기 때문에 폐암에 좋다고 알려져 있다. 담을 제거하고 양기를 불어넣어 습함을 없애주고, 기관지 질환을 다스린다. 또한 폐에 기를 불어넣어 주며, 위를 안정시킨다.

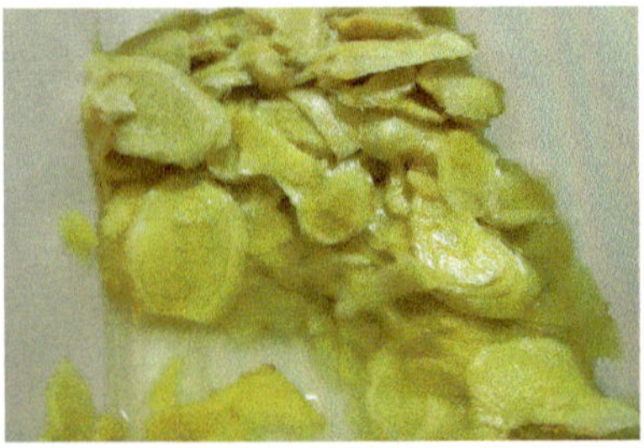

생 강

9. 민들레

민들레는 종합비타민이자 종합약재이다. 약재명으로는 '포공영'이라 하며, 인체 내의 열을 내리며 해독작용을 한다. 신장을 튼튼하게 하여 폐 기능에도 좋은 효과를 줄 수 있으며, 특히 여성들의 유방암에도 좋은 효능을 보인다고 한다.

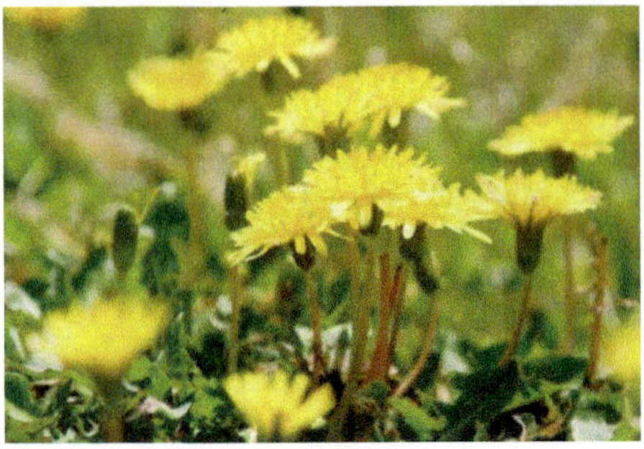

민들레

제6절 관절, 신경통에 좋은 약초식물

1. 관절에 좋은 약초식물

1) 가시오가피

관절염에 가시오가피 뿌리껍질 6～8g을 1회분 기준으로 달여서 1일 2～3회씩 10일 정도 복용한다.

2) 겨우살이

관절염에 겨우살이 온 포기 7～9g을 1회분 기준으로 달여서 1일 2～3회씩 10일 정도 복용한다.

3) 냉초(숨위나물)

관절염에 냉초 온 포기 4～6g을 1회분 기준으로 달여서 1일 2～3회씩 10일 정도 복용한다.

4) 당 귀

관절염에 당귀뿌리 6～8g을 1회분 기준으로 달여서 1일 2～3회씩 10일 정도 복용한다.

5) 두릅나무

관절염에 두릅나무 잔가지 또는 뿌리 12～15g을 1회분 기준으로 달여서 1일 2～3회씩 10일 이상 복용한다.

6) 두충나무

관절염에 두충나무 껍질 8～10g을 1회분 기준으로 달여서 1일 2

~3회씩 10일 정도 복용한다.

7) 접골목

관절염에 접골목 잔가지 또는 뿌리 8~9g을 1회분 기준으로 달여서 1일 2~3회씩 10일 정도 복용한다.

8) 땅두릅

관절염에 땅두릅 뿌리 4~6g을 1회분 기준으로 달여서 1일 2~3회씩 10일 이상 복용한다.

9) 만병초

관절염에 만병초 잎 또는 뿌리 5~6g을 1회분 기준으로 달이거나 산재로 해서 1일 2~3회씩 10일 정도 복용한다. 만병초는 독성이 강함으로 꼭 법제를 해서 복용해야 한다.

10) 소나무

관절염에 솔방울 2~3g을 1회분 기준으로 달여서 1일 2~3회씩 10일 정도 복용한다. 주침해서 복용한다.

11) 우산나물

관절염에 우산나물 뿌리 1~2g을 1회분 기준으로 달여서 1일 2~3회씩 1주일 정도 복용한다. 주침해서도 복용한다.

12) 율 무

관절염에 율무뿌리 4~6g을 1회분 기준으로 달여서 1일 2~3회씩 10일 정도 복용한다.

13) 으름덩굴

관절염에 으름덩굴 줄기 5~7g을 1회분 기준으로 달여서 1일 2~3회씩 10일 정도 복용한다.

14) 잣나무

관절염에 잣송이 2~3개를 주침해서 1일 2~3회씩 3~4일 복용한다.

15) 접시꽃

관절염에 접시꽃 잎 또는 뿌리 15~20g을 1회분 기준으로 달여서 1일 2~3회씩 1주일 이상 복용한다.

16) 찔레나무

관절염에 찔레나무의 덜 익은 열매 5~8g을 1회분 기준으로 달여서 1일 2~3회씩 1주일 정도 복용한다.

17) 참 깨

관절염에 참기름 20g을 1회분 기준으로 소주 반잔과 섞어 1일 2~3회씩 1주일 정도 복용한다.

18) 곰취나물

허리와 다리가 아픈 요퇴통에는 곰취 80g을 가루 내어 1일 2회, 1회에 8g을 맹물을 끓여 식힌 백탕과 함께 충복, 즉 물에 타서 복용한다.

19) 녹나무

류마티스 관절염으로 인한 통증에 녹나무 속껍질 30g, 골담초 뿌리 30g에 물 1되를 붓고 물이 절반이 될 때까지 약한 불로 달여서 하루 3~번에 나누어 물이나 차 대신 마신다.

20) 골담초

단술과 술은 혈액순환을 촉진시키며, 타박상을 풀어주고 근육과 골격, 관절에 통증을 완화시키므로 신경통, 관절염, 근육통에 효능이 있다. 타박상에도 이 같은 방법으로 복용하면 효과를 보고, 관절염에는 골담초 뿌리 40～80g을 족발과 함께 넣고 물과 술을 붓고 달여서 그 국물을 마시면 통증이 없어진다.

21) 수영(술풀)

수영은 우리나라 들 어디서나 볼 수 있는 흔한 풀이다. 길옆이나 논 밭둑·풀밭 등에 여러 포기씩 무리지어 난다. 잎의 생김새가 시금치와 비슷하여 시금초 또는 산시금초·신검초 등으로 부르기도 하는데, 맛이 시기 때문에 시금초라 부른다는 얘기도 있다.

22) 쇠무릎(우슬초)

우슬은 혈액순환을 없애며, 월경을 잘 통하게 하고, 관절운동을 부드럽게 해준다. 허리와 하반신이 아픈 데, 마비증, 각종 신경통에 좋고, 타박상에 하루 4～10g을 달임 약 또는 약술 형태로 먹는다.

23) 담쟁이덩굴

당뇨, 어혈, 근육통, 류마티스, 관절염을 다스린다. 민간에서는 이 담쟁이덩굴 줄기와 열매를 약으로 귀중하게 쓴다. 약성이 다양하고 효과가 빨라 단방약으로 옛날부터 좋은 약재로 사용되어 왔다.

24) 돌복숭아(류마티스 관절염)

복숭아 잎을 7～8월에 따서 말린 것 8g, 귤껍질, 인동꽃, 백작약 각 4g, 감초 2g을 가루 내어 하루 세 번 밥 먹기 30분 전에 먹는다. 2～3개월 이상 꾸준히 복용하면 틀림없이 좋은 효과를 본다. 90%

이상 효력이 있다.

25) 손바닥 선인장(천년초)

손바닥 선인장(천년초)은 본디 사막이나 더운 열대자방이 원산지인 식물이다. 천년초(손바닥 선인장)는 영하 20도에서도 살아가는 식물이다. 천년초의 생 줄기와 열매 등을 이용한 민간요법에서 거의 만병통치약이라 부를 만큼 효과가 다양하고 뛰어나다. 특히 노인들의 퇴행성관절염에 탁월한 효과가 있다.

26) 산해박

신경쇠약, 류머티스, 관절염 및 마음을 안정시키고 통증을 멎게 한다. 대개 야산이나 풀밭 같은 데서 볼 수 있는데, 한자로는 서장경(徐長卿), 토세신(土細辛), 천운죽(天雲竹) 등으로 쓴다.

27) 땅두릅(독할)

두릅나무과(오갈피나무과)의 다년초인 독할은 산에서 볼 수 있는데, 이른 봄의 어린 순을 식용한다. 산뜻한 맛과 씹히는 느낌이 좋고, 어린 순을 튀김으로 먹기도 한다.

28) 위령선(사위질빵)

약성은 신(辛), 온(溫)이며, 또 각종 신경통, 관절염, 근육통, 수족마비, 언어장애, 통풍 등에 쓰이고, 일부 간염이나 황달에도 쓰인다. 아네모닌과 아네모놀이라는 독성 성분이 들어 있으므로 너무 많은 양을 쓰면 안 된다.

2. 관절, 신경통에 좋은 산야초

1) 곰 취

기혈을 돕고 기침과 통증, 담과 관절통을 다스린다.

2) 수 영

관절염과 위장병 다스린다.

3) 참당귀 순

팔다리와 허리의 냉증, 생리통, 히스테리, 갱년기 장애, 두통, 빈혈, 고혈압, 근육 관절통 및 신경통을 다스린다.

4) 무 릇

혈액순환, 관절염에 효험이 있다.

5) 다래 순

위암, 식도암, 유방암, 간염, 관절염에 효험이 있다.

6) 민들레

위염, 위궤양, 만성간염, 지방간, 변비, 만성장염, 천식, 기침, 신경통을 다스린다.

7) 돌미나리

양신, 익정, 주독, 장염, 황달, 해열, 대하증, 식욕촉진, 수종, 정혈, 신경통에 효능이 있다.

8) 두충 잎

혈압 강하작용, 특히 수피는 보간신, 강근골, 안태작용, 신허요통, 임신누출, 근골무력, 익정기, 강지, 허리・무릎 통증, 유산방지, 강장약, 요통, 관절통, 관절염, 건근골, 하지위약, 진정, 진통, 소변불리 등 다양한 효능이 있다.

9) 등나무 순

어린 순을 나물로 먹고, 꽃으로 약술을 담아 복용하면 변비, 근육통, 관절염, 모든 부인병에 효능이 있다.

10) 마가목 순

향이 뛰어나 향미로 약술로 복용하면 중풍, 고혈압, 위장병, 기침, 신경통, 류마티스, 관절염에 효능이 있다.

11) 삼지구엽초

보신, 강양, 거풍, 제습에 효능이 있다. 불임, 음위, 발기불능, 권태무력, 소변임력, 근골련급, 반신불수, 요슬무력, 류머티즘에 의한 마비와 통증에 효능이 있다.

12) 산뽕 순

신경통, 고혈압, 부종, 기관지염, 보혈, 강장의 불로장수 약이다.

13) 쇠무릎

각기, 정혈, 보익, 관절염, 통풍, 이뇨, 신경통, 통경, 담혈, 강정, 두통에 효능이 있다.

14) 우산나물

거풍, 제습, 해독, 활혈, 소종, 지통, 관절통에 효능이 있다.

15) 엄나무 순

관절염, 종기, 암, 피부병, 염증질환, 신경통 등에 효과가 있다.

16) 참나물

고혈압, 중풍을 예방하고 신경통, 대하증, 지혈, 해열제로 효능이 있다.

17) 질경이

천식, 각기, 관절통, 눈 충혈, 위장병, 부인병, 산후복통, 심장병, 신경쇠약, 두통, 뇌질환, 축농증, 변비, 천식, 백일해, 기침, 안질, 임질, 심장병, 태독, 난산, 출혈, 요혈, 금창, 종독 등에 효능이 있다.

18) 토사자(새삼)

청열, 경혈, 리수, 해독의 효능이 있다. 토혈, 비출혈, 사혈, 혈붕, 임탁, 대하, 이질, 황달, 옹저), 정창, 열독창진을 치료한다.

19) 토사자(종자)

강정, 강장약으로서 보간신, 익정수, 명목의 효능이 있다. 요슬산통, 유정, 음위, 당뇨, 냉병, 습관성 유산, 소갈, 뇨에 여력이 있는 것, 목암(시력감퇴)을 치료한다.

20) 담쟁이덩굴

당뇨, 어혈, 근육통을 다스린다.

21) 쥐꼬리망초

청열, 해독, 이습, 활혈, 지통의 효능이 있다. 감기발열, 해수, 황달, 인후통, 말라리아, 세균성 설사, 신염부종, 근골동통, 소아감적(영양불량 빈혈증), 옹저정창, 타박상을 치료한다.

22) 방 풍

방풍뿌리를 관절염, 사기, 골통, 도한, 해열, 진통, 풍질, 거담, 감기, 두통, 발한, 식중독 등의 약으로 쓴다.

23) 접골목

손발 삔 데, 타박상, 골절, 관절염, 신경통, 부종, 소변을 잘 못 보는 데, 통풍, 신장염, 신경쇠약, 구내염, 인후염, 산후빈혈, 황달 등에 효능이 있다.

제7절 중풍에 좋은 약초식물

1. 마가목

(1) 마가목이 부종을 예방해 주고 치료해 주는 효능을 가지고 있으며 마가목 열매를 끓여서 차로 만든 후 하루 2~3회씩 꾸준히 마셔주면 부종 개선에 마가목의 효능을 볼 수 있다

(2) 기관지염 개선 : 기침이나 가래, 비염 등과 같은 만성 기관지염에 탁월한 마가목 효능을 가지고 있다. 마가목을 차나 환으로 꾸준히 복용하면 기관지가 튼튼해지는 효과를 볼 수 있다.

(3) 손발 저림 개선 : 우리 몸에 혈액순환이 제대로 되지 않으면 손발 저림을 예방 및 치료하기 위해서는 마가목의 껍질이나 줄기를 끓여서 차로 꾸준히 마셔주면 개선시킬 수 있다.

(4) 요도염 개선 : 요도는 소변을 배출시키는 기관으로 요도염에 걸리면 요도에 분비물이 나오고 간지러움을 느끼게 되며, 배뇨 시 통증을 동반하게 되는데, 마가목 껍질이나 줄기를 끓여 꾸준히 마시면 효과를 볼 수 있다.

(5) 폐결핵 치료 : 편도선염이나 기침, 인후염뿐만 아니라 폐결핵 치료에도 도움이 된다. 마가목 껍질과 줄기를 달여서 꾸준히 복용하면 폐를 튼튼하게 만들어 주고, 진액을 늘려서 폐결핵이나 폐 건강에 마가목 효능을 볼 수 있다.

(6) 불면증 개선 : 마가목이 정신분열증에 이용될 정도로 정신안정에 좋은 효능을 가지고 있다.

2. 지 치

(1) 지치를 가루를 내어 한 번에 한 순가락씩 하루에 2~3번 복용하면 중풍에 좋은 효능이 있다.

(2) 열을 내리고 혈액순환을 돕는 약초로 알려져 있다.

(3) 수두, 습열반진, 습열황달, 습진, 음부염증에 효능이 있다.

(4) 염증을 완화시키는 작용이 뛰어나다.

(5) 뿌리가 피를 맑고 잘 돌게 하며, 열을 내리고, 독을 풀어주며, 염증을 가라앉히고, 어혈을 풀어준다.

(6) 발진을 가라앉히고, 노화를 막고, 피로를 없애며, 얼굴색을 좋게 하고, 위와 장을 튼튼하게 하는 효능이 있다.

(7) 열을 내리고 독을 풀며 염증을 없애고 새살을 돋아나게 한다.

(8) 냉증 · 대하 · 생리불순 등에 특효가 있으며, 피부를 곱게 하고 비만증을 치료해준다.

(9) 염증을 없애고 새살을 돋게 하고, 각종 암을 제하고, 그 후유증을 없게 하며, 중금속이나 농약·알코올 중독을 풀어주는 특효도 있다.

3. 천 마

(1) 즙을 내서 수시로 복용하면 중풍에 좋은 효능이 있다.

(2) 냉증이나 마비 증상 등을 치유한다고 기록되어 있다.

(3) 풍으로 인해서 인체에 일어나는 증상을 제거하는 식풍 효능이 있어 두통, 어지럼증, 중풍 등에 효과적이다.

(4) 경련을 멈추게 하는 진경 효능이 있어 발작, 경련, 파상풍 등의 증상에도 일정한 효과가 있다.

(5) 천마의 주성분은 페놀성 화합물로 항산화 물질인 게스트로딘, 에르고티오네인, 4-하이드로벤질, 바닐리 알코올 등이 있다.

(6) 천마에 함유된 게스트로딘, 바닐리 알코올 같은 기능성 물질이 혈관에 쌓인 유해산소를 제거하고, 기억력 감퇴를 억제시키는 데 도움을 준다.

(7) 당뇨병 예방 및 치료와 관련된 여러 보고들이 있는데, 천마에 풍부한 항산화 기능물질이 항산화계를 강화시켜 췌장 β-세포의 괴사를 억제시킴으로써 당뇨를 예방하고 치료할 수 있는 것으로 추정하고 있다.

4. 산 사

(1) 산사를 말린 후 곱게 가루를 내서 복용하면 중풍에 좋은 효능이 있다.

(2) 소화제, 정장제 등에 유용하게 이용되며, 고기를 먹은 다음 소화를 촉진하기 위해 먹기도 한다.

(3) 트리테르펜 사포닌 성분이 콜레스테롤 수치를 낮추어 주는 효능이 있어 혈압 강하에 도움을 준다.

(4) 심신을 안정시켜 주어 불면증 치료에 효능이 있다.

(5) 노화방지 활성산소로부터의 공격을 막아주어 노화를 방지한다.

5. 삼지구엽초

(1) 삼지구엽초에 함유된 에피메딘, 이칼리인 성분이 성호르몬의 분비를 촉진시키고, 정액의 생산을 증가시키며, 성욕을 향상시켜 주며 음위증, 조루증 등의 증상을 개선하는 효능이 있다.

(2) 삼지구엽초에 함유된 데소메틸 성분이 말초신경을 자극하여 혈관을 확장하고 혈류를 증가시켜 주기 때문에 발기력 향상에 크게 도움이 되기 때문에 발기부전증을 해소하는데 효과적이다.

(3) 간과 신장의 기능을 향상시켜 체력을 증진시키며 풍습을 제거하는 효능이 있으며 뼈, 근육, 힘줄을 튼튼하게 해준다.

(4) 원기를 회복해 주는 효능이 있어 쉽게 피로해지거나, 특히 기상 시 몸이 무겁고 일어나기 힘들 때 복용하면 좋다.

(5) 기억력 감퇴, 건망증, 신경 예민, 치매 등과 같은 신경성 증상을 예방하는 데 큰 도움이 된다.

(6) 양기를 회복해주기 때문에 양기부족으로 인한 여성의 생리불순이나 냉증의 증상을 해결해주며, 자궁이 튼튼하지 않음으로 인해 생기는 불임증을 개선할 수 있다.

(7) 중풍으로 인한 마비 증상이나 손발의 저림 증상을 완화하는데

도움이 되며, 중풍을 치료하실 때 같이 섭취해 주면 치료 속도를 촉진해주는 효능이 있다.

(8) 강정 · 소염 · 진통 · 이뇨개선 등의 효능이 있으며 기를 보해주고 신장, 뼈 힘줄을 튼튼하게 한다.

(9) 체질이 소양인인 경우 삼지구엽초를 과다 복용하는 것은 피해야 한다. 장복했을 경우 어지럼증 · 구토 · 갈증 등의 증상이 생길 수 있으며 코피가 날 수도 있다.

(10) 부종의 증상이 있는 환자의 경우 과다 복용할 경우 이뇨가 원활하지 않을 수 있다.

제8절 알레르기, 비염, 감기에 좋은 약초식물

1. 알레르기 비염(감기)

1) 유근피

유근피는 느릅나무의 뿌리껍질을 이르는 말이다. 예로부터 위장병, 불면증, 비염 등에 효능을 보이기 때문에 약용으로 널리 사용한다. 유근피는 가을에 채취하여 바람이 잘 통하는 그늘에 말려서 쓰는 것이 가장 효과가 좋다. 이렇게 말린 유근피는 물 700ml에 유근피 약 20g을 넣고 달여서 마시면 비염 증상을 가라앉히는 데 좋은 효과를 볼 수 있다.

2) 도꼬마리

도꼬마리는 국화과의 한해살이풀로 들이나 길가에서 잘 자란다. 도꼬마리 씨앗은 '창이자' 혹은 '이당'이라고도 불리는데, 씨앗이 완전히 익은 뒤에 채취해서 햇볕에 잘 말려 사용한다. 이때에는 열매 껍데기와 협잡물을 제거한 후 볶아서 사용하기도 하는데, 진통효과가 있을 뿐 아니라 겨울철 누런 콧물이 흘러내리는 증세에도 효능을 보인다.

3) 산수유

산수유는 간과 신장을 보호해 주는 좋은 식물이다. 열매가 붉게 익으면 불에 약간 그을려 냉각시킨 후 씨를 뽑아내고 햇볕에 말린다. 산수유의 약효는 알레르기성 비염에도 효과가 있다. 산수유 추출물은 알레르기로 인한 가려움증을 완화시켜 준다.

4) 세 신

세신은 족두리의 뿌리를 한방에서 이르는 말로서 감기와 두통, 코막힘 따위의 증상에 사용하는 약재이다. 약초로 사용할 때에는 줄기나 잎보다는 뿌리를 주로 사용하게 되며, 거담작용이 있어 가래를 예방해 주기도 하지만 비염을 앓고 있을 때 세신을 달인 물을 복용하면 비염이 완화되는 효과를 볼 수 있다.

5) 상백피

상백피는 뽕나무의 뿌리껍질로 만든 약재이다. 상백피는 폐열로 인한 해수와 천식을 치료하며, 이뇨작용이 뛰어나다. 이 외에도 진정과 진통효과가 있다. 만성적인 기관지염에 효과를 보이는데, 폐의 열을 제거하면서 각종 염증을 치료해 주기 때문에 비염을 치료하는 대표적인 약재 중 하나라고 할 수 있다.

6) 박하(알레르기 비염)

코감기 걸렸을 때 코 막힘 현상, 콧물 멈추게 하는 방법으로 기관지가 약하거나 알레르기성 비염의 염증 개선에도 도움이 된다.

7) 제철 과일

면연력 강화와 알레르기성 비염에도 탁월하다. 비타민 함유량이 높아 피부미용에도 좋으며, 알레르기성 비염에도 효능이 있다.

8) 된 장

항암효과가 있으며, 몸의 면역력을 높여 주고, 알레르기성 비염 개선에도 도움이 된다.

9) 감 자

마그네슘과 비타민이 풍부하여 알레르기 체질 개선과 비염 증상을 완화시키고, 감기 예방에 도움이 되며, 알레르기성 비염에 좋다.

10) 부 추

몸을 따뜻하게 해 주고 혈액순환 개선, 감기예방과 피로 회복에 도움이 되며, 알레르기성 비염에 좋다.

11) 생 강

생강은 따뜻한 성질로 몸을 따뜻하게 하며, 알레르기성 비염에 좋고, 면역력 향상에도 효과가 있다.

12) 계 피

계피 역시 알레르기성 비염, 축농증 등과 같은 질환에 좋다. 생강처럼 성질이 따뜻하여 몸이 차가운 사람, 수족냉증으로 고생하시는

분에게도 좋다.

13) 녹황색 채소

비타민, 식이섬유소, 철분, 칼슘 등이 풍부한 영양소로 면역력을 높이고, 알레르기성 비염증상을 완화시켜 준다.

14) 도라지

호흡기가 약하고 감기에 걸려서 목이 아프고 기침이 날 때 좋다. 평소에 물을 많이 마시고 감기에 자주 걸리는 사람, 땀을 많이 흘리고 기분이 상쾌한 사람, 감기에 걸리더라도 식욕에는 아무런 변화가 없는 체질에 좋다.

15) 쑥

(1) 쑥은 따듯한 성질을 가지고 있으며, 위장과 간장, 신장의 기능을 강화해 복통 치료에 좋다.

(2) 피를 맑게 하는 효과와 혈액순환을 좋게 한다.

(3) 방사능과 황사 등으로 신체의 오염에 대한 두려움이 많은데, 바로 쑥이 더러운 피를 정화시키고 부족한 피를 보충해 주며 혈액순환을 도와 몸속의 냉기를 몰아내 몸을 따뜻하게 하는데 탁월하다 .

(4) 쑥 잎은 혈액 응고 시간을 단축시키는 효과가 있다.

(5) 통증, 감기, 열, 오한, 전신 동통 같은 데에 약효가 매우 크다.

(6) 피가 맑아지고 고혈압과 동맥경화를 예방한다.

(7) 면역기능과 해독작용을 한다.

(8) 간 기능 개선과 노화를 방지한다.

(9) 각종 부인병에 효과가 있다.

2. 감기·몸살에 좋은 약초

1) 감 국

(1) 열감기, 몸살, 폐렴, 두통, 기관지염에 좋으며 위염, 장염, 종기, 고혈압 등에도 좋다.

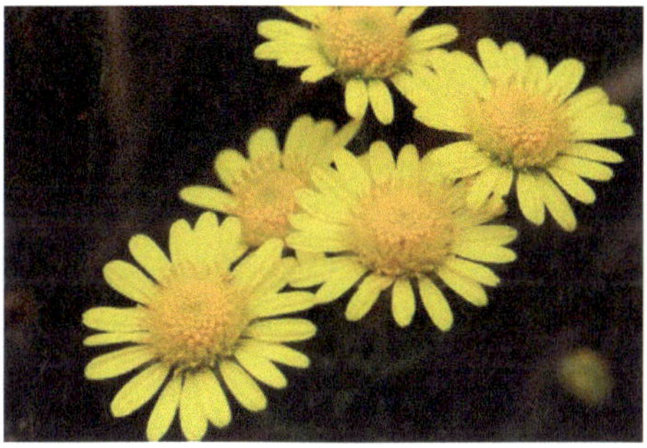

감 국

2) 고 본

(1) 열감기나 몸살, 두통, 오한, 발열 등에 특히 효과적이다.

(2) 그 밖에 관절통, 진경, 치통, 설사, 습진 등에도 효능이 있다.

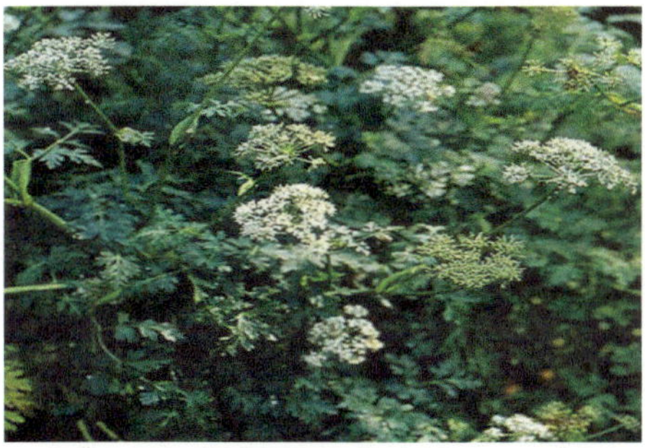

고 본

3) 고 비

(1) 감기, 몸살, 피부발진, 토혈, 코피, 혈변, 월경과다, 대하증에 좋다.

(2) 감기로 인한 발열과 피부 발진에 효과가 있으며, 기생충을 제거하며, 지혈에도 효과가 있다.

(3) 민간에서는 봄과 여름에 캐어서 말린 줄기와 잎은 인후통에 사용하고, 뿌리는 이뇨제로 사용한다.

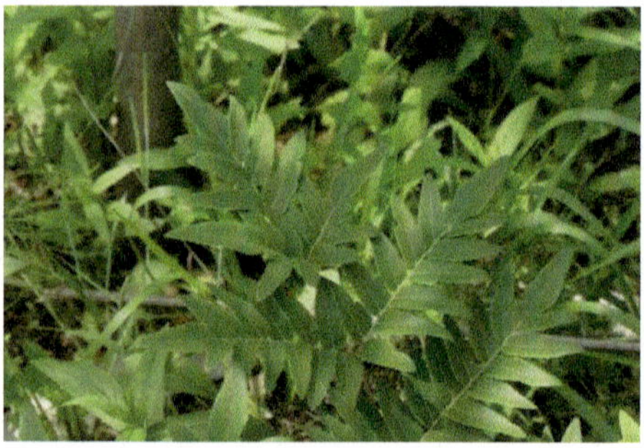

고 비

4) 생 강

(1) 감기나 몸살, 소화불량에 좋으며, 진저롤 성분이 구강과 입 점

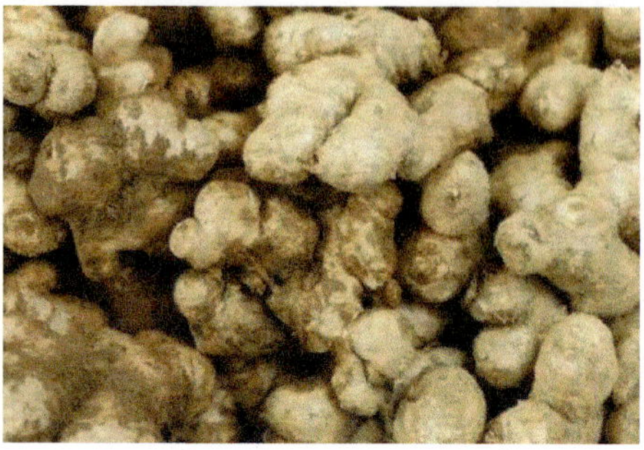

고 비

막을 자극하고 소화액 분비를 촉진시킨다.

(2) 장내의 이상 발효 억제와 장도를 흥분시켜 체기 배출을 촉진한다.

5) 유 자

(1) 기침, 소화불량, 구토, 감기, 해열, 몸살, 주독, 해독을 치료하는데 효능이 있다.

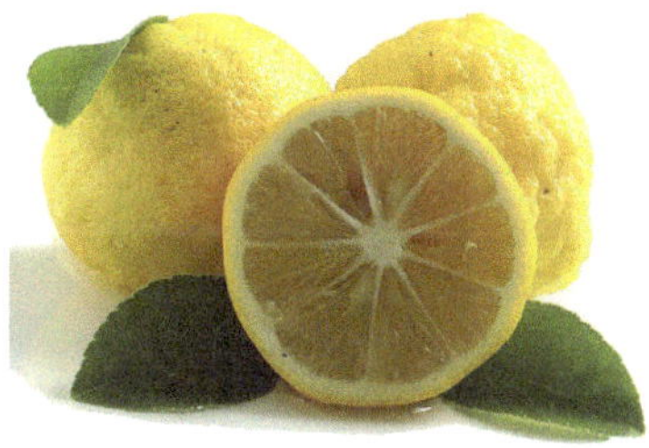

유 자

6) 파

(1) 치통에 특히 좋으며 강장제, 흥분제, 거담제, 발한제 치료에 효능이 있다.

(2) 감기, 몸살, 이뇨제, 구충제, 항균, 항진균의 치료로 쓴다.

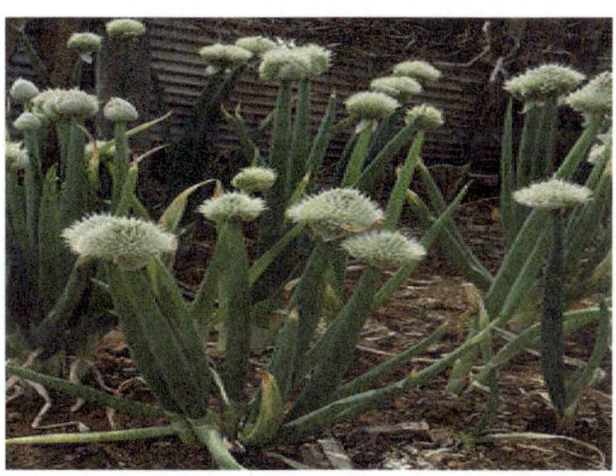

파

7) 도라지

(1) 가래와 염증을 삭이는 작용을 하여 감기, 천식, 복통, 치통에 특히 좋으며, 고름을 내보내는 효과가 있다.

(2) 편도선염, 기관지염, 냉병, 부스럼, 설사, 산후병, 부인병, 불면증, 월경통, 대하증 등의 치료에 사용한다.

(3) 최근에는 당뇨, 항암, 동맥경화 등의 성인병에도 효과적이라고 밝혀졌다.

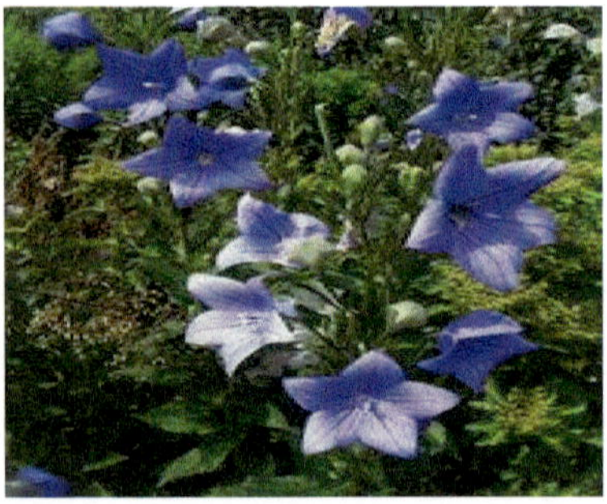

도라지

8) 모과나무

(1) 특히 백일해, 천식, 거담, 기관지염, 폐렴 등에 좋다.

(2) 그 밖에 늑막염, 근육통, 설사, 빈혈증에도 효능이 있다.

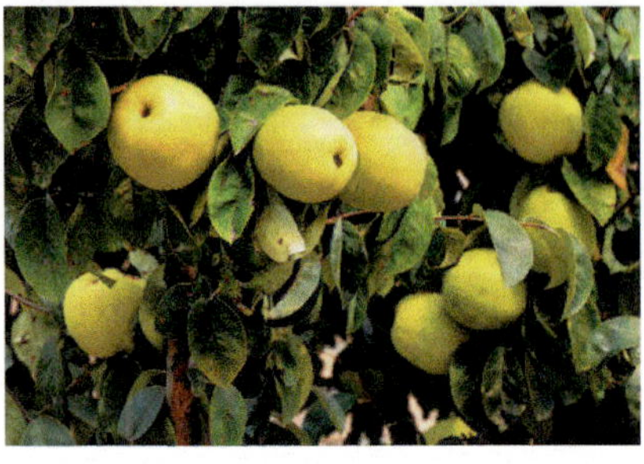

모과나무

9) 모시대

(1) 해독 및 거담제로 효능이 있다.
(2) 특히 기침, 기관지염, 인후염, 폐결핵, 종기 등의 치료에 효과적이다.

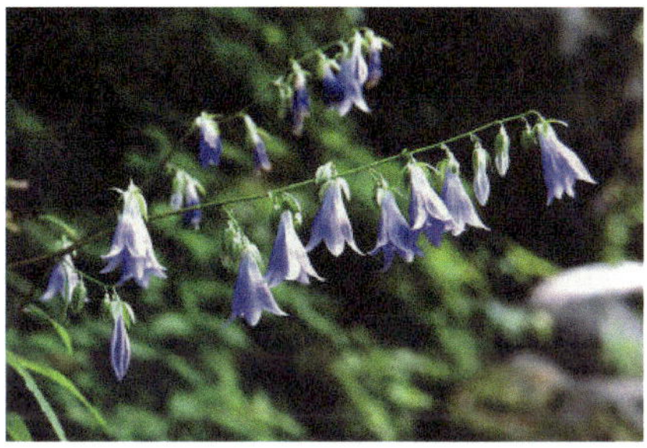

모시대

10) 살 구

(1) 진해, 천식, 기침, 호흡곤란, 신체 부종에 쓰인다.
(2) 행인유는 특히 항암제로 좋고, 연고제와 주사약의 용제로도 효과적이다.
(3) 반쯤 핀 꽃을 채취하여 그늘에 말려서 벌꿀에 담근 것을 매일 섭취하면 노인의 변비에 좋다.

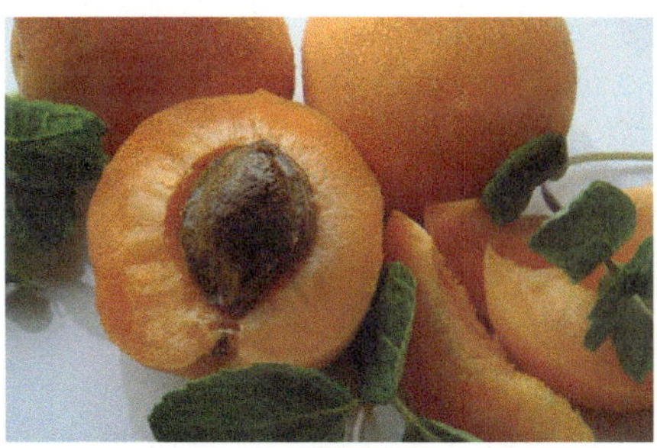

살 구

제9절 눈에 좋은 약초식물

1. 질경이

질경이는 아무리 밟아도 다시 꿋꿋이 자라나는 민들레와 비견될 정도의 생명력을 가진 식물이다. 질경이는 눈의 각막을 보호하는 효과가 있을 뿐만 아니라 간에 작용하여 눈 건강을 증진시키는데 좋은 효과가 있다.

2. 인진쑥

다른 쑥들과는 달리 겨울에도 살 수 있는 식물로 비타민 A가 많이 들어 있어 시력보호에도 탁월한 효과를 보여준다.

3. 산수유

산수유는 안구 건조증을 개선시켜 주며, 시력보호 효과가 있다.

4. 구기자

구기자는 먼저 간에 아주 좋은 효과가 있으며, 특히 지방간을 예방해주고, 파괴된 간에 세포 재생을 도와 간 건강을 유지할 수 있도록 도와준다. 눈이 가장 필요로 하는 베타-카로틴이란 성분마저 다량 함유되어 있어 시력 감퇴와 안과질환을 예방해 준다.

5. 결명자

결명자에는 베타-카로틴이란 성분이 풍부하게 들어 있을 뿐만 아니라, 비타민 C 또한 많이 들어 있다. 눈 건강을 지키면서 눈 피로를 풀어주는 역할을 한다.

6. 도꼬마리

도꼬마리는 비타민 A를 비롯해 사포닌 등 다양한 성분이 풍부하게 들어 있어 눈 건강과 간 건강을 지키는 데 효과를 보여준다.

7. 감 잎

비타민과 무기질이 상당히 풍부하다. 눈의 피로를 푸는 효과를 가지고 있다.

8. 개암나무

신체허약, 식욕부진, 눈의 피로, 현기증 등에 효능이 있다.

9. 결명자

눈 건강과 야맹증, 결막염, 백내장, 녹내장, 고혈압, 간, 강장, 이뇨, 고콜레스테롤, 구강염, 변비치료에 효능이 있다. 위가 약한 사람, 위장병, 설사나 저혈압환자는 주의해야 한다.

10. 곡정초

눈을 밝게 하고, 출혈 억제와 간을 식혀주고 풍을 제거하고 열을 흩어지게 하는 효과가 있다.

11. 냉 이

눈을 밝게 하고, 간을 튼튼하게 하는 효능, 기운을 돋우고, 건위, 이뇨 효능, 항암효과가 있다.

12. 당 근

시력보호, 피로회복, 변비, 노화방지, 암세포 증식억제, 동맥경화,

발암물질 억제, 해독, 홍역, 빈혈, 고혈압, 저혈압, 야맹증에 효능이 있고 심장, 위장, 폐 등을 튼튼하게 한다.

13. 물푸레나무

목 진피는 건위제, 수렴제, 소염제, 눈 충혈, 결막염, 장염, 설사, 기관지염, 냉대하, 여성 질환, 통풍, 지혈효과가 있다.

14. 블루베리

시력보호, 노화, 콜레스테롤 감소, 비만, 심장병, 치매, 콜레스테롤, 뇌졸중, 심혈관계통, 요로감염에 효과가 있다.

15. 비듬나물

뿌리는 해열, 해독, 최유, 소종에 작용하며, 씨는 눈에 작용한다.

16. 산딸기

채취 시 가시에 찔리지 않도록 조심해야 한다. 눈을 밝게 하고, 허약체질, 불임에 효능이 있으며, 조루증 발기부전에 효과적이다.

17. 삽 주

창출, 백출이라고도 부르며, 불로장생 특히 위장계통, 해열, 이뇨, 혈압강하, 설사, 눈을 밝게 하고, 황달, 두통, 구토, 가래 삭힘에 효과가 있다.

18. 석창포

귀울림, 이명증, 치매, 알츠하이머 예방, 진정작용, 불로장수, 건망증, 항암, 눈의 피로, 기억력 증진, 심신치료에 쓰인다.

19. 세 신

잇몸, 눈을 밝게 하고, 두통, 요통, 치통, 항염, 기관지천식, 감기, 어혈, 사지마비, 근육통, 관절염, 폐, 콩팥, 위장, 복통, 코 막힘 등에 효과가 있다.

20. 아로니아

항산화, 시력회복, 눈, 혈관, 뇌, 당뇨, 면역력 등에 좋다.

21. 오가피

해독, 콜레스테롤, 혈당 감소, 신경장애, 지구력, 집중력, 뇌의 피로, 눈과 귀를 밝게 하고, 눈병, 이명, 기관지천식, 성기능을 높이며, 간장 질환, 고혈압, 동맥경화, 신경안정, 관절염 등에 효과가 있다.

22. 오 디

상심자, 간 기능 보호, 현기증, 시력보호, 불면증, 혈당을 강하하고, 머리를 검게 한다.

23. 용담초

용담, 초룡담, 황달, 생식기 가려움증, 습진, 눈 충혈, 눈병 치료에 효능이 있으며, 소염, 해열, 간 보호, 이담, 면역증강 등에도 좋다.

24. 참싸리나무

소변을 잘 나오게 하고, 열을 내리며 눈병, 피부질환, 콩팥 질환에 효과를 볼 수 있다.

25. 천문동

정신이 맑아지고, 머리칼이 검어지고,. 빠진 이가 다시 나며. 피부가 윤택해지고, 눈과 귀가 밝아진다.

26. 청상자

개맨드라미 씨 초결명, 눈 충혈, 눈과 귀를 밝게 하고, 근육과 뼈를 튼튼하게 하며, 저린 증상을 치료하는데 효능이 있다. 간을 진정시키고, 녹내장 환자에게는 사용을 금한다.

27. 토사자

새삼으로 간과 신장을 보호하고 눈을 밝게 하며, 남자의 생명 허리에 큰 도움을 준다. 유정, 조루, 시린 무릎에 효과가 있다.

28. 하고초

꿀풀 전초를 쓰며 임질, 폐결핵, 갑상선, 편도선염, 간염, 항암작용, 종기, 전신수종, 연주창, 소염제, 이뇨제, 고혈압, 관절염, 근육통, 위염, 위궤양, 당뇨, 눈 따갑고 눈물이 자주 날 때 좋다.

29. 호랑가시나무

구충약, 열을 내리고 피를 통하게 하며, 눈과 머리를 맑게 한다. 머리아픔, 이명증, 눈 아픈 데 사용한다.

30. 황 백

항균, 혈압, 해독, 결막염, 눈병, 방광경, 혈액응고, 이담, 자궁수축, 결핵, 소염, 습진, 고혈압, 거담, 진해 등에 좋다.

제10절 피부에 좋은 약초식물

1. 당 귀

당귀는 인체 내의 기와 혈을 제자리로 돌리는 역할을 하는 약재로, 부인과 질환 치료에 당귀가 많이 쓰이고 있는데, 특히 월경불순이나 폐경 등에 효과가 있다. 또 피를 보충해 주기 때문에 피부가 깨끗하고 촉촉해지는 역할을 한다.

2. 박 하

감기몸살이나 두통, 목이 부었거나 눈이 붉어지는 증상일 때 완화작용을 한다. 피부병(물에 뜰 정도로 인체는 매우 가볍다) 치료에 적합한데, 작게는 얼굴의 염증치료에 이용되고, 크게는 풍진이나 마진 치료에 쓰인다.

3. 고 삼

고삼은 열을 식혀 습을 제거하고 살충작용도 한다. 그래서 여드름 치료에는 으뜸이며, 여드름 치료에 고삼을 이용했다는 기록이 있다. 만드는 방법은 고삼 500g과 적작약, 동과 각 120g, 현삼 30g을 햇볕에 잘 말린 뒤 곱게 가루를 낸 것을 따뜻한 물에 풀어서 잠자기 전에 환부에 바른다. 적작약은 혈액순환을 돕고, 동과는 피부에 윤기를 주고, 현삼은 열을 식혀 독을 제거하는 특성을 가지고 있기 때문에 습과 열의 독 때문에 생기는 여드름을 치료하는 데 효과적이다. 아침, 저녁 세수할 때마다 조금씩 문지르면 기미 및 여드름에 효과가 있다.

4. 하수오(적하수오)

하수오는 무미한 맛으로 보혈작용을 한다. 따라서 인체기능을 활성화시켜 주어 머리를 검게 해주는 작용도 한다. 하수오에는 또 레시틴 성분과 부신피질 호르몬 형태의 물질이 함유되어 있다. 그래서 콜레스테롤을 감소시켜 동맥경화증을 예방하며, 신경쇠약을 안정시키고, 조루증과 대하증을 치료해 준다. 또 장 연동운동을 촉진시키기 때문에 여성들 피부미용의 최대의 적인 변비를 예방할 수 있게 해준다.

5. 천 궁

천궁은 혈액순환을 도와 기미, 주근깨를 없애준다. 얼굴이 거칠고 주름이 많고 기미, 주근깨 등 얼굴에 잡티가 많은 사람들이라면 천궁을 이용하면 효과를 볼 수 있다. 천궁과 함께 피부에 영양을 공급하는 계골향, 단백질과 비타민 E가 풍부해 피부노화를 방지하는 대두, 피부를 탄력 있게 해주는 팥, 피부를 깨끗하게 하는 조협 등을 섞어서 곱게 가루를 낸 뒤 이것을 이용해 아침, 저녁으로 씻어주면 얼굴의 주름살과 반점을 없앨 수 있다.

6. 황 금

삼국시대 이후부터 속 썩은 풀이라 하여 민간요법으로 열병에 사용해 온 황금은 그래서 열을 가라앉히는 데 뛰어난 효능이 있다. 황금은 열을 내리게 하고, 코피를 멈추게 하든지 아니면 여성의 하혈로 인한 출혈을 막는 데 효과가 있다. 아토피성 피부염 등 알레르기 피부질환에도 효과가 있다.

7. 감 초

감초는 콩과에 속하는 다년생 초본으로 모든 중독의 해독제로 이용되고 있으며, 진해거담제, 교미 교취제, 완화제 등 신약 뿐 아니라 한방과 민간요법에 있어 매우 중요한 생약으로 널리 쓰이고 있다. 해독작용 및 염증을 방지하는 천연 항생제로써도 유명한 감초는 땀이나 여드름, 습진, 피부염증 등이 났을 때 이것을 우려낸 물을 바르면 효과가 있으며, 현대 여성들의 보다 기능적인 피부 관리를 위해서도 말 그대로 약방의 감초처럼 빠질 수 없는 성분이기도 하다.

8. 녹 차

항산화 작용, 노화억제, 중금속 제거, 항 당뇨, 지방간의 예방, 다이어트, 항 알레르기, 담배의 해독, 구취 및 냄새 제거, 차 향기 성분의 기능성, 알칼리성 체질 개선, 염증치료, 기억력 및 판단력 증진, 피부미용, 면역력 증강, 스트레스 해소, 변비개선, 카페인의 생리작용, 방사능 해독작용 등이 있다.

9. 어성초

미용과 체중조절, 체내 독소 제거에 탁월한 작용이 있어 모든 염증성 질환과 피부질환에 이용한다. 미용에 독(도꾸다미)을 교정해주는 약초로 쓰이며, 몸속의 온갖 독을 없게 하는 해독초다.

10. 율 무

옛부터 생약제로 재배 이용하고 있는데 이뇨, 강장, 진통, 소염 등의 치료제로 쓰이고, 특히 성인병을 위한 약재로도 사용되고 있다. 최근 율무의 단백질 분해효소가 항 종양작용 및 암세포를 사멸시킨다고 발표되었고, 혈액순환이나 신진대사를 활발하게 하고, 담낭이나 방광의 결석을 녹여주는 작용도 한다. 율무는 신경통이나 관절염, 류머티즘, 월경불순 등에도 좋은 만병통치약으로 알려지고 있다.

11. 녹 두

아토피성 피부염, 여드름에 효과가 있다. 콜레스테롤 수치를 떨어뜨려 동맥경화를 예방하고 해독, 보간 작용이 뛰어나다.

12. 레 몬

껍질과 오일을 소화와 순환개선에 사용한다. 생 주스는 통증인후에 가글하며, 여드름 치료를 위한 원료제로 쓰이며, 진균 오염에 사용한다. 성분은 limonene(75% 정도) 중 monoterpenoids를 포함한다. α-Pinene과 β-pinene이 주 화합물이다. 살충제, 이뇨제, 항염증제로도 쓰인다.

13. 히비스커스

히비스커스는 약초차로 달콤하고 시큼한 맛에 식용으로 맛과 색을 이용한다. 순환기 거담 이뇨제로 쓰이지만, 히비스커스 꽃은 연고, 알레르기 습진, 여러 가지 피부질환에 사용한다. 피부염증, 여드름 등 피부에 바르고, 마사지 또는 세안한다.

14. 라벤더

피부의 진정제, 항균제, 화상, 햇빛에 데인 곳의 진정과 살균제 등으로 활용된다. 깨끗한 거즈를 얇게 붙이고 여드름 및 환부에 바르고 사용한다.

제11절 여성에 좋은 약초식물

1. 삼백초

1) 변비와 숙변을 없애는 데 효과가 탁월하다. : 숙변은 두통, 고혈압, 간장병 등 만병의 원인으로 알려져 있는데, 삼백초에 들어 있는 쿠에르치트린, 이소쿠에르치트린, 프라보노이드 등의 성분이 변통을 좋게 하는 작용을 한다.

2) 해독 및 이뇨작용이 매우 뛰어나다. : 공해물질로 인한 중독, 간장병으로 인하여 복수가 차는 데, 신장염, 부종, 수종 등의 치료에 효력이 있다. 간염, 간경화 같은 간장 질환과 당뇨병 치료에도 일정한 효과가 있는 것으로 나타났다.

3) 고혈압, 동맥경화 치료와 예방에 효과가 크다. : 고혈압, 동맥경화는 심장병, 중풍, 뇌졸중 등의 원인이 된다. 삼백초를 차로 늘 마시면 모세혈관이 튼튼하게 되고, 혈액 속의 콜레스테롤 수치가 낮아진다.

4) 갖가지 부인병에 효과가 있다. : 냉 대하, 자궁염, 생리불순, 자궁탈출 등을 치료한다. 자궁이 아래로 처져 고생하던 부인이 삼백초 뿌리를 달인 물로 찹쌀밥을 지어 먹고 효험을 보았다는 기록이 있다.

5) 염증을 없애고 항암작용이 강하다. : 특히 폐암, 간암, 위암 치료에 효과가 탁월하다.

6) 삼백초로 난치병을 치료한다. : 고질적인 두통, 고혈압, 만성변비, 기관지염, 악성무좀, 심장병, 비만증, 중풍으로 인한 보행

및 언어장애, 악성 여드름, 만성피로, 습진, 피부병, 화상 등이 삼백초를 먹거나 짓찧어 붙이는 방법으로 효과가 있다.

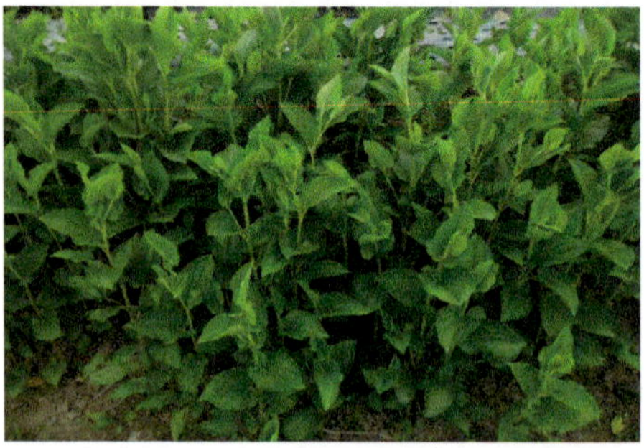

삼백초

2. 짚신나물(선학초)

1) 상추나 배추보다 단백질, 철분, 비타민, 미네랄, 무기질이 적게는 5배에서 많게는 15배까지 함유되어 있다.
2) 혈압을 높이는 작용이 있어서 혈압이 높은 고혈압 환자는 한꺼번에 많은 양을 복용해서는 안 된다.
3) 선학초에는 아그리모닌, 아그트리몬라이트, 탄닌, 유기산, 사포닌, 비타민 K 등이 들어 있다.
4) 곰팡이가 피면 약초의 효능이 떨어질 뿐만 아니라 부작용을 초래한다.
5) 위암, 식도암, 대장암, 간암, 자궁암, 방광암에 두루 쓸 수 있다.
6) 비타민 K와 아그리모닌 성분은 지혈작용을 하므로 토혈에 쓰면 효과를 본다.
7) 짚신나물은 약성이 다양하다. 기생충을 죽이는 작용도 있고, 요도염 · 습진 · 류머티스 · 구내염 · 아구창 등에도 효과가 있다.
8) 짚신나물을 암 치료약으로 쓸 때는 말린 것을 감초 · 삼백초와

함께 달여 먹거나 그늘에서 말려 가루로 내어 하루에 30g쯤을 세 번에 나누어 먹는다.

9) 폐결핵으로 피를 토할 때나 위궤양으로 인한 출혈, 치질로 항문에서 피가 날 때에는 짚신나물 말린 것 10~20g을 물로 달여 그 물을 마신다.

10) 짚신나물은 정력에도 상당한 효과가 있다.

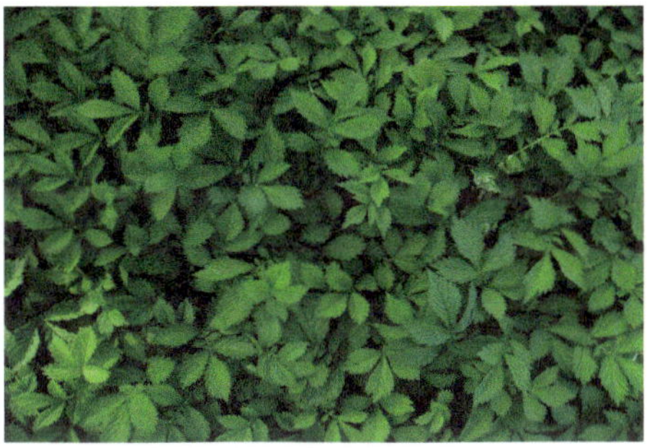

짚신나물

3. 흰접시꽃

1) 부인의 대하로 배가 몹시 아플 때에 접시꽃 35~40g을 그늘에서 말려 가루 내어 빈속에 5~10g씩 하루 세 번 먹는다. 이때 반드시 흰 꽃을 쓴다.

2) 임질에는 접시꽃 뿌리를 깨끗이 씻어 짓찧어서 물에 달여 마시면 잘 낫는다.

3) 소변에 피가 섞여 나올 때는 접시꽃 줄기를 말려 가루 내어 술과 함께 한 숟갈씩 하루 세 번 먹는다. 간단한 방법이지만 상당히 효과가 좋다.

4) 급성 임질에도 접시꽃이 효과가 좋다. 접시꽃 뿌리 5~10g, 질경이 씨 5g을 물로 달여서 날마다 마신다.

5) 종기로 통증이 심할 때에는 뿌리의 검은 껍질을 벗겨 내고 짓찧어서 붙인다. 통증이 없어지면서 잘 낫는다.

6) 대 소변이 잘 안 나올 때에도 접시꽃 씨를 가루 내어 진하게 달여서 마시면 된다.

7) 방광결석은 씨를 볶아서 가루 내어 밥 먹기 전에 따뜻한 술과 함께 먹는다.

8) 임신이 안 되는 여성들은 오리 한 마리에 흰접시 꽃 건재 1근을 넣고 푹 고아서 먹으면 임신이 잘 된다. 보름에 한 번씩 대략 3개월 정도만 복용하면 임신이 가능하다.

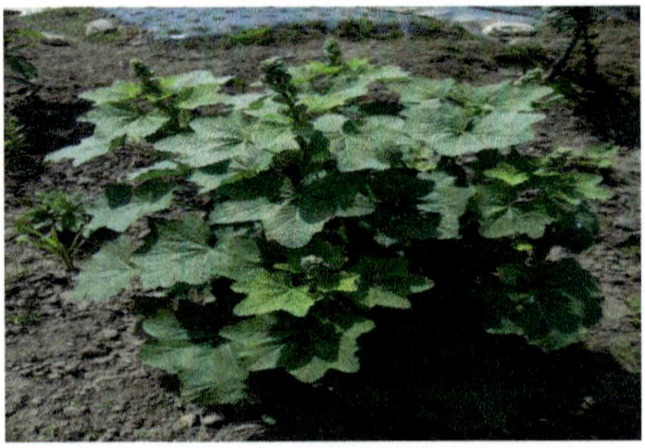

흰접시꽃

4. 금강초

1) 불임증 : 금강초 뿌리와 생오리를 넣어 몇 번 끓여 복용하였는데 수족 냉증이 없어졌다.

2) 생리통 : 생리를 시작할 때 복용을 하면 생리통이 완화되면서 깨끗하게 빠져 나오며, 생리할 때마다 6개월 정도 복용을 해주면 체질이 개선되고 냉증, 수족냉증, 생리통, 손발절임이 없어지는데, 이는 결혼 후에 불임증을 걱정할 필요가 없게 된다.

3) 성장발육 : 소아의 성장 발육이 잘 안 되는 아이는 손발이 차고

활동력이 부족하며, 소심하고 얼굴에 핏기가 없다. 여자 아이들은 생리통과 불임증이 없어진다.

4) 심혈관질환 : 혈관을 청소하여 어혈과 콜레스테롤을 없애 주기 때문에 심혈관계의 병증인, 고지혈증, 동맥경화, 심부전증, 관상동맥, 협심증, 심근경색증, 신부전증(콩팥), 뇌졸중, 뇌경색, 어혈에 효과가 있다는 것을 누구나 알 수 있게 한다. 어혈이 제거되므로 중풍과 신경통에도 좋으며, 당뇨와 정력에 효과가 있다.
5) 콜레스테롤이 분해하여 혈관 청소를 하게 하는 것으로, 몸속의 염증 등의 찌꺼기들을 체외로 배출하게 하는 역할을 한다.

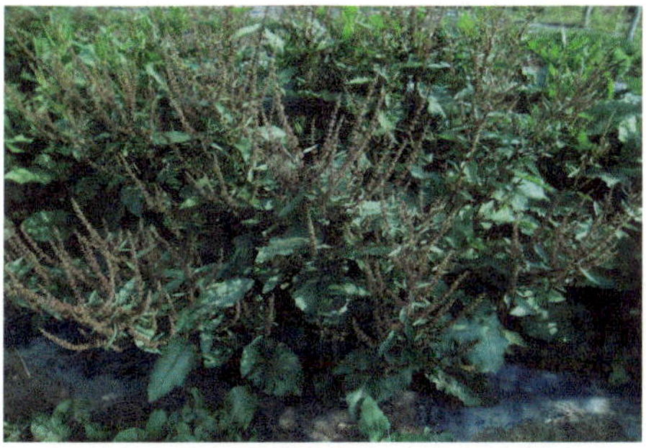

금강초

5. 만 삼

1) 폐의 열을 없애고 기력을 키우며, 비위를 튼튼하게 한다.
2) 사포닌, 이눌린, 알칼로이드 등의 성분이 많아 기력을 늘리고 저항력을 키우며, 혈압을 낮추고 위장을 튼튼하게 하며, 진액을 늘리고 갈증을 없애는 효능이 있다.
3) 온몸에 맥이 없고 나른할 때, 오랜 병으로 앓아누웠을 때, 정신이 불안하여 잠을 잘 자지 못할 때, 폐가 허약하여 기침을 심하게 할 때 만삼을 달여 먹거나 가루 내어 먹으면 효험을 본다.

4) 만성 소모성 질병, 허약자, 만성호흡기 질병, 빈혈, 소화불량, 신장염, 당뇨병에 쓰고, 백혈병이나 부종에도 쓸 수 있다.

5) 여인의 허약 체질이나 산전 산후의 부인과 임신 중인 여인에게 더 없는 보양식이 된다. 천식환자에게도 효과가 있다.

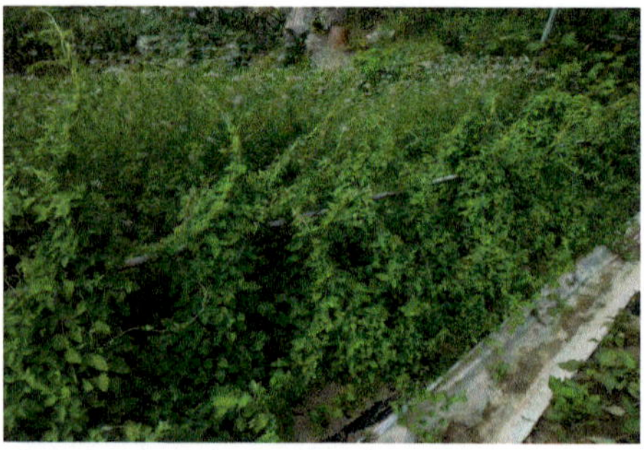

만 삼

6. 지 치

1) 지치는 약성이 차다. 열을 내리고 독을 풀며, 염증을 없애고 새살을 돋아나게 하는 작용이 뛰어나다.

2) 갖가지 암, 변비, 간장병, 동맥경화, 여성의 냉증, 대하, 생리불순 등에 효과가 있으며, 오래 복용하면 얼굴빛이 좋아지고 늙지 않는다.

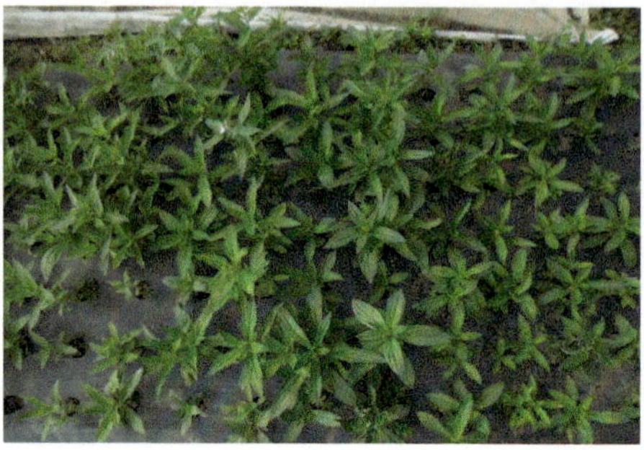

지 치

제12절 정력에 좋은 약초 및 식품과 음식

1. 쇠무릎의 뿌리 : 여성의 정력제로 활용한다.
2. 마 늘 : 정력, 음욕이 동하는 강장제로 쓰인다.
3. 양 파 : 부교감 신경을 활발하게 하여 성생활에 도움을 준다.
4. 당 근 : 스태미나 증강에 효과 있는 비타민 C를 함유한다.
5. 은 행 : 생식기능과 신장질환에 효험이 있다.
6. 셀러리 : 권태감과 부부 사랑을 더해 주는 야채이다.
7. 부 추 : 수컷 정자 생성을 높이는 정력제로 쓰인다.
8. 땅콩 : 신경쇠약과 비만 예방에 좋은 과실이다.
9. 호 두 : 신경쇠약과 비만 예방에 좋은 과실이다.
10. 들 깨 : 몸을 따뜻하게 골수를 채우는 정력 보강제이다.
11. 토마토 : 스트레스로 인한 신경성 방광염에 효험이 있다.
12. 잣 : 스트레스 및 소화장애에 도움을 준다.
13. 참 깨 : 오장을 부드럽게 하는 정력 강장제이다.
14. 산딸기 : 조루증과 발기부전에 효과적이다.
15. 열 무 : 체력이 허하거나 고혈압, 저혈압에 최고의 보양제이다.
16. 포 도 : 피로를 회복시키는 강장제이다.
17. 감 자 : 밥보다 칼륨이 16배 많아 고혈압 예방에 좋다.
18. 아스파라거스 : 미네랄이 풍부한 정력 강장식품이다.
19. 꿀 : 피로회복과 정력증강을 위한 종합영양제이다.
20. 홍 삼 : 발기부전 치료 및 성 행위 감소 방지에 효과가 있다.
21. 머 위 : 천식, 기침 편도선염과 정력 증강에 효과가 있다.

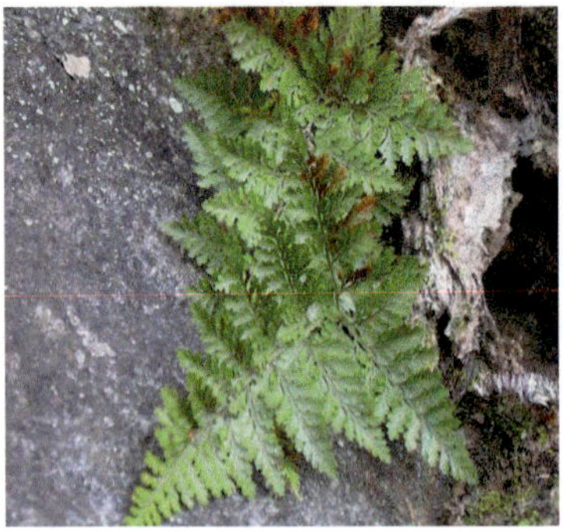

비수리

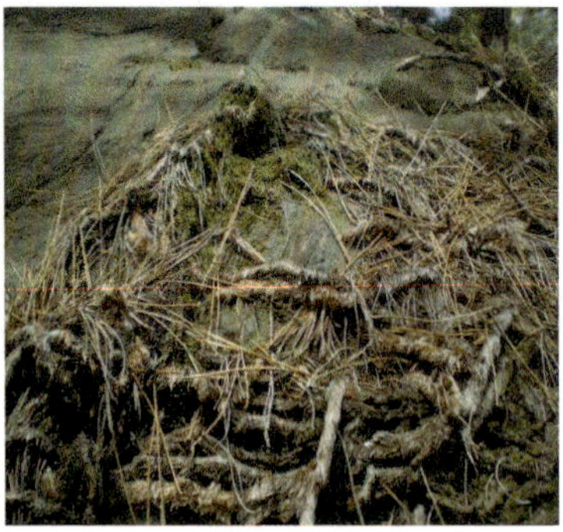

골쇄보

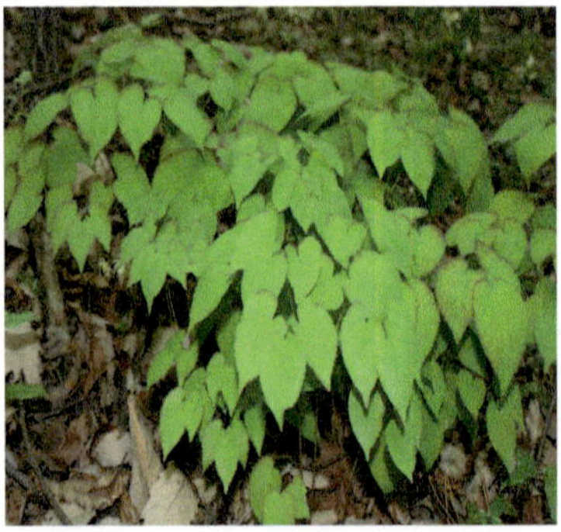

삼지구엽초

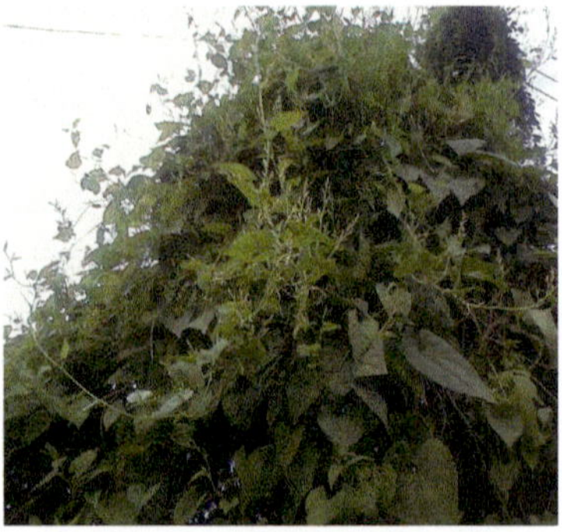

적하수오

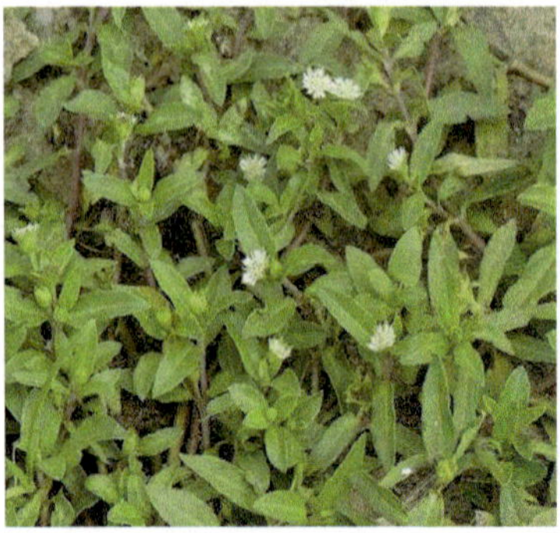

한련초

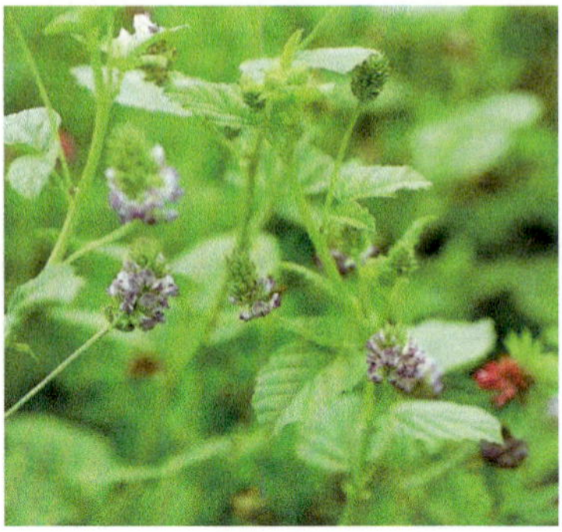

파고지

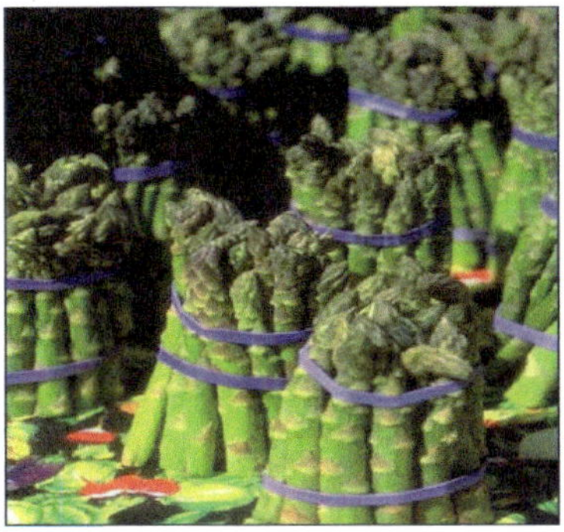

아스파라거스

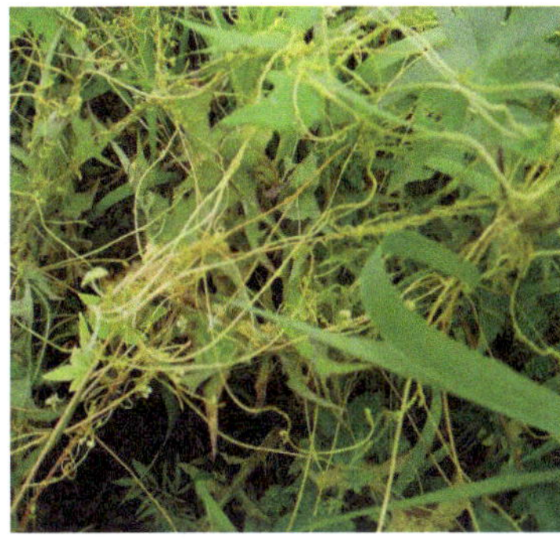

토사자

22. 옥수수 : 양기를 강화하는 단백질이다.
23. 구기자 : 정기와 정액, 정수와 골수를 보강하는 보기제이다.
24. 음양곽 : 혈압 강하작용, 신경쇠약, 월경 장애에 효험이 있다.
25. 사상자 : 성기 위축, 가려움증을 치료하는 미항제이다.
26. 파 극 : 몽정과 음경위축으로 인한 발기부전에 효과가 있다.
27. 오미자 : 성 신경, 정력 감퇴를 항진시키는 보기제이다.
28. 둥굴레 : 뇌졸중, 심장병 심력 증강에 효과가 있다.
29. 토사자 : 유정, 조루, 시린 무릎에 효과가 있다.
30. 산 약 : 허약, 당뇨, 피부와 털을 윤택하게 하는 강장식품이다.
31. 황 기 : 생리불순, 출산 전후의 산모에게 좋은 보혈제이다.
32. 산수유 : 불면증, 저혈압, 당뇨에 좋은 약재이다.
33. 당 귀 : 생리불순, 월경통, 월경과다, 무기력에 좋은 약재이다.
34. 바나나 : 당질이 풍부하고 소화가 잘 되는 정력 보강제이다.
35. 복숭아 : 피부 미용과 담배의 니코틴 제거에 효능이 있다.
36. 파고지 : 요통, 발기에 효과가 있다.
37. 두 총 : 동맥경화, 성기능 감퇴 증강에 효능이 있다.

38. 하수오 : 정력과 머리칼을 검게 하는 약재이다.
39. 연 : 허약체질 여성의 불순한 월경에 효과가 있다.
40. 산 삼 : 정력 왕성, 갱년기 장애 해소에 효과가 있다.
41. 생 굴 : 체력증강 및 정력증강에 효과가 있다.
42. 새 우 : 성력을 키우는 강장식품이다.
43. 뱀장어 : 비타민 A가 함유되어 정력증강에 효과가 있다.
44. 미꾸라지 : 비타민 A가 풍부, 골다공증, 정력에 효과가 있다.
45. 자 라 : 빈혈과 성욕 감퇴를 개선하는 기혈제이다.
46. 해 삼 : 혈을 생성시키고, 진액을 윤활하게 하는 바다인삼이다.
47. 정어리와 고등어 : 시력저하, 외경색, 치매예방에 효과가 있다.
48. 전 복 : 섹스 후 소모된 체력을 회복시키는 음식이다.
49. 메추리 : 정력 증강에 효과가 있다.
50. 잉 어 : 심장 근육의 활력을 증강시키는 영양식이다.
51. 녹 용 : 근육과 뼈를 튼튼하게 하고, 정력 증강에 효과가 있다.
52. 도마뱀 : 정력과 폐 기능을 튼튼하게 하는 보양 강장제이다.
53. 달팽이 : 신장질환에 효험이 있는 정력 증강제이다.
54. 녹 신 : 음경 발기강화, 발기부전에 효험이 있는 정력제이다.
55. 진 주 : 정력 부족, 당뇨, 신경성 발기부전에 효과가 있다.
56. 아로마테라피 오일 : 불안장애, 발기부전에 효과가 있다.
57. 인진쑥 : 소화, 여성의 몸을 따뜻하게 하는 건강 증진제이다.

Ⅵ. 독이 있는 산약초 구별법
-혼동하기 쉬운 산나물-

1. 곰취와 동의나물

곰취는 향이 좋고 쌉싸름한 맛이 좋아 즐겨 먹는 산나물이다. 곰취는 그냥 쌈으로 먹어도 좋고 장아찌를 담아 먹어도 좋다. 그런데 봄철 독초 중독 사고를 가장 많이 일으키는 동의나물이 곰취와 똑같이 생겼다.

동의나물은 잎 표면에 털이 없고 향긋한 향이 없이 광택이 있고 습지 주변에 살아가는 반면 곰취는 잎에 잔털이 있고 잎을 찢으면 향긋한 향이 나는 게 특징이다.

동의나물에 함유된 아네모닌은 중독의 원인이 되는 유해성분이다. 동의나물을 섭취하면 오심, 구토 및 설사를 유발하고 신장을 자극하여 단백뇨를 일으키기도 한다.

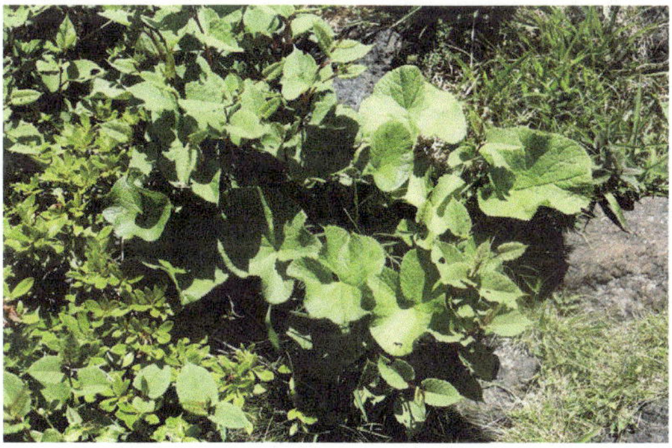

곰취 -산나물로 즐겨 먹는다-

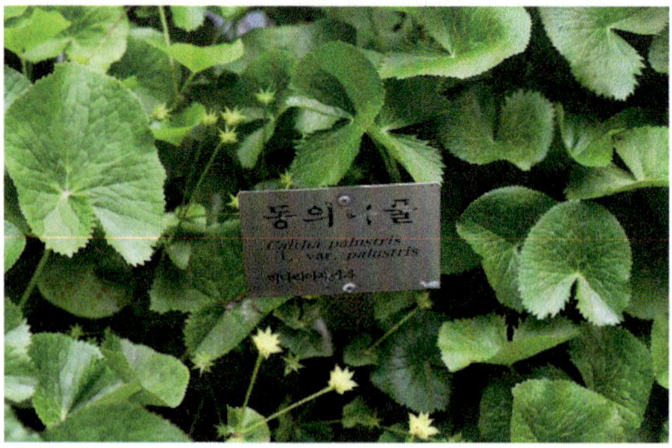

동의나물 - 독초이며 중독을 일으킨다 -

2. 자리공

자리공은 뿌리가 산삼이나 도라지와 아주 비슷해 이를 섭취한 사람에게 중독 피해를 입힌다. 자리공 뿌리에 함유된 피톨락신 성분은 오심, 구토, 복통, 설사를 일으키고 중독이 심하면 의식을 잃게 된다. 풍을 맞은 사람처럼 중추신경이 손상되어 아직도 행동이 어색하게 한다.

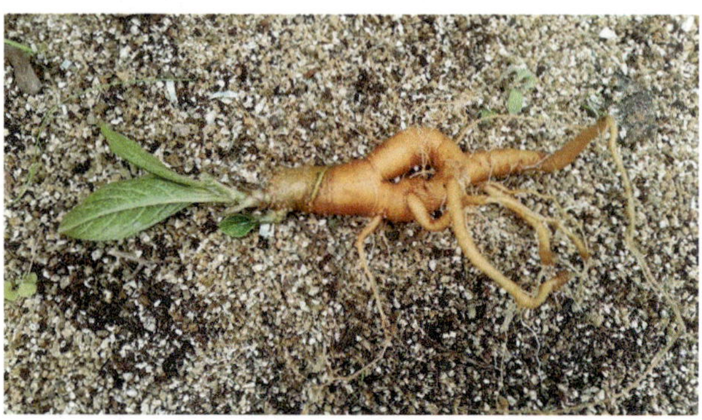

1년생 자리공뿌리 - 산삼으로 착각 -

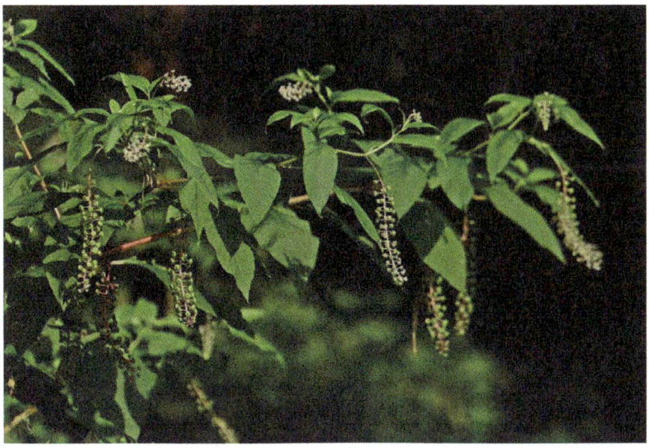

미국자리공 - 외래종으로 독성이 있다 -

우리가 흔히 인가 주변에서 보는 자리공은 미국자리공(붉은대자리공)이고, 꽃이 곧게 서는 그냥 자리공과 울릉도에 자생하는 섬자리공이 있는데 독성이 강해 모두 위험하다.

3. 산마늘과 박새

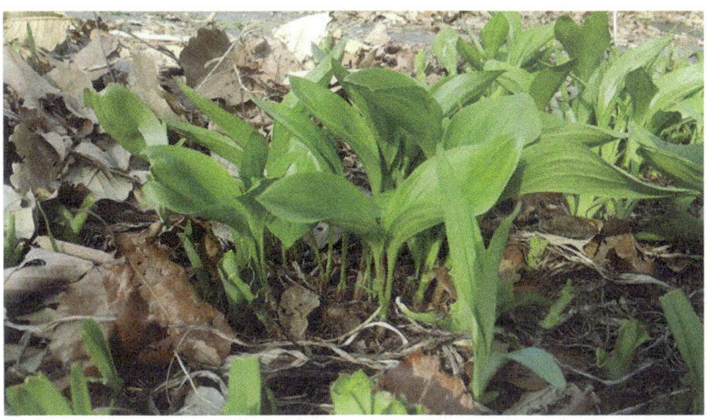

울릉 산마늘 -뿌리에서 잎이 하나씩 돋는다-

향긋하고 귀한 산나물인 산마늘과 독초인 박새는 사람들이 흔히 혼돈할 만큼 생김새가 비슷하다. 가장 큰 차이점은 박새는 원줄기에 잎이 어긋나고, 산마늘은 땅속뿌리에서 각각의 잎이 나는 게 다르다. 명이장아찌로 먹는 산마늘은 거의 100% 울릉도에 자생하는 울릉산마늘이다. 그냥 산마늘종은 아주 높은 곳에만 자생하는 종이다.

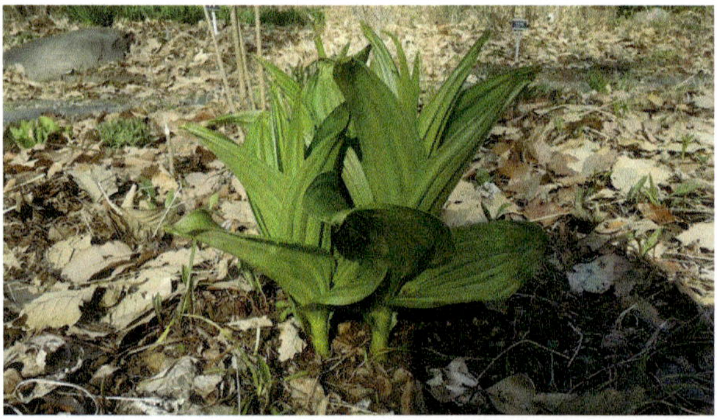

박새 -독초이며 잎이 어긋나게 여러 개 나온다-

4. 우산나물과 삿갓나물

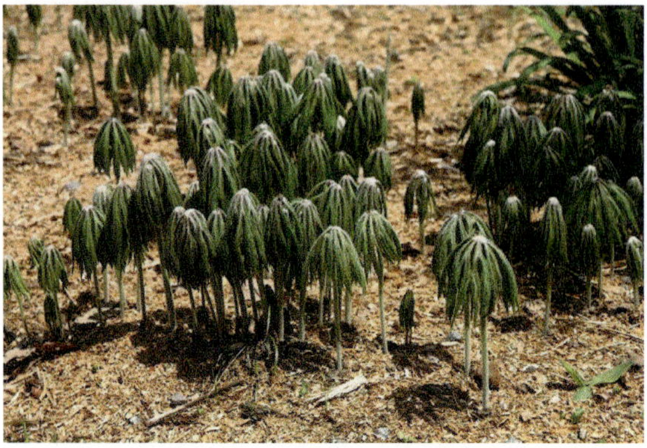

우산나물 -나물로 먹는다-

우산과 삿갓을 닮아 이름이 붙여진 식물이 우산나물과 삿갓나물이다. 우산나물과 삿갓나물이 서로 다른 점은 우산나물은 작은 잎이 가운데로 깊게 갈라져 두 장처럼 보이고 솜털이 가득 나 있지만, 삿갓나물은 광택이 있고 매끈한 잎 삿갓나물은 주로 습한 곳에서 잘 자란다.

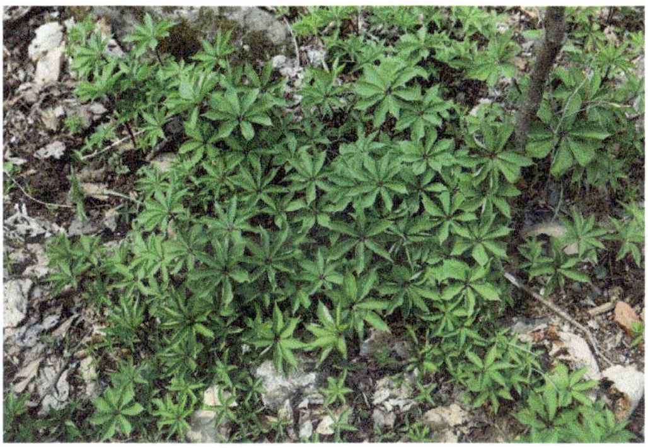

삿갓나물 - 우산나물과 비슷하지만 독이 있다 -

5. 원추리와 여로

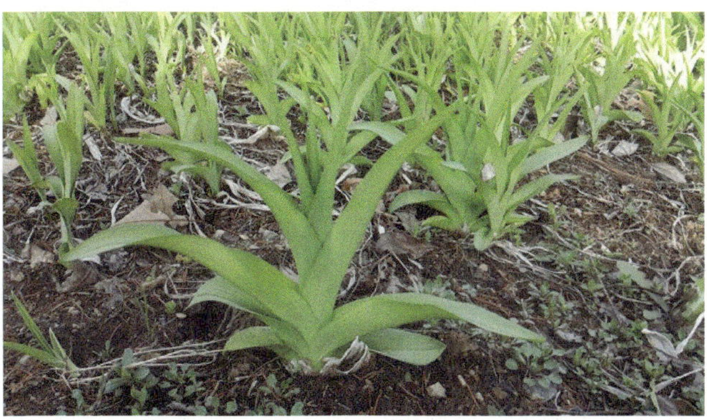

이른 봄에 나물로 먹는 원추리 어린 싹

원추리는 '넘나물'이라 부르기도 하는데, 약간의 독성이 있어 어린 순을 채취해 뜨거운 물에 익힌 뒤 무쳐 먹거나 된장국을 끓여 먹는 봄나물이다. 그런데 원추리와 비슷하게 생긴 독초가 있는데 바로 '여로'이다.

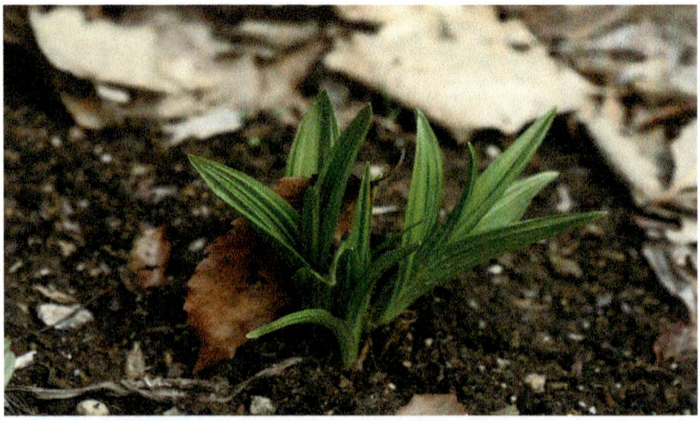

독초인 여로. 잎에 주름이 나 있다.

6. 앉은 부채

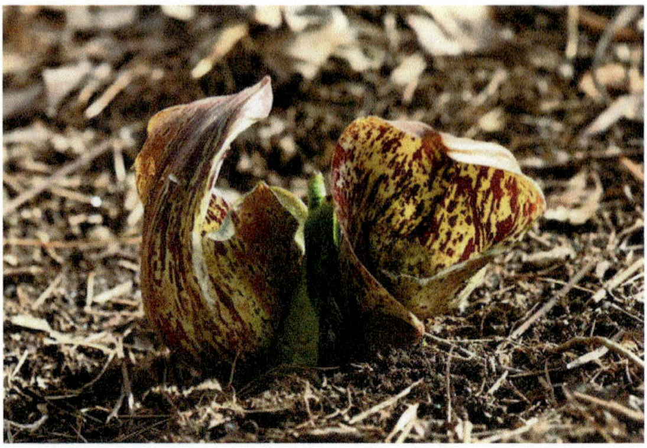

잎보다 먼저 이른 봄에 피는 앉은 부채꽃

앉은 부채는 이른 봄에 먼저 꽃을 피우고, 나중에 퍼진 배추 잎처럼 펼쳐진다. 독이 있어 쌈으로 먹으면 안 된다.

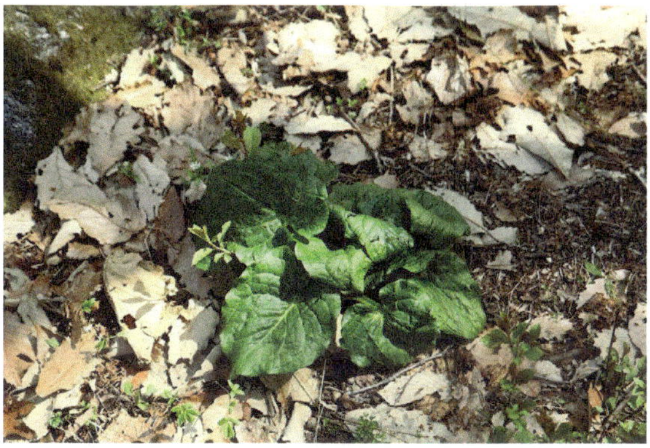

꽃이 핀 뒤 잎이 돋아난 앉은 부채 모양

7. 진달래와 산철쭉

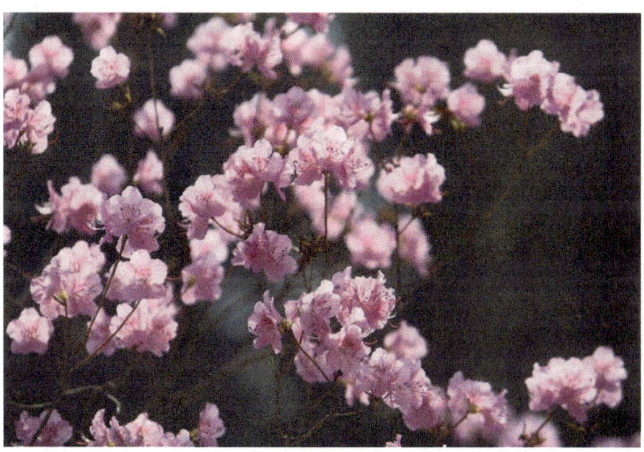

진달래

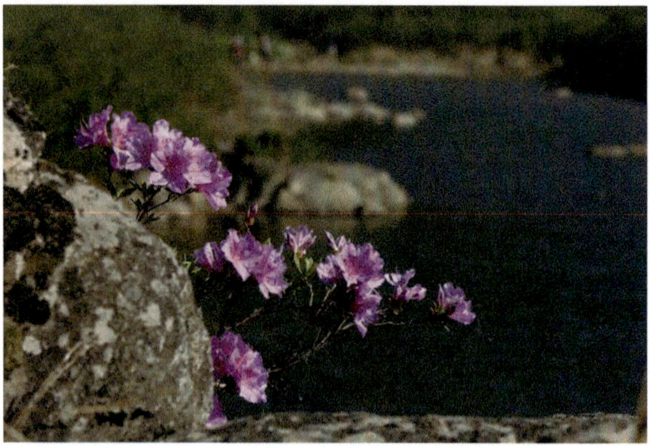

산철쭉

진달래꽃은 달콤 쌉쌀한 맛으로 생으로 먹거나 찹쌀가루와 반죽에 넣어 화전으로도 먹을 수 있어 '참꽃'이라 부른다. 잎이 꽃이 함께 나는 산철쭉은 독성이 있어 먹지 못해 '개꽃'이라 부른다.

Ⅶ. 피톤치드 건강법

1. 음이온 건강법

1) 음이온이란?

이온은 전기를 띠는 원자나 원자단을 말한다. 양극으로 향하는 마이너스 전기를 띤 원자를 음이온, 음극으로 향하는 것을 양이온이라 한다. 우리 몸속에는 이온상태로 존재하는 무기질이 많으며, 이들 성분은 균형을 이뤄 생리작용이 원활하게 진행된다.

이 두 이온은 절묘하게 균형을 이뤄 심장의 박동과 신경전달체계를 조절한다. 음이온이 신체에 미치는 영향으로는 심장과 근육 등 자율신경을 진정시키는 한편 신진대사와 세포, 장기의 기능을 강화시켜 준다. 즉 음이온은 혈액 정화, 세포의 활성화, 저항력 증진, 자율신경계 조절 등의 기능을 한다.

2) 음이온을 이용한 산림욕

양이온이 많으면 신경전달물질의 일종인 '세로토닌'의 분비가 촉진된다. 이 물질은 신경장애를 일으켜 자극에 대한 반응을 무디게 만들며, 과도한 자극을 막기 위해 온몸에 퍼진다. 따라서 신체에서 보내는 여러 가지 정보를 제대로 감지하지 못하게 되고, 결국에는 질병에 걸리게 된다.

세로토닌의 생성을 막기 위해서 음이온을 충분히 섭취해야 한다. 일반적으로 숲에서는 자유전자가 배출되며, 이는 자장을 일으켜 음이온 상태가 된다. 이는 물질의 부패(산화)를 억제해 생명체에 생명력을 유지시켜 준다. 아울러 세포 속 미토콘드리아의 세포벽 전압을 높게 유지시켜 노폐물 배출도 촉진시킨다.

3) 피톤치드와 테르펜

삼림욕이 건강에 좋은 이유는 음이온을 습득할 수 있을 뿐 아니라 피톤치드와 테르펜이라는 항균물질을 접할 수 있기 때문이다. 이 중 피톤치드는 식물이 분비하는 살균물질이라는 뜻으로 식물이 내는 항균성 물질의 총칭이다. 여기에는 테르펜과 페놀화합물, 알칼로이드 성분 등이 포함된다. 이와 함께 테르펜은 피톤치드처럼 항균작용을 하면서 신체의 활성을 높이는 복합적인 작용을 한다.

2. 산림욕 건강법

1) 산림욕이란?

삼림욕이란 숲이 가진 여러 가지 보건적 '휴양적' 기능을 살려 질병 치료에 적극적으로 활용하는 요법을 말한다. 숲이란 원래 '수풀이 무성한 곳'을 뜻하지만, 숲이 가진 약리작용이 밝혀지면서 치료와 건강을 위해 찾는 곳이라는 적극적인 의미로 바뀌었다.

약이 어디에 쓰이는지는 모르고 먹는 것과 적극적인 치료 의지를 가지고 먹는 것의 결과는 엄연히 다르다. 같은 물질을 복용하더라도 신체 활성과 치료 효과에 큰 차이점이 보인다. 결국 삼림욕은 숲이 내뿜는 향기물질을 쏘여서 몸과 마음을 정화하고 건강을 도모한다는 뜻이다.

2) 산림욕의 뿌리

산이 많은 곳에 살았던 한국인들은 늘 삼림욕을 하면서 살아온 셈이다. 따라서 우리 민족의 역사가 곧 삼림욕의 역사다. 집이 숲 자락에 있었고 일상생활이 숲과 관련되어 있었다. 삼복중에 계곡이나 산간의 약수터를 찾아 더위를 피하고 건강을 증진했다. 이것도 일종의 산림욕이라고 볼 수 있다.

3) 산림욕의 치료와 효과

(1) 피톤치드와 테르펜

삼림욕을 이야기할 때 '피톤치드(phytoncide)'라는 말이 자주 등장한다. '식물의'라는 뜻의 '파이톤(phyton)'과 '죽이다'라는 뜻의 '사이드(cide)'를 합쳐 만든 말로, '식물이 분비하는 살균 물질'이란 뜻이다. 피톤치드는 식물이 내는 항균성 물질의 총칭으로, 어느 한 물질을 가리키는 말이 아니다. 테르펜을 비롯한 페놀 화합물, 알칼로이드 성분, 배당체 등이 포함된다. 모든 식물은 항균성 물질을 가지고 있으므로 어떤 형태로든 피톤치드를 함유하고 있다. 최근 식물이 가진 독특한 향기 성분을 이용해 치료에 이용하는 '향기요법'이 유행하고 있다. 우울증, 불안해소, 각성 식욕 억제 및 촉진 등 정신적, 정서적인 장애와 관련된 것들이다. 여기에 향기 치료제로 쓰는 것의 상당수가 테르펜계 물질이다. 따라서 삼림욕은 정신건강에도 아주 중요한 요법이다.

(2) 음이온

삼림욕을 할 때 거론되는 것 중에 '음이온(negativeinos)'이 있다. 이온은 전기를 띠는 원자나 원자단을 일컫는 말로, 양극으로 향하는 것을 음이온, 음극으로 향하는 것을 양이온이라고 한다. 대표적인 음이온으로 SO, NO^{3-}, Cl^- 등이 있다. 우리가 음이온을 숨을 쉬면 심장과 신경 그리고 근육 등 자율신경이 진정된다. 음이온이 많은 숲속에 들어가면 사람들이 차분해지는 것도 그 때문이다.

(3) 파 동

숲은 음이온뿐만 아니라 우리 몸에 좋은 강력한 파동을 발산한다. 모든 자연물은 고유의 파동을 낸다. 이것은 한 물체를 통해 다른 물체에도 전해진다. 인간은 스트레스와 정서적 불안으로 마이너스 작용을 하는 파동이 몸속에 생긴다. 이때 플러스 파동을 계속해서 쬐이면 마이너스 파동이 사라진다. 숲은 강력한 파동을 가지고 있어 나쁜 마이너스 파동을 중화시켜 준다. 결국 인체의 자연치유력을 높이는 역할을 하는 것이다. 지금은 여러 약물작용, 음식물의 폐해, 심리적 장애로 자연치유력이 약화되었다. 서양의학에서 말하는 면역기능 약화와 한방에서 말하는 기가 허해지는 현상이다.

4) 산림욕은 솔숲이 좋다.

모든 숲이 동일한 테르펜 함유량을 갖는 것은 아니며, 테르펜을 많이 생성하는 나무, 즉 침엽수의 비율이 높을 때 테르펜 농도가 높아진다. 다른 식물도 테르펜을 함유하지만 침엽수가 더 많이 분비하기 때문에 침엽수림이 삼림욕이 좋다.

5) 산림욕 하는 방법

(1) 산림욕을 한다는 적극적인 인식이 필요하다.

(2) 자주 산을 찾는다. 등산도 자연요법과 같이 가끔 하는 것보다 짧은 시간이라도 자주 하는 것이 좋다.

(3) 삼림욕은 계곡이 가장 좋다. 습도가 높고 움푹 패인 곳에서는 테르펜이 바로 날아가지 않고 오랫동안 머무른다. 계곡에서 짙은 솔향을 맡을 수 있는 것도 이 때문이다. 계곡에는 음이온이

많고, 물 흐르는 소리는 체액을 활성화시키고 심리를 안정시키는 기능을 가지고 있다.

(4) 삼림욕은 한낮에 하는 것이 좋다. 테르펜은 식물의 광합성이 활발한 시기와 시간대에 가장 많이 발산된다.

(5) 솔잎 요법과 병행한다. 솔잎차나 솔잎 녹즙을 마신 뒤 삼림욕을 하면 몸 안팎 모두 삼림욕을 하는 것이 된다.

(6) 삼림욕은 나체로 하는 것이 좋다. 삼림욕은 허파 호흡과 함께 피부 호흡도 한다. 옷을 입으면 테르펜이 직접 몸에 닿는 부위가 줄어들어 효과가 떨어진다. 우리가 해변에서 옷을 입은 채 일광욕을 하지 않는 것처럼 삼림욕도 남의 시선을 고려해 알몸으로 할 수 없지만 될 수 있으면 노출 부위가 많게 하는 것이 좋다.

(7) 소나무와 대화한다. 소나무와의 자연 감응을 일으키기 위한 방법이다. 식물도 초감각적인 지각(extrasensory perception, 약칭 ESP)을 가지고 있어 일단 어떤 특정인과 유대 관계를 갖게 되면 그가 어디 있건, 아무리 많은 인파 속에 있건 그 사람과 계속 유대를 갖는다고 한다.

6) 향기요법

자연건강식, 삼림욕, 온천욕과 함께 자연요법의 하나인 향기요법(Aromatherphy)은 식물이 가진 독특한 향의 약리작용을 이용해서 정신적・정서적 장애를 완화하고, 이를 통해 이차적인 신체활성을 꾀하는 요법이다.

(1) 향료의 역사 : 이슬람교의 교조 모하메드(Muhammad)는 '가장 좋은 것은 여자와 향료'라고 말했을 정도로 향료는 인류의 마음을 사로잡았다.

(2) 향기치료의 대명사인 정향은 인도네시아 몰루카 제도가 원산지인 정향(학명, Syzygium aromaticum)으로부터 나온다.

7) 한증요법

(1) 솔잎 땀은 옛날부터 전해지는 전통 치료법으로 신경통, 류머티즈성 관절염, 산후 요통에 탁월한 효과가 있다.

(2) 솔잎 목욕으로는 솔잎을 삼베주머니에 담아 욕탕에 넣고 그 안에서 온천을 하는 것이다. 솔잎 목욕은 회춘 불로장수의 비방으로 알려져 왔다.

(3) 솔잎 사우나는 대중탕의 사우나 시설이나 증기탕에서 기존의 쑥과 함께 솔가지를 걸어 휘산되는 솔향으로 전신 호흡을 하는 것이다. 테르펜의 흡수 효과가 매우 높다. 질병의 예방과 노화방지 및 건강 유비를 위해 쓰는 방법으로써 꾸준히 하면 좋은 결과를 기대할 수 있다.

(4) 온천욕은 자연적인 지열과 물 안에 함유된 무기질의 성분을 이용해 치료효과를 얻는다. 유황 성분이 있는 유황천(도고온천)은 만성 피부병, 관절염, 신경통, 동맥경화증에 효과가 있다.

8) 목조주택과 건강

(1) 목조주택이 인체에 미치는 영향

① 질병 예방 및 치료효과는 목재의 향기 성분에는 생리활성 물질과 세균 억제물질들이 포함되어 있다. 목재의 추출성분은 신진대사를 촉진하고 혈액순환을 좋게 하며, 맥박과 혈압을 진정시키는 효능을 지니고 있다. 따라서 곰팡이나 세균의 번식을 억제하여 질병 예방과 치료에 효과가 있다.

② 쾌적한 실내 환경 제공은 쾌적한 실내 환경이 되려면 온도와 습도의 변화가 적고 알맞아야 한다.

③ 만족감과 자신감을 충족시키는 목재는 눈, 귀, 코, 인체의 촉감을 모두 만족시킨다. 목재에 대해 가지고 있는 인간의 좋은 인상에 기여할 뿐만 아니라 과학적으로도 충분히 증명된 사실이다.

(2) 노동과 교육환경에 미치는 영향

우리나라의 공공시설이나 집단 수용시설은 한결같이 콘크리트를 사용한다. 학교, 군대, 공장, 교도소, 심지어 병원도 모두 콘크리트 건물 일색이다.

① 목재와 노동환경 : 현대는 과학문명의 발달과 더불어 노동환경도 변화되고 있다. 반복적이고 지루한 노동과 함께 각종 전자제품과 온갖 화학적 자극으로 눈의 피로도가 늘고 있다. 목재를 많이 사용한 실내 환경은 자외선이나 빛의 자극에 의한 피로가 적다.

② 목재와 교육환경 : 목재는 부드럽고 따스한 느낌을 주며, 심신을 안정시키는 효과를 가지고 있다.

9) 피톤치드 효과 극대화시키는 산림욕 방법

(1) 가을보다는 봄, 여름을 이용한다.

(2) 정오 무렵이 가장 좋다.

(3) 활엽수보다는 침엽수가 많은 곳이 효과적이다.

(4) 계곡, 호수가 있는 산림욕장으로 몰린다.

(5) 산꼭대기보다는 산 중턱이 좋다.

10) 추출법에 따른 피톤치드의 종류

(1) 수목을 형성하고 있는 주요 성분은 cellulose, hemicellulose, lignin이 있고, 수목 자신의 생리작용에 관여하는 미량성분(추출성분)으로 phytoncide 등이 있다.

(2) Phytoncide는 삼림욕 효과를 갖는 삼림이나 나무의 향으로 소개되어 있는 경우가 많기 때문에 일반적으로 다음과 같이 생각할 수 있다. Phytoncide는 삼림욕으로 삼림의 공기를 나무의 향기로 휘발성 성분인 terpene류를 섭취하는 것이다.

(3) 식물의 2차 대사성분 생물활성물질

① 약리작용

② 식물 생장작용

③ 동물행동 제어

④ 항균물질

Phytoncide라는 단어는 식물이 2차적으로 대사하는 생물활성물질의 총칭이고, 협의로는 수목이 휘산하는 휘발성 물질(terpene류)를 의미할 뿐이다.

(4) Phytoncide는 다른 식물의 생장 저해작용을 비롯해 곤충이나 동물에게 잎이나 줄기를 먹을 수 없게 하는 섭취 저해작용, 곤충이나 미생물을 기피 또는 유인한다든지 병충이나 세균에 오염되지 않도록 살충, 살균을 하는 등 그 작용은 실로 다채롭다.

(5) 정유로서 이용되는 Phytoncide는 옛날 조상들은 phytoncide가 갖는 효능을 여러 가지 형태로 활용해 왔다.

11) Phytoncide(정유)의 채취방법

(1) 증류법 : 수증기 증류법, 열수 증류법

(2) 추출법 : 유지흡착 추출법(온침법), 유지흡착 추출법(냉침법), 유기용제 추출법, 초임계 유체추출법(액화가스 추출법)

(3) 압착법 : 해면법, 에큐엘법, Roller법, 기기압착법

(4) 건조 회수법 : 증류법은 가장 간편하고 경제적인 방법이기 때문에 널리 이용되고 있다. 증류법으로 추출한 대부분의 정유는 물에 대해 불용성이고, 정유 성분의 비점(150~350℃) 보다 낮은 온도에서 추출하기 때문에 성분이 변질될 걱정은 없다.

12) 삼림의 냄새를 채취하는 구조

(1) 소나무나 편백나무의 가지나 잎을 삶는다.

(2) 수증기에 섞어 내보낸다.

(3) 물로 냉각한다.

(4) 물과 분리하는데, 물보다 가볍기 때문에 물에 뜬다.

13) 편백나무 피톤치드 효능(편백 정유 테르펜)

편백나무 피톤치드의 효능은 편백 정유의 독성 평가 결과 무독성 물질로 입증된 것을 토대로, 편백나무 피톤치드가 피부에 아무런 자극도 주지 않으며, 이를 먹거나 마시거나 흡입하여도 인체에 어떤 악영향을 주지 않는다는 것을 전제로 하고 있다.

(1) 스트레스 완화작용 : 피톤치드는 심리적인 안정을 주고, 말초혈관을 단련시키며, 심폐기능을 강화시키고, 기관지 천식과 폐결핵 치료, 심장강화에도 도움이 된다고 알려져 있다. 또한 피부를 소독하는 약리작용도 하는 것으로 알려져 있다.

(2) 진정작용과 쾌적 효과 : 피톤치드가 뇌의 알파파를 증가시킨다는 것은 이미 널리 알려진 사실이다. 알파파란 의식이 가장 높은 상태에서 몸과 마음이 조화를 이룰 때 발생되는 뇌파로서, 명상파라고도 한다.

(3) 강력한 항균작용 : 편백 정유가 강력한 항균작용을 하면서도

기존의 항생제와 달리 내성이 없다는 점이다.

(4) 알레르기 및 피부질환 개선 : 각종 피부질환에 피톤치드는 어떤 영향을 미칠 수 있을까. 항균작용 편백 정유는 아토피, 알레르기 등 각종 피부질환의 원인이 되는 집먼지 진드기의 생육억제에 탁월한 효과가 있을 뿐만 아니라, 이들 피부질환에서 가장 괴로운 증상인 가려움증을 크게 경감시켜 준다.

(5) 소취작용 및 유해물질을 중화시킨다.

(6) 면역기능을 증대시킨다.

Ⅷ. 사상체질과 당뇨병

사상의학에서는 각 체질의 특성에 따라 다르게 영향을 받아 서로 다르게 치료한다.

1. 소음인

다른 체질에 비하여 당뇨가 올 수 있는 확률은 적으나 비위의 기능이 약하여 작용을 잘못하거나 신경을 예민하게 써서 기능이 잘 안 되어 나타나는 경우에 인슐린의 분비가 원활히 되지 못하여 당뇨가 올 수 있다.

마음을 편안히 하고 스트레스가 없어야 한다. 음식을 정량, 정시에 정해진 칼로리만큼 먹고 되도록이면 따뜻한 음식을 먹으며, 운동을 꾸준히 하는것이 좋다. 당뇨식으로는 현미, 찹쌀현미, 조, 콩을 섞어서 먹는 것이 좋다.

2. 소양인

다른 체질에 비하여 당뇨의 증세가 상대적으로 많으며 상소, 중소, 하소의 구별에 따라서 나눌 수 있다. 병의 전이되는 과정도 상소, 중소, 하소의 순서에 따라 병의 진행 과정을 나타나는 것으로, 평소에 화가 많은데 신경을 쓰거나 화를 내거나 긴장하거나 하여 입이 마르며 물을 많이 먹고, 중초까지 내려오면 음식을 먹어도 배가 계속 고프며, 하초까지 내려오면 선천의 장기인 신장에 영향을 주어 소변에 기름이 뜨는 증세가 나오며 매우 심한 상태라고 볼 수 있다.

긴장을 하거나 화를 많이 내거나 과식을 하여 화가 발생하지 않게 하며, 육류 등의 고칼로리 음식을 피하고 신선한 과일을 많이 먹는 것이 중요하다. 운동을 꾸준히 하며 시원한 음식을 먹는 것이 좋다. 당뇨식으로는 현미, 보리, 팥, 녹두를 섞어서 먹는 것이 좋다.

3. 태음인

태음인 당뇨는 소양인 당뇨와는 다르게 과음, 과식을 하고 운동량이 부족하며 몸 안에 열량이 계속 누적하게 되면 간에 열이 쌓이게 되어 당뇨가 생기게 된다.

소양인의 소갈 증세와 비슷하고, 원인에 있어서는 간의 조열로 인하여 나타나므로 간의 열을 풀어주는 것이 중요하다. 따라서 소식을 하고 운동을 꾸준히 하여 비만이 오지 않게 하며, 정해진 칼로리를 정확히 지켜 식사를 하며 고 칼로리의 음식을 먹지 않도록 하여야 한다. 당뇨식으로는 현미, 율무, 검정콩을 섞어 먹는 것이 좋다. 차로는 해당화근, 설록차, 칡차, 영지버섯 등이 간의 열을 풀어준다.

4. 태양인

태양인은 기운이 항상 상기되는 특성이 있고, 소양인보다 화가 많이 올라가므로 당뇨증세가 올 수 있다. 항상 마음을 안정시키고 차분하게 하며, 담백한 음식과 해물류나 채소류가 좋으며, 감정을 억제하고 마음을 차분히 하는 것이 좋다. 좋은 차로는 모과차, 오가피차, 감잎차 등이 있다.

5. 소양인의 소갈증

상소, 위국청양상승, 불쾌족, 두면사지, 중소, 대장국청양상승, 불쾌족, 위국, 하소, 청양, 불쾌족, 대장국, 평심정사, 양기상승경청, 충족, 두면사지, 원기, 청양, 노심초사, 양기하함중탁, 울열, 두면사지, 화기, 모양 등

6. 체질별 당뇨병에 좋은 음식과 차

(1) 소음인

따뜻한 음식, 토마토, 명태, 도미. 조기, 시금치, 양배추, 미나리, 파, 마늘, 생강, 생강차, 유자차, 당귀차, 천궁차, 인삼차, 황기차, 현미맵쌀, 현미찹쌀, 조, 노란 콩 등

(2) 소양인

시원한 음식, 수박, 참외, 오이, 배추, 상치, 가지, 굴, 해삼, 멍게, 전복, 새우, 게, 가자미, 복어, 잉어, 가물치, 과즙, 녹즙, 생수, 천화분차, 알로에 차, 구기자 차, 산수유 차, 현미맵쌀, 보리, 팥, 녹두 등

(3) 태음인

소식, 배, 매실, 살구, 자두, 잣, 호두, 무, 도라지, 당근, 더덕, 연근, 마, 버섯, 대구, 우렁이, 미역, 김, 다시마, 해조류, 해당화근 차, 맥문동 차, 녹차, 칡차, 율무차, 현미맵쌀, 율무, 검은콩 등

(4) 태양인

담백한 음식, 머루, 다래, 앵두, 새우, 굴, 전복, 소라, 게, 해삼, 붕어, 나물류, 모과차, 솔잎차, 오가피차, 현미맵쌀, 메밀, 냉면 등

7. 당뇨병에 좋은 약초

(1) 두 릅

건위, 이뇨, 진통, 수렴, 거풍, 강정, 위궤양, 위경련, 신장염, 각기, 수종, 당뇨병, 신경쇠약, 발기력 부전, 관절염에 좋다.

(2) 둥굴레 순

허약체질을 강하게 하는 강장, 강정 효과 당뇨에 효능에 좋다.

(3) 달맞이꽃 순

해열, 소염작용, 당뇨병, 고지혈증에 효험이 있다.

(4) 산뽕 순

신경통, 고혈압, 부종, 기관지염, 보혈, 당뇨, 강장의 불로장수약이다.

(5) 삼백초

변비, 당뇨병, 간장병, 암, 고혈압, 심장병, 부인병, 신장병에 효험이 있다.

(6) 칡순

당뇨병, 부종, 설사, 황달, 술독, 고혈압, 두통, 협심증에 효험이 있다.

(7) 두충잎

혈압강하작용, 특히 수피는 보간신, 강근골, 안태작용, 신허요통, 임신누출, 근골무력, 익정기, 강지, 허리 무릅통증, 유산방지, 강장약, 요통, 관절통, 관절염, 건근골, 하지위약, 진정, 진통, 소변불리 등 다양한 효능이 있다.

(8) 오가피

해독, 콜레스테롤, 혈당, 신경장애, 지구력, 집중력, 뇌의 피로, 눈과 귀를 밝게, 성기능을 높이며, 모든 신체의 기능에 활력을 주고, 온갖 질병을 예방하는 나무 산삼이다.

(9) 달개비

봄나물, 당뇨병에 탁월한 효능이 있다.

(10) 산죽

위염, 기침, 당뇨병, 면역강화, 부종 무좀, 피부병, 위암, 갖가지 암, 열이 날 때, 간염, 황달, 위궤양, 고혈압, 스트레스, 화병(火病)에 효능이 있다.

(11) 화살나무

암, 당뇨에 효능이 있고, 가위눌리는 것을 낫게 한다.

(12) 산 삼

원기회복, 보비익폐, 생진지갈, 안신증지), 기허욕탈, 권태감, 무력감, 식욕부진의 명약이다.

(13) 돼지감자(뚱딴지)

골절, 타박상, 해열, 지혈, 비만증, 변비, 다이어트, 당뇨병에 효험이 있다.

(14) 각시둥굴레

혈압강하, 강심, 혈당저하 작용을 한다.

(15) 토사자(새삼)

청열, 양혈, 이수, 해독의 효능이 있다. 토혈, 비출혈, 변혈, 혈붕, 임탁, 대하, 이질, 황달, 옹저, 정창, 열독창진을 치료한다. 토사자(종자)는 강정약으로서 보간신, 익정수, 명목의 효능이 있다. 요슬산통, 유정, 음위, 당뇨, 냉증, 습관성 유산, 소갈, 소변에 여력이 있는 것, 시력감퇴를 치료한다.

(16) 담쟁이덩굴

당뇨, 어혈, 근육통을 다스린다.

(17) 함 초

숙변 제거, 비만, 당뇨병, 면역강화, 갖가지 암, 빈혈, 골다공증, 신경통, 고혈압, 관절염, 갑상선, 갖가지 염증, 대장염, 위염, 위궤양에 효능이 있다.

Ⅸ. 해양식물(해조류)의 약제로서의 중요성

국내 연안에 서식하고 있는 해조류는 오랜 역사 동안 민족의 먹거리로 각광을 받아왔다. 국내 연안에 분포하는 해조류는 약 700여 종으로 알려져 있으며, 이들 중에서 식용으로 이용되는 해조류는 약 80여 종류가 있다고는 하나, 최근 들어 해양환경의 변화와 식생활 개선 등으로 정확한 종류가 불분명한 상태이다.

2005년 해양수산부 어업생산 통계에 따르면, 해조류의 생산량은 580,105MT으로 전체 어업 생산량의 24%를 차지하고 있으며, 생산금액은 238,328,792,000원으로 조사되었다. 이러한 의미는 사회의 변화에 따라서 단순 식용으로 이용되었던 해조류는 이제 어업 생산자에게는 중요한 소득원이 되고 있음을 시사하고 있으며, 또한 해조류의 이용이 단순한 식용 이외의 약용 및 유용 물질 생산으로 바뀌고 있다. 따라서 국내에서 이용되고 있는 몇몇 대표적인 해조류의 간략한 특성을 다루고자 한다.

1. 녹조식물

1) 파 래

한국에는 창자파래(*E. intestinalis*), 납작파래(*E. compressa*), 잎파래(*E. linza*), 가시파래(*E. prolifera*), 격자파래(*E. clathrata*) 등이 있다. 그밖에 흔히 파래 종류로 지칭되는 홑파래류(Monostroma)도 포

함시켜 지칭하기도 한다. 이들은 대부분 원통모양을 한 엽상체가 분지하거나 단조이고, 종류에 따라서는 상부가 엽상으로 퍼진 모습을 하는데, 분류학적으로는 중공인 원통모양을 한 종류를 이 속에 포함시키고 있으며, 종(種)을 동정하기 매우 힘든 종류가 많다.

이들은 바닷가의 조간대 상부, 특히 민물이 흘러들어 오는 곳에서 잘 자라며, 조용한 조수 웅덩이 따위에서 큰 군락을 이루는 경우가 많다. 종류에 따라서 생육시기가 다르지만, 보통 늦가을부터 초여름까지 번무하며, 양식용 김발에도 잘 착생하여 시중에서 팔리는 파래김의 주종을 이룬다.

파래는 향기가 많고 맛이 독특하여 한국과 일본 등지에서 즐겨 먹는 해산식물의 한 종류로서 단백질 20～30%, 무기염류 10～15%, 비타민 500～1000 IU를 포함하고 있는데, 특히 알칼리성 원소가 많은 주요 무기질 식품이다. 다만, 단백질에는 메티오닌, 리신 등이 들어 있지 않아 영양가는 낮다.

김과 비슷한데 머리털처럼 가늘고 긴 것도 있다. 강구(江口)의 단물 섞인 바다에 군생한다. 국에 넣기도 하고 튀각, 풀의 원료로 많이 쓰인다. 단백질의 함량이 많으며 특히 철분이 많다.

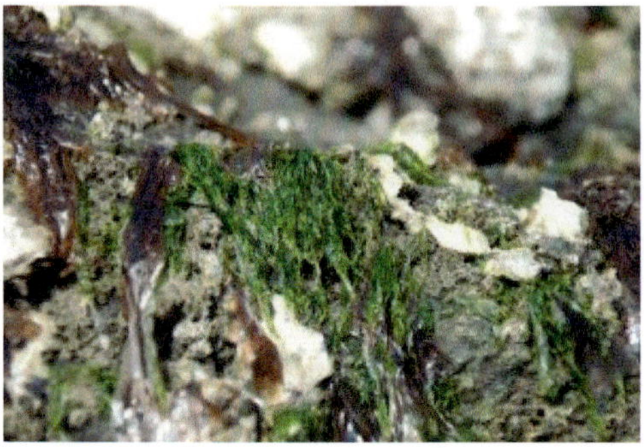

파 래

엽록소가 많아 신진대사를 도와주며, 입에서 냄새가 날 때 씹으면 잘 가신다. 파래 효능(Green laver effect)은 파래의 정식 학명은 갈파래과에 속하는 해조로, 학계명은 Enteromorpha이다. 비타민 성분과 미네랄 성분이 풍부하게 들어있다. 따라서 건강에 도움이 되는 웰빙식품이다.

2) 매생이

창자파래의 어린 것과 비슷하며, 매우 부드럽고 매끄럽다. 김발에 밀생하며, 감미가 있고 부드러워 식용으로 많이 이용된다.

〈매생이 성분〉

매생이의 효능은 철분이 정말 많이 들어 있어 빈혈예방에 약효가 뛰어난다. 또한 빈혈을 예방하는 효과가 있으며, 피로 회복에도 좋은 효능이 있다. 특히, 임산부나 여성분들에게 좋은 효과가 있다. 매생이는 콩나물보다 3배나 많은 아스파라긴이 들어 있어 알코올 분해를 도와 숙취 해소에 좋다.

매생이는 저칼로리 음식에다가 식이섬유가 풍부하여 적은 칼로리를 섭취함과 동시에 포만감을 빨리 느껴 다이어트에 크게 도움이 된

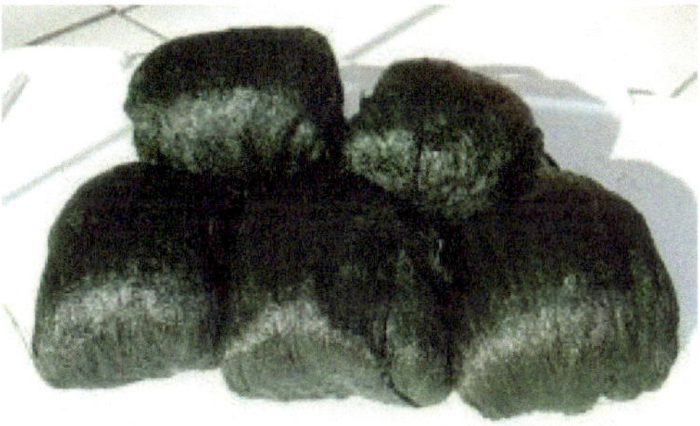

매생이

다. 피부를 깨끗하게 유지해주는 효과가 있으며, 혈액순환을 돕는 효능과 동시에 몸의 독소 배출을 도와줌으로써 피부에 트러블이 생기지 않도록 한다. 또한 칼슘이 풍부하게 들어있어 뼈 건강에 좋다. 뿐만 아니라 다른 영양소도 풍부하게 들어있어 성장 발육에 도움이 되는 효능과 함께 노인 분들의 골다공증을 예방하는 효과가 있다.

콜레스테롤을 제거해 줌으로써 혈관 건강에 좋은 효능이 있으며, 동시에 몸에 쌓인 노폐물을 배출해주는 효과까지 있어 혈관 건강, 혈액순환을 돕는 효능이 있다. 매생이에 들어있는 식이섬유가 변비를 도와줄 수는 있지만 소화작용에 부담을 줄 수 있다.

3) 청 각

학명은(Codium fragile)로 식용으로 이용된다. 청각목 청각과에 속하는 해조류로서『자산어보』에서는 해송으로 기록되어 있으며「감촉이 매끄러우며 빛깔은 검푸르고 맛은 담담하여 김치의 맛을 돋운다」라며 김치의 맛을 내는 재료로 사용되었다. 우리나라 전 연안에 분포하며, 저조선(가장 낮은 수위의 조류가 형성하는 해안선) 부근의 암석이나 조가비 등에 붙어 자생하며, 매우 깊은 곳에서도 볼 수 있다.

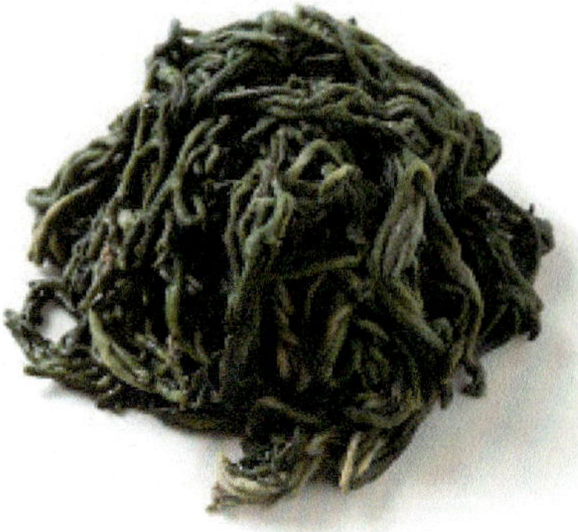

청 각

생김새는 사슴뿔을 닮았으며, 비타민과 무기질이 풍부하여 성인병 및 비만 예방에 효과가 있다. 알칼리성 식품으로 육류와 궁합이 잘 맞는다.

청각의 효능의 효능은 풍부한 철분을 함유하고 있어서 빈혈 예방과 임신부의 철분 결핍에 효과적인 식품이다. 청각의 철분 함유량은 다시마의 2.7배, 미역의 6.6배다. 섬유질이 풍부하여 변비와 장 건강에 탁월한 효과가 있다. 베타-카로틴 함량이 풍부하여 암의 예방과 치료에 효과적이다. 청각은 고구마의 4배, 양배추의 23배의 베타-카로틴을 함유하고 있다.

칼륨과 알긴산이 풍부하여 나트륨 배출에 효과적이어서 고혈압과 심혈관 질환의 예방 및 치료에 도움이 되는 식품이다. 또한 김치의 숙성과 발효 속도를 조절하는 역할을 하여 김치의 아삭함을 유지시켜 주며, 김치의 나트륨 함량을 줄여준다.

2. 갈조식물

1) 미역류

미역은 한국의 대표적인 식용 해조류이며, 고려시대부터 중국에 수출을 했다는 기록이 있을 정도의 오랜 역사를 가지고 있는 해조류이다. 식용으로 애용되고 있으며, 고른 영양소를 지닌 알칼리성 식품으로 널리 알려져 있다. 현대 약리학 연구 발표에 의하면 미역은 요오드, 칼슘, 비타민 B, B_{12}, B_2, C, 아미노산, 칼륨, 코발트, 카로틴, 단백질 등 다양한 영양성분이 함유된 것으로 나타났다.

특히나 갑상선 호르몬인 티록신의 주성분인 요오드의 함량이 매우 높은 해조류이다. 티록신은 심장과 혈관의 활동, 체온과 땀의 조절, 신진대사를 증진시키는 작용을 한다. 따라서 현재에는 건강식품으로 널리 알려져 있다. 또한 분유와 맞먹을 정도의 칼슘 함량으로 골격과 치아 형성 그리고 산후 자궁수축과 지혈의 역할에 뛰어난 것은 조상들의 지혜 속에도 나타나고 있는 대표적인 효능 중에 일부이다.

현재에 와서는 알칼리성 식품으로도 널리 알려져 있는데, 주식인 쌀 40g의 산도를 중화시키는데 불과 2.2g의 미역이면 충분하다는 결과도 있다. 이러한 일반적인 식용으로의 사용 이외에도 알긴산을 추출하여 공업용 풀이나 아이스크림, 면류, 과자, 잼 등의 끈기를 나타나게 하는 성분으로도 사용되고 있다.

미역은 식이섬유가 풍부한(함량 35%) 식품으로 콜레스테롤이 체내에 쌓이는 것을 막아주고, 장의 연동운동을 좋게 하여 변비, 대장암을 예방해 준다. 동의보감에 따르면 「미역은 성질이 차고 맛이 짜며 독이 없다. 효능은 열이 나면서 답답한 것을 없애고 기가 뭉친 것을 치료하고 오줌을 잘 나가게 한다」라고 기술하고 있다.

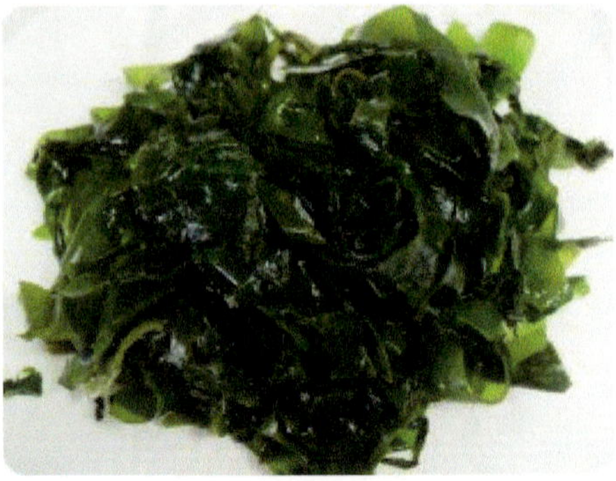

미 역

2) 다시마류

현재 국내에서 양식되고 있는 대부분의 다시마는 일본에서 이입된 종류이며, 토종 다시마는 강원도 연안의 비교적 수심이 깊은 곳에 서식하는 것으로 알려져 있다. 다시마의 유용성은 일반 식품으로 보다는 약용으로 알려져 있는데, 『동의보감』에 따르면 「담을 없애고 소변을 잘 내보내며, 혈액순환을 원활하게 하며 나력(결핵성 염증), 종기, 종양 등에 좋다」고 기록되어 있다. 『본초경소론』에서는 「근육 뭉침과 응어리를 풀어주고 체내에 형성된 열 기운을 다스린다」고 기록되어 있다.

현대에 알려진 다시마의 약리적 작용은 미역과 비슷하여, 콜레스테롤 수치의 감소와 칼로리가 거의 없어 당뇨를 예방하며, 변비 및 갑상선질환의 예방 그리고 대장암의 예방, 피부미용 효과가 있는 것으로 알려져 있다.

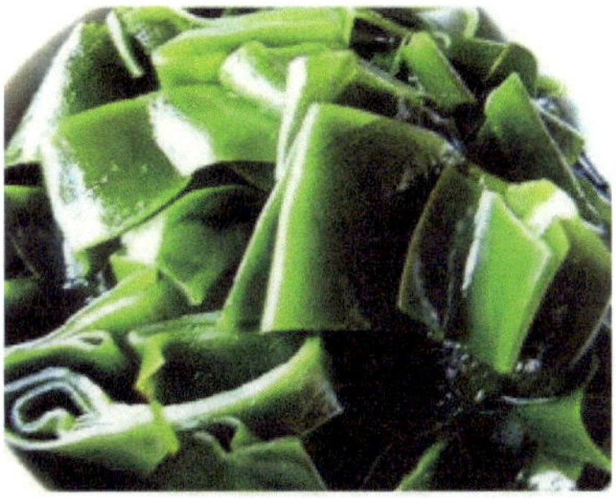

다시마

다시마는 각종 미네랄이 풍부고, 알긴산은 다시마의 미끈거리는 성분으로, 장 속에서 콜레스테롤이나 나트륨 등과 결합하여 변과 함께 체외로 빠져나간다. 이 때문에 콜레스테롤 수치와 혈압이 떨어지고 자연스럽게 고혈압과 동맥경화가 예방된다. 또한 알긴산은 변비 치료에 효과적이다. 변비는 장운동이 활발하지 못해 생긴 것으로, 식이섬유를 섭취하면 장운동을 촉진할 수 있다. 알긴산은 바다 생물에서 나는 대표적인 식이섬유로, 장을 자극하여 배변활동을 돕는다.

한편, 알긴산은 대장암 예방 효과도 있다. 이는 변비 치료와 같은 원리인데, 알긴산이 대장으로 이동하면서 변의 양을 늘린다. 변이 많아지면 장 속에 있는 발암물질의 농도가 묽어진다. 동시에 알긴산이 발암물질을 흡착해 배설시킨다. 발암물질이 장막을 자극하는 것을 원천적으로 막으므로 대장암이나 직장암 예방 효과가 있는 것이다.

알긴산은 몸속에서 수분을 흡수해 최대 200배까지 팽창한다. 알긴산이 팽창할수록 장운동도 더욱 활발해지므로 다시마를 먹을 때는 물을 많이 마셔야 한다. 또한 갑상선 질환을 예방해 주기도 한다. 갑상선은 목 속에 있는 내분비선이다. 여기서 갑상선 호르몬이 분비되는데, 그 양이 부족하면 신진대사가 제대로 이루어지지 않아 기운이 빠지고 장기적으로 노화가 빨리 진행된다. 이런 증상이 심해지면 갑상선 종을 일으켜 목 위가 부풀어 오를 수 있다.

다시마에는 갑상선 호르몬의 주요 성분인 요오드가 풍부해 갑상선 질환을 예방한다. 다시마는 뼈와 치아를 튼튼하게 해준다. 나이를 먹거나 끼니를 자주 거르면 칼슘이 빠져나와 이와 뼈가 약해진다. 다시마에는 뼈의 주성분인 칼슘과 비타민 K_2 등이 풍부하다. 한편 다시마에는 칼슘의 흡수를 돕는 마그네슘도 풍부하다. 참고로 칼슘의 흡수율을 높이려면 잘게 썬 다시마를 꼭꼭 씹어 먹는다. 크게 썰면 칼슘이 알긴산과 결합하여 잘 녹지 않는다.

다시마는 탈모를 막고 머리카락에 윤기가 흐르게 한다. 머리카락을 탄력 있게 만들려면 단백질과 비타민이 필수다. 특히 비타민 A는 머리카락의 주성분인 케라틴의 형성을 돕는다. 비타민 A가 부족하면 머리카락이 건조해지고 윤기가 없어진다. 결핍이 심하면 탈모가 일어난다. 이외에도 비타민 D는 손상된 머리카락을 재생시키고, 비타민 E는 두피의 혈액순환을 활발하게 한다. 다시마에는 단백질과 비타민은 물론 요오드, 아연, 유황, 철분, 칼슘 등 머리카락에 유익한 성분이 풍부하다. 따라서 다시마를 꾸준히 섭취하면 탈모를 예방하고 머리카락을 건강하게 유지할 수 있다.

다시마에는 비타민 C와 E가 풍부하다. 두 영양소는 피부를 매끈하고 탱탱하게 만들 뿐만 아니라 노화예방 효과도 있다. 또한 기미, 주근깨, 노인성 반점 등의 잡티가 생기는 것도 막아준다. 혈당수치도 낮춘다. 다시마의 식이섬유는 포도당이 혈액 속에 침투하는 것을 지연시키고, 당질의 소화흡수를 도와 혈당의 급격한 상승을 예방한다. 고혈압에는 다시마 가루를 복용하고 골다공증에는 다시마차가 좋다. 비만에는 다시마 우린 물을 마시면 좋고 갑상선 질환에는 다시마 콩가루환이나 다시마 미역환 복용이 특효약이다. 탈모에는 다시마가루팩을 하는 것이 좋다.

3) 모자반류

갈조식물 모자반과의 바닷말. 조간대 하부에서 자란다. 흔히 모자반과에 속하는 대형 갈조류를 통칭하는 말로도 쓰인다. 몸은 외견상 뿌리, 줄기, 잎의 구분이 뚜렷하고, 상부의 잎은 피침형이고 가장자리에 톱니모양의 돌기가 나며, 온몸에는 줄기로부터 기포가 생긴다. 짙은 황갈색을 하고 한국의 전 해안에서 볼 수 있다.

톳(*Hizikia fusiformis*) 식용으로 이용되는 모자반류의 대표적인 종류로 흔히 시장에서 팔고 있다. 모자반속(*Sargassum*)은 난해성 식물로서 다년생이며, 한국의 연안에서 해중림을 이루는 대표적인 종류이다. 일본이나 동남아시아 일대에는 50여 종이 생육한다. 모자반 속이 번무하는 곳은 각종 연안동물들이 먹이를 얻거나 산란하기에 적합하여 환경보존과 어업자원 확보를 위해서도 매우 중요한 구실을 한다. 한국에서도 모자반 속의 많은 종류가 식용되기도 하며, 알긴산 등 해조공업의 원료로 이용되거나 비료로도 쓰인다.

모자반류의 주성분으로는 칼슘, 인, 당질, 회분, 비타민 등이 많아 건강기호 식품으로 각광받고 있으며, 또한 모자반의 군락은 어린 고기의 생육장으로 이용되므로 수산업상 매우 중요한 역할을 한다.

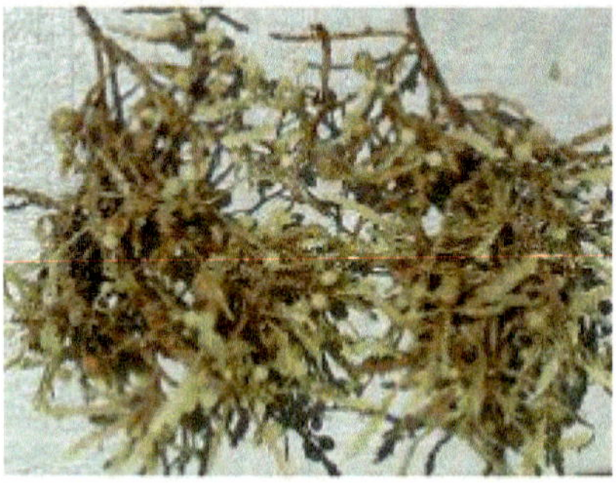

모자반

4) 곰 피

곰피 추출물은 입 냄새의 원인물질로 잘 알려진 황화합물인 메틸 머캡탄(Methyl mercaptan, CH_3SH)을 억제하는 효능이 인정되어 구강 청결제에 이용되고 있다. 또한 세포독성을 유발하는 산화물질을 제거하는 항산화 작용의 효능이 있어 피부 노화를 방지하는 효과와 미백의 효능으로 화장품에 널리 이용되고 있다. 국내에서는 다른 해조류들과 같이 일반적인 식용으로 이용되어 왔다.

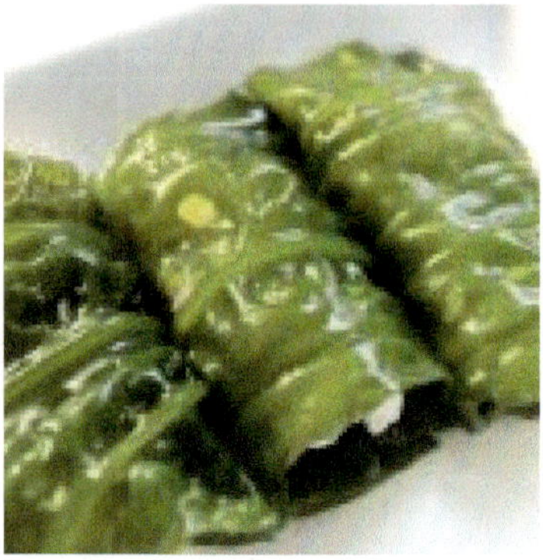

곰 피

쇠미역이라고도 불리는 곰피는 다시마목 미역과의 다년생 해조류로 각종 무기질, 비타민, 섬유질, 피를 맑게 해주는 요오드 성분이 풍부하다. 곰피는 깊은 바다 밑의 바위에서 자라고 우리나라 동해안에 많이 서식하고 있으며, 맛은 약간 떫으나 데쳐서 초장에 찍어 먹거나 쌈이나 무침으로도 먹으면 맛이 좋다.

곰피의 효능으로는 곰피는 콜레스테롤 조절 효과가 탁월하고 체내 독소를 배출하는 효과가 있어 꾸준히 섭취하면 혈액의 중성지방 및 나쁜 콜레스테롤 수치를 낮추고, 유익한 콜레스테롤 수치를 높여 성인병을 예방하는 데 도움이 된다. 눈에 좋은 비타민 A가 풍부하게 함유되어 있고, 베타-카로틴 성분 또한 풍부하여 눈 건강과 시력보호에도 도움이 된다. 식이섬유가 풍부하게 함유되어 있어서 다이어트에 도움이 된다. 특히 이 식이섬유가 수용성 식이섬유이기 때문에 오랜 시간 포만감을 주고 체내 포도당의 흡수를 지연시켜서 다이어트에 효과적이다. 장 기능을 개선하는 효과도 있다. 장운동을 활발하게 하여 숙변을 제거하는 데에 좋고, 이로 인해 변비 예방 및 개선에 도움이 된다.

5) 기타 갈조류

고리매(*Scytosiphon lomentaria*)와 미역쇠(*Petalonia binghamiae*)는 어촌에서 국거리로 많이 쓰이며, 감태(*Ecklonia cava*)는 식용 및 알긴산 공업의 원료로 쓰인다. 쇠미역(*Costaria costata*)과 구멍쇠미역(*Agarum cribrosum*)도 식용과 알긴산 원료로 쓰이고 있다. 모자반류(*Sargassum*)도 식용으로 이용되고 있으며, 특히나 톳(*Hizikia fusiformis*)은 모자반류 중에서도 국내에 잘 알려진 식용 해조류이다.

3. 홍조식물

1) 김

해태(海苔)라고도 한다. 바다의 암초에 이끼처럼 붙어서 자란다. 한국의 연안에서는 10월 무렵에 나타나기 시작하여 겨울에서 봄에 걸쳐 번식하고, 그 뒤는 차차 줄어들어 여름에는 보이지 않는다. 한국(제주도 ,남해안 ,서해안) 일본, 중국 등지에 분포한다.

양식하는 종류는 주로 참김(*Porphyra tenera*)과 방사무늬돌김(*P. yezoensis*)인데, 길쭉한 잎 모양으로서 2종의 구별은 쉽지 않다. 외해를 향하여 파도를 많이 받고 있는 바위에는 돌김이 자란다. 둥근돌김(*P. suborbiculata*)은 동·서·남해안에 널리 분포하는데, 모양은 둥글게 생겼으나 때로 주름이 많이 겹쳐 있어서 모란꽃 모양인 것도 있다. 긴잎돌김(*P. pseudolinearis*)은 동해안, 미역김(*P. seriata*)은 남해안에서 볼 수 있다. 김류는 전 세계에 50여 종 정도가 자라며, 그 중 한국의 남해안 일대에는 10여 종 정도가 분포한다.

동양에서는 자연 번식만으로는 그 수요를 채울 수가 없어 일찍부터 인공양식을 해왔다. 양식을 위해서는 각포자가 나오는 가을에 각포자를 붙일 재료를 바다에 설치하여 채묘하여 가꾼다. 김은 바윗돌, 나뭇가지 등 어디에나 잘 달라붙지만, 주로 대나무쪽을 엮은 대발과 합성섬유로 된 그물을 많이 쓴다. 양식이 적합한 곳은 파도가 고요한 내만으로서 조류의 소통이 잘 되고, 하천수의 영향이 어느 정도 있어서 비중 1.018~1.028인 곳이 좋다.

홍수 때에 민물이 너무 많이 흘러들어서 비중이 1.017 이하가 되면 좋지 않다. 잘 자라려면 수온, 조도 등이 중요하므로 조석에 의한 수위의 변동을 고려하여 발의 설치수심(設置水深)에 특별히 주의해야 한다. 한국에서는 전라남도와 경상남도 지방의 바닷가 일대에서 양식을 하는데, 특히 전라남도 완도의 김 양식이 유명하다.

주요 성분으로는 탄수화물인 한천이 가장 많이 들어 있으며, 그밖에 헤미셀룰로오스, 소르비톨, 둘시톨 등이 들어 있다. 지방은 거의 없으나 단백질은 30~40% 들어 있다. 특히 트레오닌, 발린, 로이신, 이소로이신, 리신, 메티오닌, 페닐알라닌, 트립토판 등의 필수 아미노산이 많이 들어 있다. 다른 해조류와 마찬가지로 나트륨, 칼륨, 칼슘, 인, 철 등의 무기질이 들어 있으며, 카로틴이 많이 들어 있어 비타민 A의 좋은 공급원이 된다. 그밖에 리보플라빈, 니아신, 비타민 C 등도 비교적 많이 들어있다.

붉은색 색소인 푸코에리트로빈이 있어 특유한 빛깔을 내며, 디메틸 술파이드로 독특한 맛과 냄새를 낸다. 특히 달콤한 맛과 기름진 맛이 나는 아미노산인 글리신과 알라닌이 들어 있어 감칠맛을 낸다. 겨울에 비타민 공급원으로 중요한 구실을 한다. 김 한 장에 달걀 2개분의 비타민 A가 있고 B_1, B_2, C, D 등도 풍부하게 들어 있다. 지질은 적은 편이지만 칼슘, 칼륨, 철, 인 등의 무기질이 풍부한 알칼리성 식품이다.

김에는 식욕을 돋우는 독특한 향기와 맛이 있는데, 그 고소한 향미는 아미노산의 시스틴과 탄수화물인 만닛 등이 있기 때문이다. 비타민 B_2는 일반적으로 동물성 식품에 많고, 식물성 식품에는 적은 편이데, 김에는 생선이나 고기에 들어 있는 양만큼이나 들어 있다. 최근 김에는 동맥경화를 방지하는 성분이 존재한다는 보고가 나온 바 있다.

『동국여지승람(東國與地勝覽)』에 김은 전남 광양에서 400여 년 전 토산물로 채취됐던 것으로 기록되어 있다. 200여 년 전 전남 완도에서 방염(彷簾)이라는 기구로 양식을 시작한 것이 재배의 시초인데, 지금은 그 방법이 많이 개량되었으며, 완도와 강진만이 그 생산 중심지가 되어 있다. 김은 미역이나 다시마 등과 함께 우리나라에서 가장 많이 채취되고 소비되는 해조류이다.

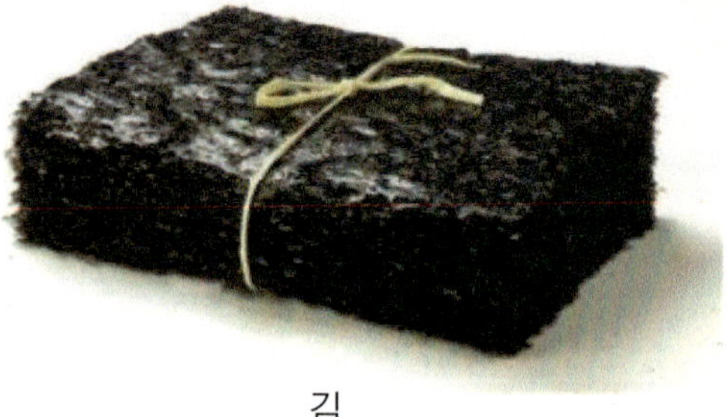

김

2) 우뭇가사리류

우뭇가사리에는 여러 종류가 있으나, 그 중에서 대표적인 것은 우뭇가사리(*Gelidium amansii*)이다. 다년생으로 연중 관찰이 되며, 봄, 여름에 무성하였다가 가을, 겨울에 쇠퇴한다. 한천(agar)의 주원료이다.

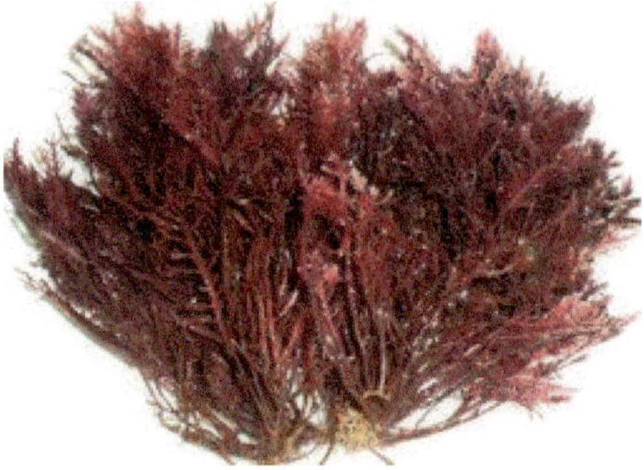

우뭇가사리

3) 풀가사리류

풀가사리류(*Gloiopeltis*)는 물에 넣고 끓이면 콜로이드상의 물질이 용출된다. 이것을 예전부터 견직물의 풀로 이용해 왔으나, 근래에는 여러 가지 형태의 식용으로 이용하고 있다. 최근에는 카라기닌의 원료로도 쓰이고 있다.

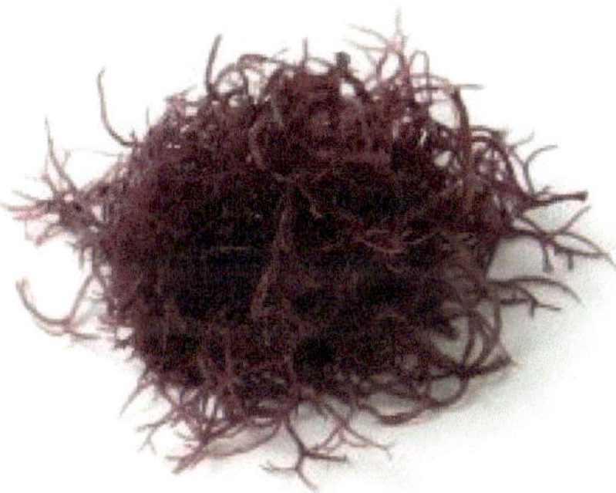

풀가사리

4) 꼬시래기류

꼬시래기류(*Gracilaria*)는 국내에서는 예전부터 물에 데쳐서 식용 나물로 이용해 왔으며, 식용 이외에도 화학한천의 원료로 이용되고 있다.

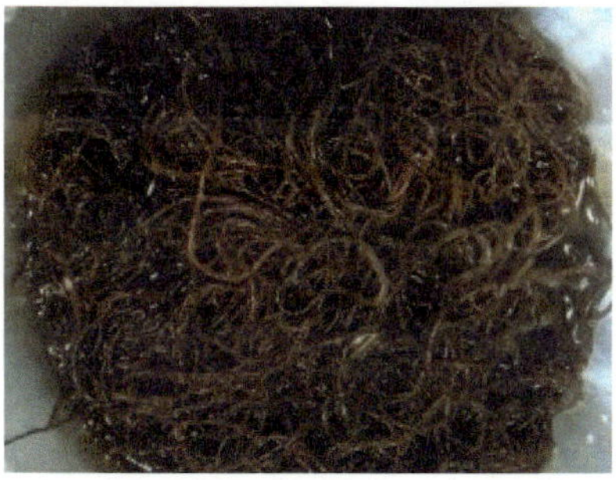

꼬시래기

5) 진두발

진두발(*Chondrus*)은 카라기닌 원료로서 중요시 되고 있다.

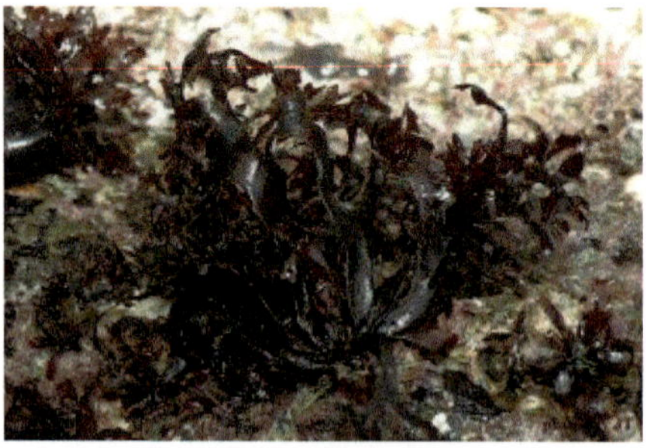

진두발

6) 서실류

서실류(*Laurencia*)는 지방에 따라서 식용으로 하고 있으며, 근래에는 항암, 항균 작용의 생리활성 물질이 추출되어 의약용으로 활용이 기대되고 있다.

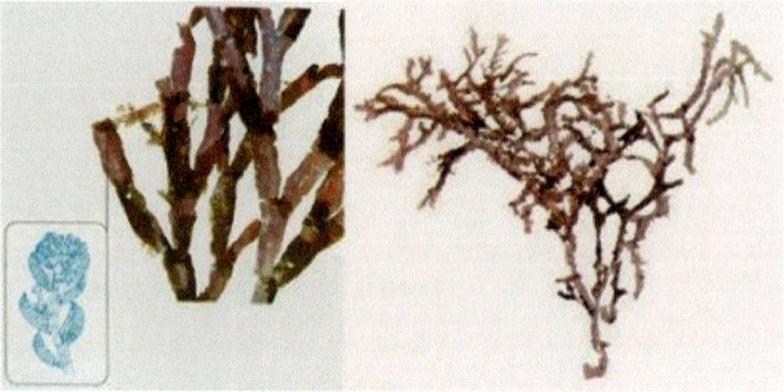

서실류

4. 해조류 추출 유용물질

1) 한 천

한천(Agar)은 점질성 복합다당류 혼합물을 건조시킨 것으로, 찬물에는 녹지 않지만, 더운물에 녹는다. 다당류인 아가로스가 60~80%를 차지하고, 아가로 펙틴이 20~40%를 차지한다. 아가로스는 중성의 다당류로 젤화되는 성질이 강하고, 아가로 펙틴은 산성 다당류로 젤화되는 성질이 약하다.

한천의 효능은 성질이 따뜻하여 몸이 찬 사람이 먹으면 혈액을 정화하고, 호르몬 분비를 정상화시키며, 소화흡수 기능이 지나치게 왕성한 사람들의 비만 방지에 좋다. 최근에는 다이어트 식품인 저칼로리 식품 소재에 많이 이용되고 있다.

2) 카라기닌

카라기닌(Carrageenan)은 홍조류에서 추출하는 강력한 점성을 지닌 물질로, 생산 효율이 25~30%나 된다. 케이크, 푸딩, 커스터드, 도넛, 과자 등 각종 빵 제품과 커피크림, 된장 등 여러 가지 식생활에 이용되고 있다. 식품 외에도 의약품, 화장품, 그리고 기타 분야에서 응용이 기대되고 있다

3) 알긴산

해초산(海草酸)이라고도 한다. 직물풀, 수성도료 등의 에멀션화제 외에 식품에서는 아이스크림, 잼, 마요네즈 등의 점성도를 증가시키는 식품첨가물로 사용된다. 또한 칼슘 공급원 및 유해물질의 제거제로 보고되기도 했다.

해조류의 이용은 21세기는 '해양 영양소'의 시대이다. 최근 바다에서 산출되는 생선과 조류, 해초 등에서 귀중한 영양소와 약효물질을

발견하기 시작한 것이다. 한때 해조류를 '바다의 잡초(seaweed)'로 칭하며, 겨우 가축의 사료로 알고 있던 서구의 학계에서도 해조류의 뛰어난 영양학적, 생약학적 가치를 뒤늦게 인식하고 있다.

해조류는 성인병의 원인이 되는 고탄수화물, 고단백질, 고지방식 위주의 식단에 치우친 현대인의 건강을 지켜준다. 다행히도 김, 미역, 다시마, 파래, 톳, 모자반, 청각 등의 다양한 해조류를 먹는 까닭에 다른 민족들보다 성인병의 위험으로부터 다소 안전한 편이다. 먹을 것이 모자라 바다에서 자라는 풀까지 먹던 조상들의 식습관이 현대인의 건강을 지키는 중요한 요소의 하나로 밝혀진 것이다.

해조류의 대표적인 효능 중의 하나가 혈중 콜레스테롤을 내리는 작용이다. 미역과 다시마의 미끈거리는 수용성 식이섬유는 콜레스테롤과 지방 흡수를 억제하고, 담즙산을 배설시켜 몸에 해로운 LDL 콜레스레롤 수치를 낮추어 혈관의 부담을 덜어준다.

해조류의 중요한 작용은 혈전 예방 작용이 있는데 미역이 대표적이다. 혈전 용해제로 사용하는 '헤파린(heparin)'이란 약제보다 미역에서 추출한 성분이 두 배나 강한 혈전 용해작용을 나타내었다. 미역을 먹으면 피가 맑아진다. 특히 고혈압 환자는 다시마를 꼭 먹어야 한다. 다시마에 풍부한 칼륨과 알긴산은 나트륨을 배출해 고혈압 예방에 큰 도움이 된다. 중풍 예방 음식으로 이 다시마를 매일 한 조각씩 먹기를 적극 추천한다.

미역, 다시마 등의 갈조류는 당뇨병 환자에게도 좋은 식품이다. 수용성 식이섬유인 알긴산이 장관에서 포도당의 흡수를 지연시켜 급속한 혈당 상승을 막아준다. 보통 해조류를 식초에 버무려 먹는데, 이런 조리법이 당질 대사가 지연시켜 혈당 상승을 더디게 하는 작용도 한다. 다이어트에 해조류가 빠질 수 없다. 해조류의 식이섬유는 위속에 들어가 부피가 수십 배로 불어나 포만감에 좋다. 더구나 다이어트에 부족하기 쉬운 비타민과 미네랄이 풍부해 다이어트 도중 나타나기 쉬운 영양의 불균형 해소에도 도움이 된다.

다시마와 미역의 항암작용도 있다. 이러한 항암작용은 미역, 다시마에 풍부히 있는 '푸코이단'이란 성분 때문이다. 이 푸코이단은 정상 세포에 영향을 미치지 않고 암세포의 자살을 유도하여 암을 치료한다고 한다.

한의학에선 오래 전부터 다시마나 미역을 갑상선의 종양에 활용해 왔다. 갑상선 호르몬의 부족에 의한 갑상선종에 다시마나 미역이 효과가 있다. 또, 몸의 화(火)를 내리는 작용이 있어 상열감이나 가슴이 두근거릴 때도 도움이 된다. 이뇨작용이 있어 몸의 부기를 빼는 효과도 얻을 수 있다. 흔히 산후에 미역국을 먹는 것도 미역이 몸의 혈액순환을 돕고 부기를 내리는 효과가 있기 때문이다.

최근 김과 몇몇 해조류에서 중요한 항 궤양물질이 발견되기도 하였다. 위궤양이나 장관의 궤양에도 해조류가 도움이 된다. 그러나 해조류가 건강에 유익하다고 많이 먹어서는 안 된다. 장이 찬 사람이 해조류를 많이 먹으면 설사의 우려가 있다. 또, 해조류에 함유된 요오드가 과잉 섭취되어 오히려 해롭다. 갑상선 기능항진증, 갑상선 기능저하증, 갑상선염이 있는 사람은 요오드가 많이 든 해조류를 되도록 삼가해야 한다.

갑상선 기능이 정상인 사람도 해조류를 오랫동안 다량 먹게 되면 갑상선에 요오드가 과다 공급되어 갑상선호르몬의 일시적 분비저하가 나타난다. 이때는 해조류의 섭취를 줄이면 갑상선의 기능이 정상으로 돌아가므로 전혀 걱정할 필요는 없다.

해조류는 너무 오래 끓이지 말아야 하다. 중요한 성분인 알긴산을 잃게 되고 맛도 떨어진다. 단, 짠 해조류를 그냥 먹으면 안 된다. 조리하기 전에 물에 담근 뒤 흐르는 물에 충분히 씻어 소금기를 빼야 한다. 가루나 환약으로 만들 때도 충분히 씻어서 말린 것을 사용해야 한다.

5. 암 치료 약재들

민간요법으로 많이 이용되어 오던 방법으로 몸 안의 갖가지 독을 풀고 더러운 것을 없애며, 체력을 크게 북돋우고, 항암효과가 높으면서도 부작용이 전혀 없으며, 출혈, 기침, 복수 차는 것 등의 여러 부수적인 증상을 치료하는 데 큰 도움을 준다.

1) 항암 약차

항암 약차는 여러 가지 민간 약제들 가운데 독성이 없으면서 항암효과가 높은 것들을 달여서 복용하는 것이다. 대표적인 것으로는 상황버섯, 동충하초, 아가리쿠스 등이 있다.

2) 직접 제조할 수 있는 항암 약차

재료로는 느릅나무껍질 100g + 겨우살이 80g + 부처손 또는 바위손 50g + 천마 50g + 꾸지뽕나무 50g + 산죽잎 50g + 으름덩굴 50g + 복령덩굴 50g + 짚신나물 50g + 백화사설초 50g + 오갈피나무 50g + 화살나무 50g + 삼백초 50g + 생강 10쪽 + 감초 10쪽 + 대추 10개를 생수나 지하수를 이용하여 달인다. 재료는 가급적이면 토종 약초를 구하여야 한다. 재료를 구하기가 어려우면 천문동, 어성초, 광나무, 석창포, 바위솔, 마름열매, 일엽초, 까마중 같은 것들을 사용하여도 무방하다.

3) 쑥 뜸

암세포는 열에 약하여 섭씨 42도가 넘으면 파괴된다고 한다.

4) 호두기름

호두기름은 기침을 멎게 하는 특효가 있다고 알려져 있다. 숨이 매우 차고 기침이 나서 눕지 못할 정도일 때도 효과를 보이며, 폐암 등의 질병에도 매우 좋은 효과를 나타낸다. 호두에는 기름이 60~70%, 단백질 18%, 탄닌 0.8%~4.5%, 펜토잔 15% 들어 있으며, 이밖에도 당분, 무기질, 마그네슘, 망간, 인산칼슘, 철, 비타민 A, B, C, D 등이 풍부하다.

호두에는 약간의 독이 있으므로 기름을 짜야 하는데, 호두기름 짜는 방법은 아래와 같다.

① 밥솥에 쌀을 씻지 않은 채로 1kg 정도 넣고 물을 쌀 양의 3~4배쯤 부은 다음 끓인다.

② 쌀 물이 끓기 시작하면 호두 살 2kg을 베주머니에 싸서 쌀 물에 푹 잠기게 넣어 푹 삶는다.

③ 완전히 익힌 뒤에는 누렇게 변한 밥과 밥물을 버리고 호두 살만을 꺼내어 햇볕에 말린다. 말려진 호두는 다시 같은 방법으로 두 번을 더한다. 매번마다 쌀은 새것으로 해야 한다. 이렇게 세 번을 법제해야 호두의 독성이 사라진다. 법제한 호두 살을 살짝 볶아서 기름 짜서 약으로 쓴다.

5) 솔잎 땀내기

솔잎을 자리 밑에 깔고 방을 뜨겁게 덥혀서 땀을 흠뻑 내는 것으로, 피부 속에 있는 염증과 각종 독을 몰아내는 효과가 있다고 하여 많은 암환자들이 활용한다. 구체적인 방법은 방바닥에 솔잎을 3~4cm 두께로 깔고 그 위에 홑이불을 덮는다. 그런 다음 방바닥이 뜨거울 정도로 온도를 올려놓고 속옷만 입고 누워서 이불을 덮고 머리에는 수건을 얹어 온기가 밖으로 나가지 않게 한다.

6) 쑥탕요법

쑥탕목욕은 암환자들이 많이 활용하는 방법 중의 하나다. 쑥탕의 방법은 말린 쑥을 그물망이나 베자루에 한웅큼씩 묶어서 욕조에 담고 뜨거운 물을 부으면 된다. 암은 뜨거운 것을 싫어하기 때문에 몸을 늘 따뜻하게 하는 것이 치료에 도움이 된다. 하루 30분 정도 매일 실시하면 상당한 효과를 볼 수 있다.

7) 단전호흡 / 아랫배를 불러지게 한다.

단전호흡은 정신을 맑게 하며 소화기능을 활성화하는 효과가 크다.

8) 죽 염

죽염은 마늘과 같이 먹으면 강력한 항암작용을 하는 것으로 알려져 천일염을 대나무 통속에 넣고 아홉 번을 거듭 구워서 만든 일종의 약소금이다. 죽염은 예로부터 위를 비롯한 소화기계통의 질환과 각종 염증치료, 그리고 암과 같은 난치병 치료에 효과가 매우 크다. 죽염이 항암력이 뛰어난 것은 아니지만 암환자는 죽염을 수시로 먹어 주는 것이 좋다. 죽염 속에 들어 있는 각종 미량의 원소들이 신진대사를 좋게 하고, 신체 내의 자연치유력을 상당히 높이기 때문이다.

9) 유황오리

유황 약오리는 유황을 비롯하여 옻나무껍질, 인삼 같은 갖가지 약제를 먹여서 키운 오리를 말한다. 유황오리의 특징은 체력을 보강해주고 몸 안에 쌓인 독을 풀어주는 데 탁월한 효과가 있다.

10) 밭마늘

마늘은 보양효과가 뛰어난 영양식품인 동시에 항균작용과 항암, 소염작용이 뛰어난 약초로 알려져 식품 가운데서 가장 항암작용을 높인다.

11) 상황버섯

국내의 모든 식물 중 가장 항암력이 뛰어나다고 알려져 있으며, 현재 가장 많이 활용되고 있는 민간요법 중의 하나이다.

12) 동충하초

누에번데기에 버섯균을 종균한 것으로 폐암에 특효가 있다.

13) 다슬기

다슬기는 민간요법 중에서도 간염이나 간경화를 고치는 약으로 쓰여 왔다. 다슬기 300～500g 정도를 매일 국으로 끓여 먹으면 복수가 찼을 때 상당히 좋은 효과를 볼 수 있다. 다슬기의 성질은 약간 차고 맛은 달며, 간장과 신장의 기능을 좋게 하는 효과와 대소변을 잘 나오게 하고 위통과 소화불량을 낫게 하며, 열독과 갈증을 풀어준다. 껍질은 간과 쓸개에 이롭다.

14) 포공영

민들레는 유방암에 좋은 효과가 있으며 해독, 청혈작용을 한다. 식도가 좁아 음식을 먹지 못할 때, 젖이 잘 나오지 않을 때 효과가 크다고 알려져 있다.

15) 금은화

금은화는 인동초 덩굴의 꽃이다. 금은화는 만병의 약이라 불릴 만큼 약성이 뛰어난 식물이다. 금은화는 암 치료약으로도 흔히 쓰인다. 물에 달여서 차처럼 마시면 위암이나 폐암에 좋은 효과를 가져온다. '항암본초'에는 금은화가 복수암 세포에 대한 억제작용을 한다고 나와 있다. 부인암, 유선암, 자궁경부암 등에 회화나무꽃, 전갈, 벌집 같은 약제와 함께 쓴다.

16) 백강잠

백강잠은 흰가루병에 걸려서 죽은 누에를 말린 것이다. 백강잠은 항암작용과 진경작용, 제암작용 등이 있다.

17) 석룡자

석룡자는 도마뱀으로써 합개, 석척, 벽호 등의 도마뱀은 항암작용이 있는 것으로 실험결과 밝혀졌다. '항암본초'에는 벽호 두 마리를 참기름으로 두 달쯤 우려내어 솜으로 찍어서 유방암이 화농한 곳에 바르면 좋고, 식도암에는 벽호 10마리를 산채로 소주 1되에 일주일 동안 우려내어 먹는다. 또 악성종양에 달걀에 구멍을 내고 도마뱀 한 마리를 넣은 뒤 흰 종이로 싼 다음 진흙으로 싸서 숯불로 구어 가루를 내어 더운물에 타서 먹는다.

18) 대추 / 대조

대추가 몸에 좋은 것은 이미 알려져 있다. '항암본초'에 의하면 대추 30g과 짚신나물 40g을 진하게 달여 하루에 6번 나누어 복용하여 위암을 치료하는 데 상당한 효과를 보았다.

19) 인진쑥

인진쑥은 '사철쑥', '더위지기'라고 하기도 하며, 예로부터 간을 이롭게 하고, 특히 황달에 상당한 효과를 나타내는 약초다. 또한 인진쑥은 항암작용을 한다. 인진쑥의 주요 성분은 쿠마린, 글로로겐산과 카페인 그리고 정유 성분인데, 쑥 종류는 대부분 항암 성분이 있다. 쑥을 지속적으로 복용한 결과 위암을 치료했다는 보고도 있다.

20) 차전자

차전자는 질경이 씨를 말한다. 질경이는 간장의 기능을 좋게 하고 기침을 멎게 하며, 갖가지 염증과 궤양, 황달, 만성간염 등에도 높은 효과가 있다고 알려지며, 항암효과가 높아 암세포의 진행을 80% 억제한다.

21) 익모초

익모초는 산전, 산후 부인들이 활용하는 보약으로 달인 물은 높은 항암작용을 하면서도 몸을 보호하는 작용이 있어서 체력을 좋게 하고 몸무게를 늘리는 효과가 있으며, 또한 자궁암에 익모초 15g을 달여 하루 세 번에 나누어 복용한다는 기록도 있다.

22) 머 위

머위는 독일, 스위스, 프랑스 유럽에서 탁월한 항암 치료약으로, 스위스의 자연요법 의사 알프레드 포겔 박사는 머위야말로 독성이 없으면서 가장 강력한 항암작용을 한다고 하였다.

23) 개미취

개미취는 국화과에 딸린 여러해살이풀로서 전국 어디서나 흔히 자란다. 개미취 뿌리에는 항암작용이 있고, 폐 계통의 질병에 효과가 있으며 폐결핵, 천식, 폐암 등에 활용되고 있다. 잎도 뿌리와 비슷한 작용을 하므로 암환자에게는 효과가 좋은 식물이라 할 수 있다.

24) 소루장이 / 양제근

소루장이는 마디풀과에 딸린 여러해살이 풀이다. 들이나 낮은 산의 물기 많은 땅에서 자란다. 국을 끓이면 미역국과 같은 맛이 나는데 민간요법으로 방광, 담낭, 비장, 혈액, 임파절 등 각종 암의 치료에 활용되고 있다.

25) 화살나무

새순을 따서 나물로 무쳐 먹기 때문에 '홋잎나물'이라고도 부른다. 줄기에 붙어 있는 날개의 생김새가 특이해서 '귀신이 쏘는 화살'이란 뜻으로, 한약명으로는 '귀전우(鬼箭羽)'라고 불린다. 화살나무는 우리나라 민간에서 식도암, 위암 등에 효과가 있다고 하여 널리 알려진 식물로 화살나무를 달여서 열심히 복용하고 암이 나았거나 상태가 좋아졌다는 사례가 있다.

26) 꾸지뽕나무

뽕나무과에 딸린 식물로써 민간요법으로 갖가지 암을 치료하는데 활용해 왔으며 위암, 결장암, 직장암 같은 소화기암과 폐암, 간암, 기관지암에 효과가 있다. 꾸지뽕나무로부터 분리한 신규 플라보노이드계 화합물 제리쿠드라닌의 화학구조 및 생물활성이란 논문에 의하면 지리산 일대에 자생하고 있는 꾸지뽕나무의 줄기 껍질에 폐암, 대장암, 피부암, 자궁암 등에 효과가 높은 성분이 다량 함유돼 있다고 보고되고 있다.

꾸지뽕나무는 화학요법이나 방사선 요법을 쓸 수 없는 환자들한테 써서 좋은 효과를 보고 있는데, 종양을 더 자라지 못하게 하거나 줄어들게 할 뿐만 아니라 통증을 가볍게 하고 식욕을 증진시켜 몸무게를 늘려 주고 복수를 없애 주는 작용이 있다. 또한 말기 암환자의 저항력을 키워 주는 효과도 있는 것으로 나타났으며, 거의 부작용 없이 암 치료에 좋은 효과가 있는 식물이다.

27) 겨우살이 / 상기생

겨우살이는 유럽 등지에서 면역력을 키워주는 최고의 항암식물로서 항암효과가 뚜렷한 것으로 입증된 대표적인 식물이다. 피부종양이나 유방암 등에 줄기를 진하게 달여 고약을 만들었고, 유럽에서 가장 널리 쓰이는 천연 암치료제가 바로 겨우살이 추출물이라고 한다. 겨우살이의 주성분은 올레아놀산과 사포닌, 아미린, 아라킨, 비스친, 고무질 등인데, 이들은 암세포의 성장을 억제한다.

다른 나라에서 실험한 것에 따르면 동물실험에서 겨우살이를 달인

물이 암세포를 77% 억제했고, 흰 생쥐에게 이식한 암 세포의 성장을 90% 이상 억제했다고 한다. 위암에는 겨우살이 생즙을 짜서 한잔씩 마시고 갖가지 암에 겨우살이 30~60g을 진하게 달여 차 마시듯 수시로 마시면 효험이 있다. 신장암과 간암에 특히 효과가 좋다고 한다.

28) 느릅나무 뿌리껍질 / 유근피

뿌리껍질을 달여서 먹으면 위암치료에 좋은 효과가 있으며, 껍질을 물에 담가 두면 끈끈한 진액이 많이 나온다. 씨에도 마찬가지로 끈적끈적한 점액질이 들어 있는데, 이 끈끈한 점액질 성분이 갖가지 종기와 종창을 치료하는 약이 된다. 한방이나 민간에서 느릅나무 뿌리껍질은 위궤양, 십이지장궤양 등 갖가지 궤양에도 뛰어난 효과가 있어 많이 써왔으며 위암이나 직장암 치료에도 쓰이는데, 특히 위암치료에 탁월한 효과를 발휘한다.

29) 마름열매

마름은 잎 꼭지가 두껍고 속이 비어 있어서 물위로 떠오르는 성질이 있어 물에 떠서 자라는 한해살이풀로 항암작용이 있는 것으로도 일찍부터 알려졌다. 『약용식물사전』에 마름 열매를 달여 먹으면 두창을 낫게 하고, 술독을 풀며 눈을 밝게 할 뿐만 아니라 위암, 자궁암을 낫게 한다고 적혀 있으며, 또 마름 열매 15~20개를 물로 달여서 하루 3번 나누어 마시면 갖가지 암에 효과가 있고, 술독과 태독을 없애며 소화를 잘 되게 한다고 알려져 있다.

마름 열매는 그 껍질에 항암활성이 있어 위암, 식도암, 자궁암에는 마름 열매를 가루 내어 하루 6g씩 물이나 꿀물과 함께 먹고, 또 갖가지 암에 마름 열매 60g, 율무, 번행초 각 30g, 등나무 혹 9g을 달여서 하루 3번에 나누어 먹으며, 마름 잎이나 줄기도 차로 달여 수시로 마시면 좋다.

30) 삼백초

염증을 없애고 항암작용이 강하다. 중국에 사는 박순식이라는 조선족 여의사는 삼백초와 짚신나물 등을 이용해서 갖가지 말기 암 환자 80명을 90% 이상 고쳤다. 특히 폐암, 간암, 위암 치료에 탁월하다고 한다. 삼백초의 성분 중에는 수용성 탄닌이 있기 때문인데 암이나 결석, 백내장, 경화 등은 과산화지질에 의한 조직 노화로 보고 있는데, 이처럼 수많은 질병의 원인이 되는 과산화지질을 조직세포에 생성되지 못하게 하는 힘이 수용성 탄닌에 있다는 것이다. 또한 삼백초에는 게르마늄이 함유되어 있어 파괴성 산소인 프리라디컬을 없애는데, 현대의 난치병 중 대부분이 이 프리라디컬이라는 파괴성 산소에 의해 발생된다.

하루 10～20g을 물로 달여서 마시는 것이 가장 일반적인 복용법이다. 가루를 내어 복용할 때에는 잘 말린 삼백초를 볶아서 곱게 가루를 만들어 두고 한번에 2～3g씩 하루 2～3번 물에 타서 먹거나 다른 차와 함께 먹는다.

31) 부처손 / 권백

부처손은 만년초, 장생 불사초, 만년송, 회양초 등으로 융포상피암, 폐암, 간암, 유방암, 자궁경부암 및 소화기암에 효과가 있으며, 부처손은 늘푸른여러해살이풀로 우리나라 각지의 산속 바위에 붙어 자란다. 부처손은 융모상피암, 폐암, 간암, 코암, 유방암, 자궁경부암 및 소화기관의 암에 쓰는데, 방사선 요법에 민감하게 반응하는 종양에 대해 모두 일정한 치료 효과가 있다.

부처손은 하루에 30～60g을 달여서 먹거나 알약으로 만들어 먹으며, 암 말고도 간염, 편도선염, 유선염 같은 염증 질환에도 효과가 있다

32) 광나무

광나무는 우리나라 남쪽 섬이나 바닷가에 흔히 자라는 늘푸른떨기나무이다. 임파의 작용을 세게 하고 백혈구의 생존기간을 늘려 면역력을 높이는 작용이 있는 것으로 밝혀지기도 했다. 광나무 잎과 줄기에는 항암작용이 있는데, 중국에서 실험한 결과로는 위암, 간암, 식도암 등에 좋은 치료효과가 있을 뿐 아니라 면역기능을 세게 하여 병에 대한 저항력을 길러 주는 것으로 인정되었다.

33) 백화사설초

백화사설초는 백운풀이라고도 불린다. 독을 풀며 염증을 삭히고 통증을 멎게 하는 작용이 있다. 소화기와 임파계 종양에 큰 효과가 있으며, 암세포의 억제와 괴사작용이 탁월하다.

34) 와 송

일반인들에게 생소한 와송은 오래된 기와지붕에서 자라는 것으로, 일명 기와솔 또는 바위솔이라고 부르기도 하며, 신탑, 탑송이라고 부르기도 하는데 여름철에 채취하여 말려서 약으로 쓴다. 그 중에서도 9월 초에 캔 것이 가장 약효가 좋은 것으로 알려진다.

와송이 항암효과가 있다고 12세기부터 항암효과가 있는 약초로 기록되어 있다. 또 18세기에 중국에서 발간된 『의종금감』과 『만병의약고문』에도 종양을 삭여주고 지혈, 진통, 소독 등에 효능이 있다고 기록되어 있다. 그리고 요즘에는 위암을 비롯한 소화기계통의 암에 좋은 효과가 있는 것으로 민간에 알려졌으며, 간혹 효과를 보았다는 사람이 있는 것으로 보아 꽤 높은 항암효과가 있는 것으로 보인다.

35) 일엽초

일엽초는 고란초과에 딸린 여러해살이풀로 습기가 있는 바위 위나

나무 위에서 자라는데, 줄기는 길게 옆으로 뻗었고 버들잎을 닮은 잎이 하나씩 돋아나기 때문에 일엽초(一葉草)라고 부른다. 일엽초는 우리나라 민간에서 위암과 자궁암 등에 효과가 있다고 하여 널리 알려져 있는데 위암, 자궁암, 유방암 등에 하루 10~15g을 달여 3번에 나누어 먹으면 효과가 있다.

36) 조릿대(산죽)

조릿대는 산죽이라고 하며 그밖에도 시누대, 얼룩조릿대 등 산에서 자라는 키 작은 야생 대나무를 말하는 것으로, 옛날에는 줄기를 베어서 조리나 바구니, 삼태기 같은 것을 만드는 데 흔히 썼다. 산죽의 잎은 항암작용, 살균작용, 항 궤양작용이 뚜렷하며 특히 정상 세포에는 영향을 주지 않으면서 암세포를 억제하는 효과가 있다. 산죽은 항암작용 말고도 고혈압, 위 십이지장궤양, 만성간염, 당뇨병에도 뚜렷한 치료 효과가 있다.

37) 주목나무

미국에서 주목나무에 들어있는 택솔이라는 성분이 항암효과가 크다고 발표를 해서 항암제로 주목을 받고 있다. 미국 국립암연구소에 따르면 유방암 난소암에 효과가 크고, 달리 손을 쓸 수 없는 폐암 환자에게 투여하였더니 30%쯤 증상이 호전되었고, 다른 부위로 전이된 폐암 환자도 48%쯤 종양의 크기가 줄어들었다고 한다.

38) 지치 / 자근

전통 염색약으로 쓰이기도 했던 지치는 일명 '자초(紫草)'로 불리어지는데, 중국에서는 암 치료약으로 쓰고 있다. 설암, 위암, 갑상선암, 자궁암, 피부암에 지치와 까마중을 함께 달여 복용하게 하여 상당한 효과를 거두고 있다. 유황을 먹여 키운 유황오리 한 마리에 지치 3근을 넣고 소주를 한말쯤 부어 약한 불로 10시간쯤 달인다.

39) 짚신나물 / 선학초

'선학초(仙鶴草)'라고 불리는 짚신나물은 종기를 다스리는 약초로 알려져 왔다. 유럽과 중국 등지에서도 흔히 찾아 볼 수 있는 이 자생 약초는 쥐를 이용해 항암효과를 실험한 결과 암세포를 억제하면서 정상세포의 성장을 돕는 것으로 나타났으며, 일본에서는 이 식물로부터 11가지의 항암 성분을 추출했다고 한다. 또 짚신나물은 암세포를 억제하면서 정상세포의 성장을 두 배나 좋게 하는 것으로 나타났다.

각종 종양의 통증에 짚신나물 120g을 1.5시간 달여 여과하고, 여과액을 증기로 말리는데 이것을 하루 분량으로 하여 4시간 간격으로 6번 복용한다. 짚신나물은 거의 독성이 없으면서도 현저한 항암효과가 있는 약초이다.

40) 청미래덩굴 / 토복령

한약명으로는 '토복령'으로 불리는 청미래덩굴은 항암작용도 한다. 민간에서 위암, 식도암, 간암, 직장암, 자궁암 등의 갖가지 암에 까마중, 부처손(권백), 꾸지뽕나무 등과 함께 달여서 먹고 좋은 효과를 본 예가 적지 않다.

41) 한련초

본래 머리카락을 검게 하고 정력제로 쓰이는 한련초는 항암작용에도 탁월한 효과를 발휘하는데 중국에서는 자궁암, 식도암, 피부암 등에 한련초를 써서 효과를 보았다는 기록이 있다. 자궁암에는 한련초와 만삼 각 30g, 감초 3g, 흑목 6g, 잔대, 석곡, 태자삼, 여정자, 백작약, 금은화, 복령 각 20g을 한 데 넣고 달여 복용하고, 식도암에는 신선한 한련초 250g에서 100ml쯤의 즙을 짜 하루 3번에 나눠 마신다. 피부암에는 한련초, 당귀, 백작약 각각 10g과 산약, 백출, 단삼, 목단피, 복령 각각 15g씩 달여 마신다. 이와 함께 활석가루 500g, 노감석

150g, 주사, 용뇌 각 50g, 얼레지 전분 100g을 함께 가루 내어 참기름으로 갠 뒤 아픈 부위에 붙인다.

42) 으름덩굴 / 목통

으름덩굴은 덩굴로 뻗어 가는 마루로 타원형의 쪽잎이 손바닥 모양으로 붙는다. 열매는 바나나를 닮았는데 으름 또는 한국 바나나라고 부른다. 우리나라 중부 이남의 낮은 산과 산기슭, 숲에서 흔히 자란다. 줄기를 목통(木通)이라 하고, 열매를 팔월찰(八月札), 씨를 예지사(預知子)라고 부르며 다 항암약으로 쓰인다. 으름덩굴 달인 물은 체외 실험에서 JTC-26 암세포의 억제율이 90% 이상이고, 열매는 50~60%로 나타났다. 또 으름덩굴을 에틸알콜로 추출한 것은 좀흰생쥐의 사르코마-180 암 억제율이 4.4%였고 달인 물은 21.5%였다.

중국에서 펴낸 『항암본초』에는 췌장암, 구강암, 임파선종양 등에 으름덩굴, 차전자를 각각 0.027g, 반묘 0.015g, 활석 가루 0.03g을 섞어서 만든 알약을 하루 1~2알씩 먹고, 방광암으로 피오줌을 눌 때에는 으름덩굴, 우슬, 생지황, 천문동, 맥문동, 오미자, 황백, 감초를 각각 3g씩 달여 복용한다고 적혀 있다.

43) 오갈피나무 / 오가피

우리나라에는 오갈피나무가 여러 종류 자라고 있는데, 그 가운데서 중부와 북부 지방의 높은 산골짜기에서 자라는 가시오갈피가 항종양 작용을 비롯 약성이 가장 높은 것으로 밝혀졌다. 가시오갈피는 생체의 방어 기능을 높여 주는 동시에 뚜렷한 항암 활성이 있다.

가시오갈피를 알코올로 추출한 것이 좀흰생쥐의 엘리히 복수암과 사르코마-180 암에 대한 억제율이 40.2~68%이었고, 또 정신과 육체의 피로를 회복시키는 작용이 있었으며, 백혈구의 수를 늘렸다고 한다.

44) 어성초

어성초는 줄기와 잎에서 물고기 비린내가 난다고 하여 어성초(魚腥草)라는 이름이 생겼으며, 우리나라에서는 '약모밀'이라고 부르고 즙채, 중약, 십약 등의 여러 이름이 있다. 어성초는 염증약, 이뇨 해독약으로 임질, 요도염, 방광염, 자궁염, 폐렴, 기관지염, 복수, 무좀, 치루, 탈홍, 악창, 갖가지 암 등에 쓰는데 어성초는 암 치료 처방에 보조약으로 흔히 쓴다.

어성초는 암으로 인한 복수를 빼는 데 상당한 효력이 있으며, 어성초 30g과 적소두(붉은팥) 90g을 달여서 하루 2～3번 나누어 복용하고, 갖가지 암에는 어성초 20～30g에 물 400ml를 넣고 달여서 차처럼 수시로 마신다.

45) 콩 /대두

콩을 직접 섭취하거나 콩으로 만든 음식을 많이 섭취하는 것이 암 발생 억제에 큰 도움이 된다는 일반적인 상식에 대해 미국을 비롯한 전 세계 과학자들이 그 근거를 제시하고 있다.

콩 속의 '제니스타인'이라고 불리는 화학물이 세포 내에서 스트레스 단백질이 생성되는 것을 억제한다는 것인데, 스트레스 단백질은 암세포가 면역시스템에 의한 공격을 피해 살아남을 수 있게 도와주는 역할을 한다고 하며, 콩에는 제니스타인 외에도 유전자 발현조정 과정을 돕거나 항암효과에 기여하는 또 다른 화합물들이 함유되어 있다. 콩 종류로 제조된 음식, 된장, 청국장, 두부 등은 환자가 먹기에도 좋고 항암에 뛰어난 효과가 있다.

46) 토마토와 오렌지

암 예방을 위해 과일과 야채가 최고라는 것은 알지만 수많은 과일과 야채 중에서 어느 것을 먹어야 하는지에 대해서는 전문의들도 정확한 답변을 하지 못하였다. 그런데 미국암협회 연구보고회 발표에 의하면 하버드대학 의대 연구결과에서 토마토를 많이 섭취하는 남성의 전립선암 발병률이 45% 줄어든 것으로 나타났다. 이는 토마토의 주요 영양 성분인 '라이코펜'과 관련이 있는 것으로 추측되고 있다.

47) 야생 뱀딸기 / 사매

우리나라 야산에서 흔히 볼 수 있는 뱀딸기가 암 치료와 면역증강에 탁월한 효과가 있다는 학계보고가 나왔다.

48) 까마중 / 용규

까마중 말린 것 30g에 뱀딸기 말린 것 15g을 물 1되에 넣고 반쯤 되게 달여서 하루 3~4번에 나누어 마시면 위암, 폐암, 자궁암, 직장암 등에 효과가 있고, 또 까마중 30g, 황금 60g, 지치 15g을 달여서 먹으면 폐암, 난소암, 자궁암 등에 효과가 좋다. 위암이나 자궁암에는 까마중 줄기를 말린 것 160g이나 날 것 600g을 물로 달여서 하루 3번에 나누어 마신다. 중국에서는 자궁경부암, 유방암, 위암 등을 까마중으로 치료하여 64.4%가 효과를 보았다.

또한 까마중은 암환자의 복수를 줄어들게 하는데 현저한 효과가 있다. 암으로 인한 복수에 까마중 신선한 것 5백g을 한 첩씩 달여 마신다. 그리고 자궁경부암에는 까마중 30~60g(신선한 것은 90~150g)을 물로 달여 3번에 나누어 복용한다. 그밖에도 까마중에 짚신나물, 오이풀 등을 함께 쓰면 항암작용이 더 세어질 뿐만 아니라 짚신나물과 오이풀의 떫은맛을 줄일 수 있다고 한다.

49) 채소 칵테일 / 야채주스

채소즙이 암을 억제하는 데 상당한 효과가 있다고 밝혀졌다. 조사대상 채소는 브로콜리, 순무, 무청, 자색양배추, 케일로서 이들은 이른바 십자화과 채소류로 이들 채소류는 생즙일 경우에만 효과가 있을 뿐 가열 조리하거나 건조 혹은 김치화 할 경우에는 항암효과가 없어지는 것으로 조사되었다.

50) 석창포

석창포는 항암효과도 상당히 세다. 석창포를 달인 물이 암세포를 죽인다는 것이 밝혀졌고, 민간에서는 갖가지 암 치료약으로 쓰인다. 중국에서의 실험결과 강한 발암독소가 있는 균을 100% 억제할 뿐만 아니라 누런 누룩곰팡이 같은 곰팡이도 90% 이상 억제하는 것으로 밝혀졌다. 갖가지 암 치료의 보조요법으로 석창포 10g 달인 물을 하루 네 번 나눠 마시면 좋다. 자궁암에는 석창포와 보골지를 각각 반씩 섞어 가루 내어 한 번에 6g씩 석창포 달인 물과 함께 먹거나 석창포를 우려낸 술과 함께 먹는다.

석창포와 함께 짚신나물, 삼백초, 느릅나무 뿌리껍질, 꾸지뽕나무, 일엽초, 겨우살이, 마름열매, 부처손, 천문동, 산죽잎, 청미래덩굴 뿌리, 대추, 생강, 감초 등을 함께 달여서 차로 수시로 마시면 갖가지 암 치료에 효과가 매우 좋다.

잎의 각부 명칭

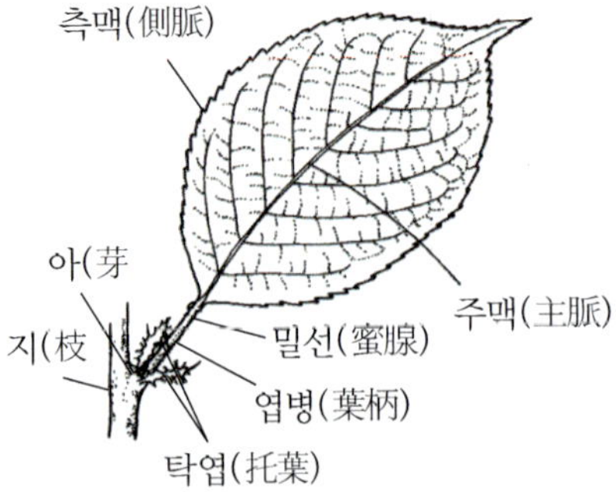

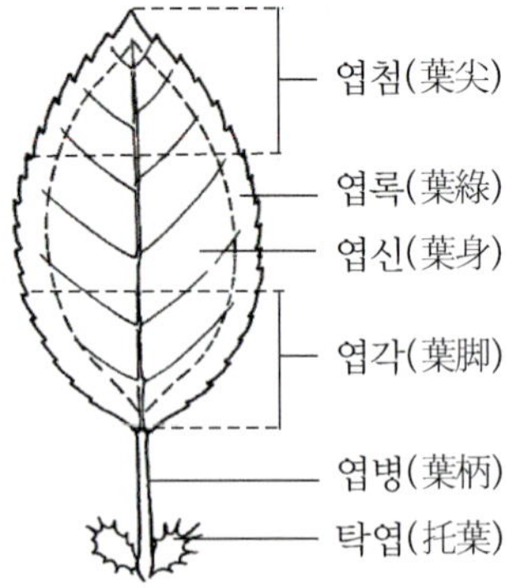

과실의 종류

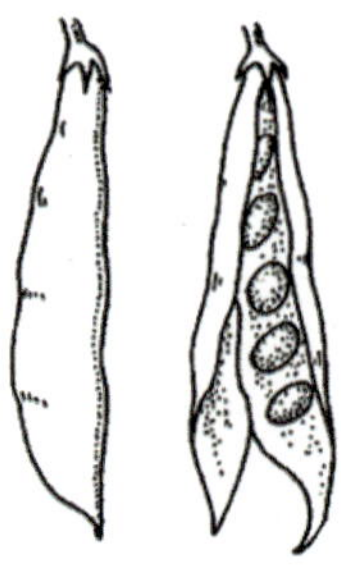

두과(豆果)

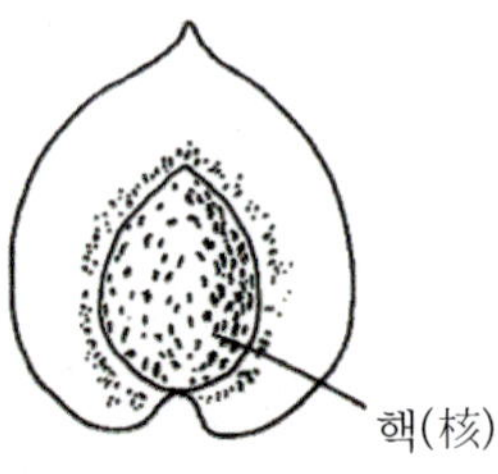

핵과(核果)

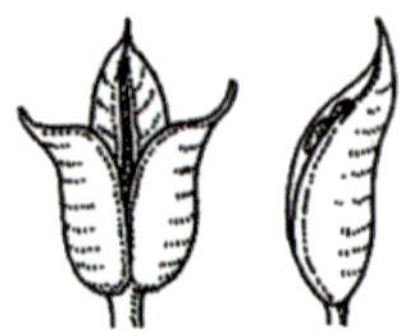

대과(袋果)

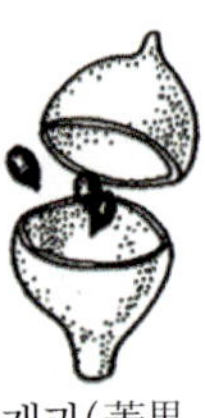

개과(蓋果

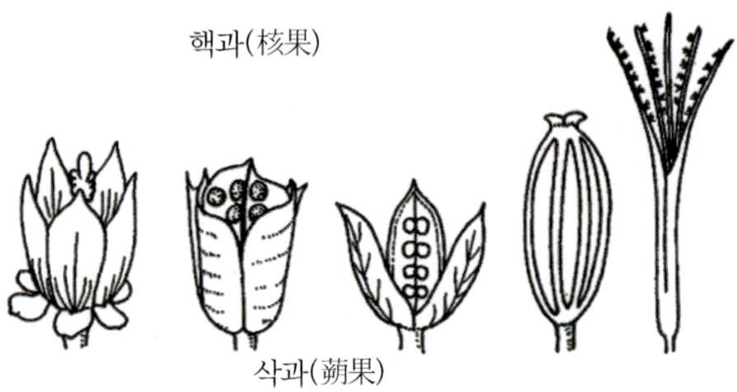

삭과(蒴果)

화서 (花序 : 꽃차례) I

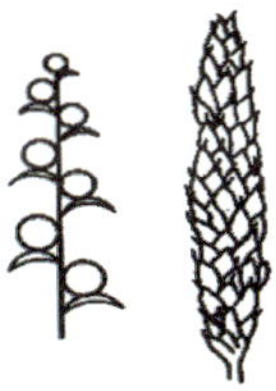

수상화서(穗狀花序)

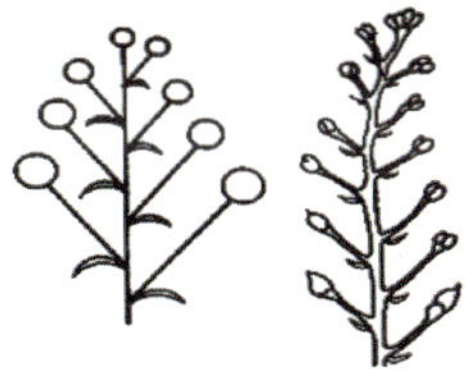

총상화서(總狀花序)

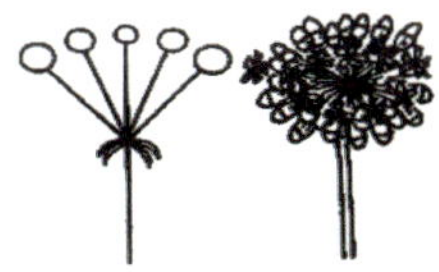

산형화서(散形花序)

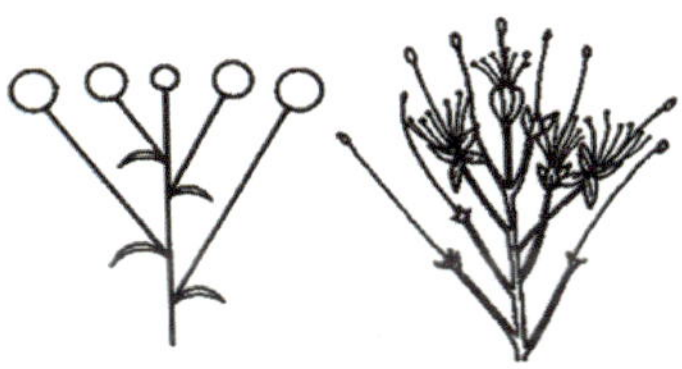

산방화서(散房花序)

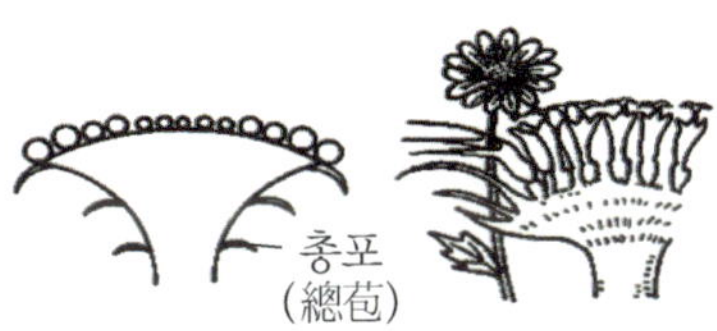

두상화서(頭狀花序)

화서 (花序 : 꽃차례) II

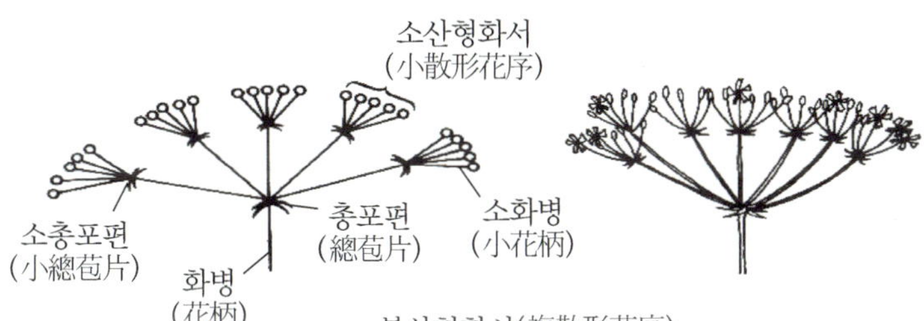

복산형화서(複散形花序)

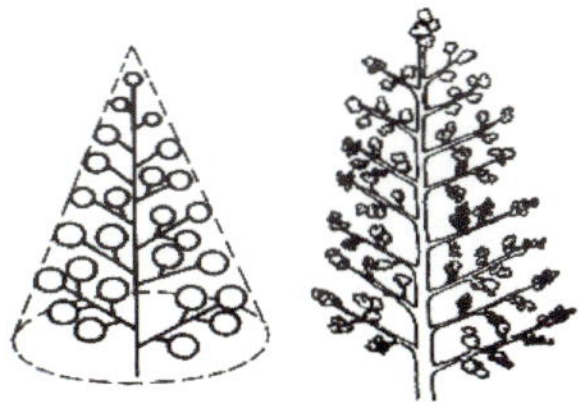

원추화서(圓錐花序)

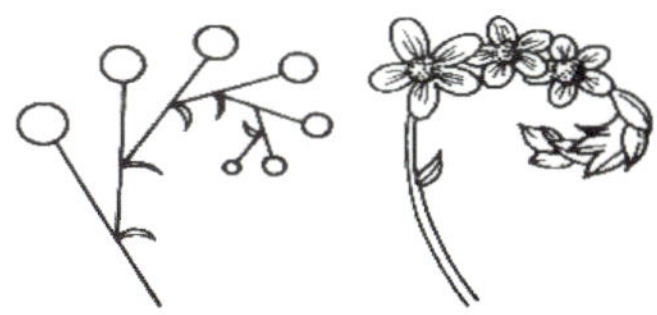

겸형화서(鎌形花序)

잎의 달리기

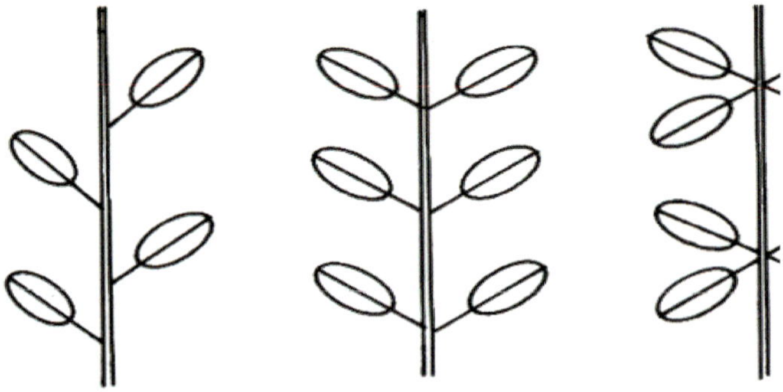

호생(互生 : 어긋나기)　대생(對生 : 마주나기)　윤생(輪生 : 돌려나기, 4葉輪生)

뿌리의 모양

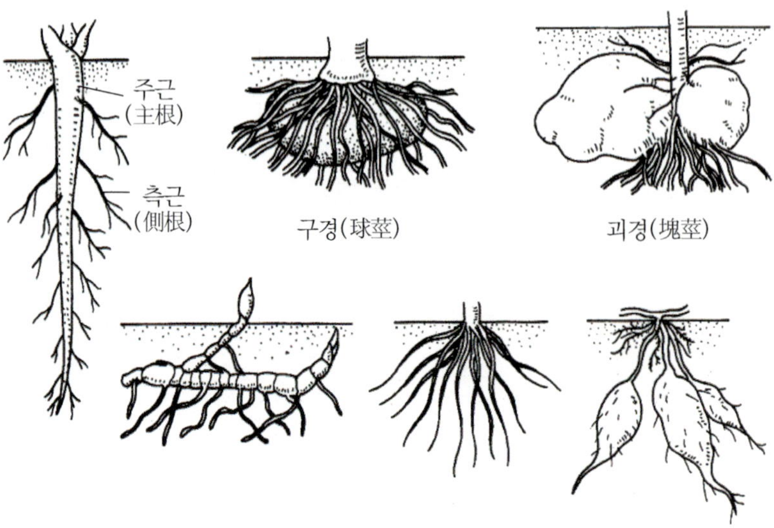

근경(根莖)　모발근(毛髮根)　괴근(塊根)

찾아보기

ㅇ

ㅈ

ㅊ

ㅋ

ㅌ

ㅍ

ㅎ

저 자 소 개

천병수 박사

- 서울대학교 자연과학대 졸업
- 일본 명치대학 천연물유기화학 졸업
- Tokyo University Food Technology Science Physical Chemistry(master)
- Tokyo University Food Technology Science Microbiology(doctor)
- 한국과학기술원 연구교수
- 연세대학교 의과대학 교수
- 경희대학교 의과대학 교수
- 서울대학교 자연과학대 초빙교수
- 중국 요녕 중의약대 교수
- 세계고령화재단 연구소장 역임
- 세양의료재단 이사장 역임
- 현) 사단법인 고령화 대책 암 약초식물연구회 이사장

유진형 박사

- 부경대학교 학사 석사학위
- 일본 동경해양대학교 자원육성학 박사학위
- 전) 부경대학교 사료영양연구소 전임연구원
- 전) 제일사료(주) R&T 수석부장
- 전) 수생연구협동조합 이사장
- 현) 국립군산대학교 해양과학대학 겸임교수
- 현) 한국수생명연구소(주) 대표

산약초 법제와 효능

2018년 11월 05일 초판 인쇄
2018년 11월 10일 초판 발행

공 저 : 천병수 · 유진형
펴낸이 : 천승배
펴낸곳 : 도서출판 유한문화사

주소 : 경기도 고양시 덕양구 지도로124번길 8-35
전화 : 2668-2055
팩스 : 2668-2565
http://www.yuhansa.com
E-mail : yuhansa@hanmail.net
등록 : 제 5-31호. 1979. 3. 6.

값 25,000 원

ISBN : 978-89-7722-731-6 03510